Beruf und Berufung

Im Auftrag des Sozialwissenschaftlichen
Instituts der EKD hrsg. von Anika Füser,
Gunther Schendel und Jürgen Schönwitz

Anika Füser | Gunther Schendel
Jürgen Schönwitz (Hrsg.)

Beruf und Berufung

Wie aktuell ist das reformatorische Berufsverständnis?

EVANGELISCHE VERLAGSANSTALT
Leipzig

Bibliographische Information der Deutschen Nationalbibliothek:
Die Deutsche Nationalbibliothek verzeichnet diese Publikation in der Deutschen Nationalbibliographie; detaillierte bibliographische Daten sind im Internet über http://dnb.dnb.de abrufbar.

Das Buch wurde auf alterungsbeständigem Papier gedruckt.

Cover: Kai-Michael Gustmann, Leipzig, mit Unterstützung von creo-media.de
Coverbild: © Robert Uneschke – Fotolia.com
Satz: Formenorm, Friederike Arndt, Leipzig
Druck und Binden: BELTZ Bad Langensalza GmbH

ISBN 978-3-374-04887-8
www.eva-leipzig.de

Inhalt

3. Berufung heute

Vorwort

Gerhard Wegner

Der Titel dieses Buches: »Beruf und Berufung. Wie aktuell ist das reformatorische Berufsverständnis?« klingt recht harmlos. Aber das täuscht, es täuscht auf der ganzen Linie! Wer sich ernsthaft mit der Entwicklung des Arbeits- und Berufsverständnisses seit der Reformation in der westlichen Welt beschäftigt, der stößt, so meine These, auf eine nach wie vor pulsierende Schlagader des westlichen Gesellschaftssystems überhaupt. Denn mit der Thematisierung der Beziehung von Beruf und Berufung geht es um die Verhältnisbestimmung von menschlicher Identität, Selbstbewusstsein und der Arbeitsleistung, die Menschen in Kooperation in der Gesellschaft erbringen. Es geht demnach um unsere Sozialität, unsere Rolle im gesellschaftlichen Ganzen. Wer – in welcher Form auch immer – daran festhält, dass der eigene Beruf etwas mit der eigenen Berufung zu tun hat, der beharrt darauf, dass er oder sie selbst einen eigenen Ort in der Gesellschaft hat. Einen Ort, den es sich gegebenenfalls lohnt, ein Leben lang zu suchen. Anders gesagt: Wer so denkt, reklamiert ein nicht entfremdetes Leben – inmitten aller möglichen Zwänge, die uns hindern, wir selbst sein zu können. »Berufung« ist dann letztlich eine Chiffre für das, was wir wirklich sind bzw. sein sollen.

Die Verberuflichung der gesellschaftlichen Arbeit stellt im Rückblick einen gewaltigen Schritt in der Entwicklung und Durchsetzung moderner Wirtschafts- und Lebensverhältnisse dar. Obwohl in der Realität der letzten 500 Jahre immer wieder unterlaufen, transportiert sie eben dieses Versprechen, das wir in unserer Arbeit in der einen oder anderen Weise wiederfinden können, weil wir in ihr einem Auftrag nachkommen, der uns mit Leib und Seele erfasst. Und auch wenn dieses Versprechen im 16. Jahrhundert von Martin Luther und anderen letztlich als Sakralisierung einer Dreiständegesellschaft begriffen werden muss, aus der es letztendlich kein Entkommen gab, so weist es doch weit über die damaligen Bedingungen hinaus und dynamisiert das gesellschaftliche Leben bis hin zur heute anzutreffenden Individualisierung und Eventisierung von Arbeitsvorgängen und Arbeitsplätzen.

Arbeit ist in dieser Hinsicht tendenziell nicht mehr länger eine Tätigkeit, die nur um des eigenen Überlebens willen erbracht werden muss und deswegen, obwohl natürlich absolut nötig, dann doch von den privilegierteren gesellschaftlichen Schichten verachtet werden konnte. Die Entdeckung des Berufs war daher eine veritable Revolution: Arbeit enthält nun in sich den Keim eines umfassenden Selbstbildungsprozesses, der weit über die mit Arbeit in der Regel verbundenen Entfremdungserfahrungen hinausweist, ja sie sprengt – und zwar nicht nur in den gesellschaftlich edleren, weil kreativen Sphären, sondern gerade auch im Falle einfacher und vielleicht sogar verachteter Tätigkeiten. Auch wenn der augenscheinliche Zweck der Arbeit ist, Leistungen und Produkte für andere zu erbringen, um Geld zu verdienen, im Kern gewinnt Arbeit ihren Sinn aus dem, was einen Menschen antreibt; was in ihm arbeitet, wenn er arbeitet; was ihn leitet, wenn er andere leitet. Daraus ist ein Arbeitsethos erwachsen, das die Welt aus den Angeln hob: ein Ethos der inneren Freiheit in der Arbeit, das mehr und mehr auch gesellschaftlich wirksam wurde und Arbeitsbedingungen reklamierte, die der Rolle des Menschen als Mitschöpfer Gottes gerecht wurden. Wer daran festhält, dass hinter jeder Arbeit eine Berufung steckt, der kann sich mit prekärer, fragmentierter Arbeit oder gar ausbeuterischen Arbeitsbedingungen nicht abfinden. Die Idee vom Beruf eines jeden und einer jeden wird (sozial)politisch.

Während bei Luther der Zusammenhang von Arbeit und Bildung noch in mystischen Sprachbildern eingekapselt ist und es die Gnade ist, die den Menschen letztlich Christus vergegenwärtigt (und den Menschen so arbeiten lässt), gewinnt dieser Prozess im humanistischen Bildungsbegriff, aber immer noch deutlich religiös bestimmt, eine Dynamik dahingehend, dass jeder Mensch etwas in sich hat, was er sein und werden soll, und dies seine lebenslange Bildungsaufgabe ist. Spätestens mit Hegel kommen Arbeit und Bildung eng zusammen, und dies gilt nicht nur für die Kopf-, sondern auch für die Handarbeit. Jede Arbeit bildet, weil sie das in den Menschen Veranlagte nach außen kehrt. »Sie verweist auf einen Beruf, der die besonderen Fähigkeiten und Aufgaben mit den Anforderungen der Allgemeinheit vermittelt.«[1]

Bildung ist folglich weit mehr als der Besitz von Kenntnissen. Sie besteht in der Ausbildung einer inneren Lebensform, die sich letztendlich im Beruf und der durch den Beruf formatierten Arbeit nach außen wendet. Lebensführung hat dadurch ihren Höhepunkt in der beruflichen Betätigung. Und letztendlich schlägt sich dieses Verständnis von der Selbstbildung aller Bürger[2] in der Gewährleistung der persönlichen Freiheit, also der freien Selbstbildung aller in Art. 2 GG nieder, demgemäß ein jeder Bürger das Recht auf die freie Entfaltung seiner selbst hat.

Solche »Bildung führt nicht zu Passivität, sondern nötigt immer zu kommunikativen Leistungen, zwingt zur *vita activa*.«[3] Sie sprengt aus sich heraus soziale Schranken und fordert Chancengleichheit für alle ein, damit letztendlich der produktive Bei-

---

1 Reinhart Koselleck, Begriffsgeschichten. Studien zur Semantik und Pragmatik der politischen und sozialen Sprache, Frankfurt a. M. 2010, 135.

2 Die sog. inklusive Schreibweise (z. B. Bürgerinnen und Bürger) wird nur da verwendet, wo es wirklich um Individuen in ihrer Geschlechterdifferenz geht, nicht um den Typus, der im Deutschen zumeist durch die maskuline Form bezeichnet wird.

3 A.a.O., 119.

trag aller in die gesellschaftliche Kooperation eingebracht werden kann. Die Verheißung, die aus dem Zusammenhang von Berufung und Beruf erwächst, transformiert sich in das gewaltige neuzeitliche Bildungsversprechen des Ausgangs des Menschen aus seiner Unmündigkeit und dem Aufbruch in die deliberative Freiheit. Reinhart Koselleck fasst zusammen: »Die neuzeitliche Bildung zeichnet sich also [...] dadurch aus, dass sie religiöse Vorgaben umgießt in Herausforderungen persönlicher Lebensführung, dass sie, die Autonomie der Individualität generierend, offen und anschlussfähig ist in alle konkreten Lebenslagen hinein und dass sie, als Arbeit begriffen, das integrierende Element der arbeitsteiligen Welt ist.«[4]

Der Beruf ist folglich im Kern stets eine durch Selbstbildung gewonnene Qualifizierung der Arbeit, für die der Arbeitende sich selbst und Gott gegenüber verantwortlich ist – auch gegen alle möglichen äußeren An- und Zumutungen. Von dieser Verantwortung entlastet ihn kein Kunde – und auch kein Chef. Das steigert die Ansprüche, mit der Menschen, die ihren Beruf ernst nehmen, an ihre Arbeit herangehen, und macht sie nicht unbedingt zu bequemen Mitarbeitern. Sie wollen mit ihrer Tätigkeit nicht nur etwas ausführen, sondern etwas unternehmen.

Der Beruf ist in dieser Hinsicht eine eminente Form der Weltaneignung. Da ich in ihm selbst im Verhältnis zu meiner gesellschaftlichen Tätigkeit präsent bin, insistiere ich darauf, dass die Arbeit mehr ist als ein müder, monotoner und fragmentierter Rhythmus, in dem Fähigkeiten und Potenziale des Menschen verkümmern. In dieser Hinsicht umfasst Beruflichkeit stets mehr als die subjektive Innerlichkeit – Beruflichkeit drängt auf Verobjektivierung jener Arbeitsbedingungen, die sich als qualifizierte Beruflichkeit ausweisen lassen. Solche Beruflichkeit ist folglich

---

4 A.a.O., 137.

mehr als das, was heute als Optimierung des Selbst vorgegeben und aufgenötigt wird. Der aktuelle Formwandel der Arbeit, ihre erzwungene Subjektivierung, führt allein sicherlich nicht zu einer verbesserten Beruflichkeit, sondern stellt oftmals nur einen Formwandel von Entfremdung dar.[5]

Dies bedeutet nichts anderes, als dass der Beruf sich als strukturbezogene Kategorie bewähren muss. Wo Arbeitstätigkeiten mit Entfremdungsphänomenen einhergehen, ist es nicht trivial, wenn sie in ihren Arbeitsbeziehungen verletzt werden und sich so von der Welt entfremden.[6] Die Kategorie des Berufs antwortet auf die Frage, »was genau die Welt aneignungsfähig oder annäherungsresistent macht«.[7] Es geht durchaus um so etwas wie liebende Identifikationen zwischen mir und den Tätigkeiten und Arbeitsvollzügen, mit denen ich vertraut bin. Berufliche Tätigkeit qualifiziert die Aneignungsfähigkeit der Welt: »Eine solche liegt nur dann vor, wenn man sich die Teilhabe an sozialen Praktiken und Institutionen als Teilhabe in einem kooperativen Praxiszusammenhang vorstellen kann, in dem man auf eine bestimmte Weise sozial frei sein kann.«[8]

Dieses Buch lädt von dieser Perspektive her zu einer Reihe von Entdeckungen ein, die im Verhältnis von Beruf und Berufung und in der Aktualisierung des reformatorischen Berufsverständnisses gemacht werden können. Es beschreibt eine spannende Reise durch viele Facetten dieses Verhältnisses. Eins wird auf jeden Fall deutlich: Das Thema Beruf und Berufung bleibt höchst aktuell!

---

5 Rahel Jaeggi, Entfremdung. Zur Aktualität eines sozialphilosophischen Problems, Berlin 2016, 322.

6 A.a.O., 327.

7 A.a.O., 330.

8 A.a.O., 331.

1. Berufung hat Konjunktur

Einleitung

Anika Füser, Gunther Schendel, Jürgen Schönwitz

Keine Frage: Das Thema Berufung hat wieder Konjunktur. Und zwar nicht nur in religiösen Kreisen, wo die Frage nach der eigenen Berufung vor und nach Martin Luther eine lange Tradition hat; unlängst wurde sie in einer pietistisch-evangelikalen Publikation von einem prominenten Autor ganz direkt aufgegriffen: »Wozu hat [Gott] mich berufen?«[1] Nein, das Thema Berufung spielt auch im säkularen Bereich eine Rolle, hat hier längst eine eigene Karriere gemacht. So wirbt eine Großbäckerei mit dem Slogan »Brotmeister aus Berufung«[2]. Und ganz ähnlich operiert eine Rechtsanwalts- und Steuerkanzlei, die auf ihrer Homepage mit dem Motto wirbt: »Ihr Recht – unsere Berufung«[3]. Diese Beispiele ließen sich fast beliebig vermehren; die Rede von der Berufung soll hier wohl signalisieren, dass die entsprechenden Anbieter und Betriebe mit Leidenschaft und im Dienst der Kunden dabei sind, dass sie nicht nur kommerziell ausgerichtet sind.

Natürlich kann man kritisch fragen, ob diese Rede von der Berufung die Tiefe des traditionellen Berufungsverständnisses erreicht, wo es ja um nicht weniger als um die Ausrichtung des

---

1 Peter Strauch, Was hat Gott nur mit mir vor? In: idea Spektrum 11/2016, 19–21, 19.

2 Steineckes Zehn Gebrote, https://www.golocal.de/mariental/baeckereien/meisterbaeckerei-steinecke-gmbh-co-kg-zentrale-1xGP/bewertung/2sFv/ (Stand: 24.01.2017).

3 Roolfs Unternehmensberatung GmbH, http://www.ihr-recht-unsere-berufung.com/impressum.html (Stand: 24.01.2017).

ganzen Lebens geht. Aber auch diese Dimension findet sich im außerkirchlichen und säkularen Kontext längst mühelos wieder. Ein selbst ernannter »BerufungsBerater« bietet im Internet seine Dienste an und stellt den Besuchern seiner Homepage die klassischen Fragen: »Wofür brennst du? Wo singt dein Herz? Was interessiert dich wirklich? Wo liegen deine Neigungen?«[4] Einer anderen »Berufungsberatung« geht es um »Ihre Einzigartigkeit – Ihr tatsächliches Sein«[5]. Der unausgesprochene Anspruch ist hier: Bei der Berufung geht es um mehr als um den Beruf; hier geht es um eine bestimmte Passung zwischen Person und Tätigkeit, ob es sich nun um »Berufs- und Studienstarter«, den Weg in die Selbstständigkeit, eine berufliche Neuorientierung, die »Berufung 45+« oder die »Berufung statt Ruhestand« geht. In eine ähnliche Richtung argumentieren die zahlreichen gedruckten Berufungsratgeber, die der Soziologe Dirk Kaesler vor einigen Jahren einer eigenen Untersuchung unterzogen hat. Welche Verbreitung diese Ratgeberliteratur hat, ergibt sich schon daraus, dass eine Studentin Kaeslers bei einer Internetrecherche etwa 2.000 solcher Titel ermitteln konnte, die bei einer großen Verkaufsplattform gelistet sind.[6]

---

4 Thomas Malburg, BerufungsBerater, http://www.derberufungsberater.de/infos/index.php (Stand: 07.02.2017).

5 Wulf-Peter Paezold, Berufungsberatung, http://www.berufungsberatung.de/angebot/berufungsberatung (Stand: 07.02.2017).

6 Dirk Kaesler, Wie finde ich meine Berufung? Warum es immer noch besser ist, Max Weber zu lesen als Tarot-Karten zu legen. In: Literaturkritik.de, 09.11.2011, online: http://literaturkritik.de/id/15890 (Stand: 07.02.2017).

Wahlmöglichkeiten und Sinnerwartungen

Woher dieses große Interesse am Thema Berufung? Kaesler bringt es mit einer »allgemein herrschenden Unsicherheit bei der Berufswahl« in Zusammenhang: Auf der einen Seite eröffnen sich (entsprechende formale Bildung einmal vorausgesetzt) viele Berufsmöglichkeiten, auf der anderen Seite ist deren Zukunftsträchtigkeit aber oft nur schwer abzuschätzen. Da erscheint der Blick auf die eigene Berufung, die »›endogenen‹ (internen, individuellen) […] Faktoren« eine erfolgsversprechende Entscheidungshilfe.[7]

Klar ist: An die Berufswahl und die Berufstätigkeit sind heute vielfach bestimmte Sinnerwartungen geknüpft. Und zugleich sind es bestimmte Entwicklungen in der Arbeitswelt selbst, die dafür sorgen, dass der Zusammenhang zwischen Person und Berufstätigkeit enger wird, dass bei vielen Tätigkeiten die Entscheidungsspielräume steigen, die Arbeit den Menschen aber auch »näher rückt«.

Was die Sinnerwartungen angeht, so sind die Ergebnisse der aktuellen Shell-Jugendstudie von Interesse. Schon die Studie von 2006 hat gezeigt: »Die meisten Jugendlichen, vielleicht mit Ausnahme der ›Materialisten‹, heute gehen mehrheitlich nicht mit einer finanziellen Motivation an ihren Beruf heran, sondern im Gegenteil eher mit einer anspruchsvollen Vorstellung von Selbstverwirklichung, Kreativität und Sinnerfüllung.«[8] Diese Ergebnisse werden durch die aktuelle Studie von 2015 bestätigt: 90 Prozent der befragten Jugendlichen zwischen 12 und 25 Jahren erwarten von der Berufstätigkeit »Möglichkeiten, etwas zu tun,

---

7 Ebd.

8 Klaus Hurrelmann, Lebenssituation und Wertorientierungen der jungen Generation. Ergebnisse der 15. Shell Jugendstudie, online: http://www.uni-bielefeld.de/gesundhw/ag4/downloads/shell15.pdf (Stand: 07.02.2017), 10.

das ich sinnvoll finde«, und 85 Prozent hoffen auf »Möglichkeiten, etwas Nützliches für die Gesellschaft zu tun«.[9] Damit liegen diese Erwartungen bei Jugendlichen immerhin an dritter bzw. fünfter Stelle, während gute Aufstiegsmöglichkeiten und ein hohes Einkommen erst an siebter bzw. achter Stelle stehen (78 bzw. 77 %). Am wichtigsten sind den Jugendlichen ein sicherer Arbeitsplatz und die Möglichkeit, eigene Ideen einzubringen (95 bzw. 93 %), sehr wichtig ist auch »genügend Freizeit neben der Berufstätigkeit« (88 %).

Allerdings unterscheidet sich die Bedeutung dieser Faktoren je nach sozialer und regionaler Herkunft und nach Geschlecht: Jugendlichen aus »unteren sozialen Herkunftsschichten« sind »ein hohes Einkommen und gute Aufstiegsmöglichkeiten wichtig«.[10] Eine solche Nutzenorientierung ist bei Jugendlichen aus Ostdeutschland besonders ausgeprägt. Im Geschlechtervergleich fallen die jungen Frauen auf: Sie erwarten von der Berufstätigkeit überdurchschnittlich häufig Erfüllung, indem sie eigene Ideen einbringen wollen und sich eine sinnvolle Tätigkeit wünschen. Zugleich kombinieren viele von ihnen »idealistische[.] und materialistische[.] Ansprüche an den Beruf«[11] und wünschen sich ausreichend Zeit und Möglichkeit zum Familienleben.

Diese Ergebnisse belegen die Bedeutung von Sinnerwartungen an den Beruf, sie belegen aber auch den Versuch (gerade von jungen Frauen), die Berufstätigkeit nicht zum alleinigen Sinnlieferanten werden zu lassen. Zugleich erinnern die Ergebnisse zur sozialen und regionalen Herkunft an die Frage von Dirk Kaesler,

---

9 Ingo Leven/Gudrun Quenzel/Klaus Hurrelmann, Familie, Bildung, Beruf, Zukunft. Am liebsten alles, in: Mathias Albert/Klaus Hurrelmann/Gudrun Quenzel, Jugend 2015, 17. Shell Jugendstudie, Frankfurt a. M. 2015, 47–110, 79.

10 A.a.O., 82.

11 A.a.O., 84.

ob Berufung etwas ist, das man sich erst »leisten« können muss.[12] Eine wesentliche Voraussetzung dafür sind Bildung und die damit verbundenen Wahlmöglichkeiten auf dem Ausbildungs- und Arbeitsmarkt.

Entgrenzung und »Subjektivierung« – die Arbeit rückt näher an den Menschen

Aber schauen wir auf die Seite der Arbeitsbedingungen, der Arbeitswelt. Auch hier zeigen sich Entwicklungen, die direkt oder indirekt mit der Berufungsthematik zu tun haben. Die zurückgehende Verbreitung des sogenannten »Normalarbeitsverhältnisses«, das Anwachsen befristeter Beschäftigungsverhältnisse sorgt dafür, dass sich die Einzelnen in ihrer Erwerbsbiografie tendenziell häufiger vor die Entscheidung nach dem »richtigen« Beruf gestellt finden. Die Berufsentscheidung ist nicht mehr zwingend eine Entscheidung für das ganze Leben. Zugleich kann von dieser Entscheidung in Zeiten, da die individuellen Risiken zunehmend privatisiert sind, besonders viel abhängen.

Dazu kommen die Entgrenzungstendenzen in der Arbeitswelt, die dafür sorgen, dass sich viele Arbeitnehmer die Arbeit immer weniger »vom Leib halten« können – und dies zum Teil auch nicht wollen. Die Entgrenzung von Ort und Zeit der Arbeit ist ein Thema, das die Arbeitnehmer einerseits nach der Work-Life-Balance fragen lässt – die angesprochenen jungen Frauen aus der Shell-Jugendstudie sind ein gutes Beispiel dafür. Andererseits geht es mobilen Arbeitnehmern eher um eine »Work-Life-Integration«, um eine optimale Verbindung, vielleicht auch Fusion von Arbeit und Freizeit: »Wieso sollten wir Arbeit und Leben überhaupt trennen?«, fragt die Europa-Chefin eines Internetunter-

---

12 Kaesler, Berufung (s. Anm. 6).

nehmens in einem Hochglanzmagazin[13] mit der Hauptzielgruppe junge Akademiker. Es geht darum, »die Arbeitsaufgaben in den Lebensrhythmus einzutakten«, wenn nötig und gewünscht auch 24/7.[14] Die Arbeit ist hier nicht mehr die ungeliebte Zeit am fest definierten Arbeitsplatz, nach der das eigentliche Leben beginnt, sondern sie ist selbstverständlicher und möglicherweise auch lustvoll erlebter Teil des Lebens.

Andere Entwicklungen gehen über den Kreis einer digitalen oder kreativen Boheme weit hinaus. Die Entscheidungsspielräume der Mitarbeitenden wachsen, nicht nur bei »qualifizierten Experten« und Leitungspersonen, sondern auch bei anderen Mitarbeitenden.[15] Innerbetriebliche Hierarchien verlieren an Bedeutung, »werden durch horizontale und ›diagonale‹ Aushandlungs- und Abstimmungsbeziehungen ergänzt«[16]. »Gruppen- und Teamarbeit, Projektgruppen, Zielvereinbarungen« gewinnen in der posttayloristischen Arbeitsorganisation und einer durch Jobenrichment geprägten Arbeitsphilosophie an Bedeutung[17], genauso wie die »Kontakte zu Kunden und anderen externen Akteuren« in der Dienstleistungsgesellschaft immer wichtiger werden[18]. Die Forderungen an »Eigenverantwortung und

---

13 ZEIT Special, Heft 1/2016, Mein Job – mein Leben, Hamburg 2016, 48.

14 Ebd.

15 Martin Heidenreich/Sascha Zirra, Arbeitswelt. Die Entgrenzung einer zentralen Sphäre, in: Stefan Hradil (Hrsg.), Deutsche Verhältnisse. Eine Sozialkunde, Bonn 2012, 313–334, 322. Weiter heißt es ebd.: »[…] etwa die Hälfte der ausführenden Beschäftigten (Hilfsarbeiter, Fabrikarbeiter, Facharbeiter, einfache Angestellte) geben an, dass sie mit unvorhergesehenen, komplexen Problemen konfrontiert werden und ihre Arbeitsmethoden ändern können.«

16 A.a.O., 321.

17 Heidenreich/Zirra, Arbeitswelt (s. Anm. 15), 320; Sabine Christina Donauer, Liebe zum Job. Warum Sinn heute wichtiger ist als Geld, in: ZEIT Special, Mein Job (s. Anm. 13), 44.

18 Heidenreich/Zirra, Arbeitswelt (s. Anm. 15), 322f.

Lernbereitschaft« steigen.[19] Diese inzwischen gar nicht mehr so neue Arbeitswelt hat auch Folgen für die subjektive Einstellung: Gefordert, aber auch ermöglicht ist mehr persönliches Engagement; die Rede ist von einer »Subjektivierung der Arbeit«: »Man arbeitet nicht nur, um Geld zu verdienen, sondern auch, um eigene Ideen umzusetzen, mit anderen an spannenden Projekten zu arbeiten und seine eigenen Möglichkeiten auszunutzen und zu erweitern.«[20]

Diese Entwicklungen müssen nicht bedeuten, dass alle Mitarbeitenden ihre Arbeit nun als Berufung verstehen. Aber die Subjektivierung der Arbeit verbessert die Chancen, dass Arbeitnehmer ihre Tätigkeit als sinnvoll erleben. Zugleich steigert diese Entwicklung auch die Gefahr der (Selbst-)Ausbeutung: Unternehmer »bekommen von ihren Angestellten mehr Leistung – ohne dafür mehr bezahlen zu müssen«[21].

Freiwilliges Engagement – ein wachsendes Feld für Sinnerfahrungen

Aber die Erwerbsarbeit ist längst nicht das einzige expandierende Feld, auf dem Sinnerfahrungen gemacht werden können. Auch das freiwillige Engagement ist ein Bereich, in dem nach den Worten des Deutschen Freiwilligensurveys 2014 aus subjektiver Perspektive Erfahrungen »des Findens von Lebensfreude

---

19 A.a.O., 323.

20 A.a.O., 323f. Zugleich gibt es aber auch eine neue »Revolution des Büroalltags«, die mit Leistungsmessungen per Herzfrequenz oder den Bewegungen an der PC-Maus einhergeht und zu einer neuen Standardisierung von Tätigkeiten führt (Alexander Hagelüken, Akkordarbeit für alle, Süddeutsche Zeitung, 16.12.2016, 15).

21 Donauer, Liebe (s. Anm. 17), 44.

und Lebenssinn« gemacht werden[22], der also auch offensteht für Erfahrungen von Berufung. Für das Ansteigen der Engagementquote, das in den letzten fünfzehn Jahren zu verzeichnen ist, gibt es mehrere Gründe: Dazu beigetragen haben die gewachsene Zahl der Angebote, ein verbessertes Freiwilligenmanagement, aber auch die »zunehmende Anzahl von Menschen mit hohem Bildungsabschluss«[23]. Das heißt im Umkehrschluss, dass bestimmte soziale Gruppen am Aufwuchs des Engagements nicht in gleichem Maße teilnehmen; nach den Ergebnissen des Deutschen Freiwilligensurveys 2014 sind es neben Menschen mit starken gesundheitlichen Einschränkungen vor allem Menschen mit geringer formaler Bildung, bei denen die Engagementquote unterdurchschnittlich ausfällt. Gilt auch hier, dass man sich Berufung leisten können muss?

Unser Überblick macht deutlich: Es ist wohl kein Zufall, dass Berufung und Sinnerwartungen ein Thema sind, jedenfalls in bestimmten Milieus. Im bereits zitierten Hochglanzmagazin für die jungen Akademiker heißt es ziemlich anspruchsvoll: »Mit dem Job ist es wie mit der Liebe. Jeder sucht den Richtigen – ihn zu finden ist aber schwer.«[24] Sind diese Sinnerwartungen, die auch im Ehrenamtsbereich eine Rolle spielen, ein Ergebnis des Wertewandels, der Entwicklung von »Pflichtwerten« hin zu »Werten der hedonistisch-materialistischen und der idealistischen Selbstentfaltung«[25]?

---

22 Clemens Tesch-Römer/Julia Simonson/Claudia Vogel/Jochen P. Ziegelmann, Ergebnisse des Deutschen Freiwilligensurveys 2014. Implikationen für die Engagementpolitik, in: Dies. (Hrsg.), Freiwilliges Engagement in Deutschland. Der Deutsche Freiwilligensurvey 2014, Berlin 2016, 627–642, 628 (online: http://link.springer.com/book/10.1007%2F978-3-658-12644-5).

23 A.a.O., 627.

24 ZEIT Special, Mein Job (s. Anm. 13), 10.

25 Hans-Peter Müller, Werte, Milieus und Lebensstile. Zum Kulturwandel unserer Gesellschaft, in: Hradil, Deutsche Verhältnisse (s. Anm. 15), 189–212, 194.

Deutlich ist: Es lohnt sich, sich mit dem Thema Berufung und zugleich auch mit der Frage nach dem Berufsverständnis zu beschäftigen, denn für Martin Luther fiel vor fünfhundert Jahren beides zusammen. »Wie aktuell ist das reformatorische Berufsverständnis?« ist daher die Frage, der wir in diesem Buch nachgehen wollen.

Wie aktuell ist das reformatorische Berufsverständnis?

Was haben die Reformatoren unter Beruf bzw. Berufung verstanden? *Hans Otte* beschreibt in seinem Beitrag »Die Erfindung des Berufs? Beruf und Berufung bei Martin Luther« mit kirchenhistorischem Fokus Luthers Berufsverständnis und verdeutlicht, wie es im Zentrum seiner Theologie verankert ist. Nach Otte war es Luthers zentrale Leistung, das mönchische Verständnis von Berufung auf alle Gläubigen sowohl auszudehnen als auch umzuprägen: Der Beruf ist bei Luther die Aufgabe des Christenmenschen, im Glauben an Gott und im Dienst am Nächsten an Gottes Zuwendung zur Welt teilzunehmen. Luther, so stellt Otte fest, sprach dabei noch nicht von Berufung: Die Rede von der Berufung stammt erst aus dem 19. Jahrhundert, als der Beruf seinen religiösen Hintergrund und Beiklang verloren hatte.

Martin Eberle widmet sich in seinem Beitrag »Von Luthers Berufskonzeption zur innerweltlichen Askese?« der Weiterentwicklung, die Luthers Berufskonzeption bei Johannes Calvin erfahren hat, und rekonstruiert zugleich deren Wirkungsgeschichte nach der berühmten These Max Webers. Weber attestiert dem Protestantismus eine »innerweltliche Askese«, zwischen der und dem aufstrebenden Kapitalismus er eine Art von »Wahlverwandtschaft« sieht. Eberle findet in Calvins Berufsauffassung durchaus asketische Züge, die sich aus der Ausrichtung des Tuns auf den Nächsten ergeben. Er zeigt aber auch, dass es neben Webers These noch andere Ansätze gibt, die die »Modernität« von Calvins Berufsdenken herausarbeiten.

Traugott Jähnichen spannt in seinem Beitrag »Vom ›Beruf‹ zum ›Job‹? Etappen der Verdrängung des Berufsgedankens in der Neuzeit« einen weiten Bogen, der von der Neubewertung von Arbeit im Kontext der sich entwickelnden bürgerlichen Gesellschaft im späten 17. Jahrhundert bis zur Arbeit im Kontext der modernen Massenproduktion und der Dienstleistungs- und Wissensgesellschaft reicht. Angesichts einer zunehmenden Ökonomisierung der Lebenswelt greift Jähnichen eine in der evangelischen Sozialethik der 1960er Jahre getroffene Feststellung auf: Die gegenwärtige Situation der industriellen Arbeit bedarf eines reformulierten Arbeitsverständnisses, das dem Realismus der Reformatoren entspricht.

In seinem Beitrag »Der Bedeutungswandel des Berufs – Eine soziologische Reflexion« fokussiert *Thomas Kurtz* die Entwicklung von einer »persönlichen Berufung« zu »Berufen als qualifizierte Erwerbsarbeit«. So stellt er fest, dass sich im Berufsleben die Form der Ethik verändert hat: von einer traditionalistischen Pflichtethik hin zu einer modernen Ethik der Selbstverwirklichung und -verantwortung. Kurtz analysiert darüber hinaus, welche Rolle der Beruf für Menschen in der heutigen Zeit einnimmt, in der er nicht mehr als zwingender Leitfaden für die Lebensführung fungiert.

Kathrin Speckenheuer zeichnet in ihrem Beitrag »Die gemeinsame Berufung aller Getauften – Pastorale Konsequenzen und Chancen« die in der katholischen Kirche gegenwärtig stattfindende Diskussion um die Dimensionen der theologischen Berufung nach. Sie stellt fest: Eine berufungs- und charismenorientierte Pastoral braucht offene Strukturen, damit Menschen ihre von Gott geschenkte Berufung entdecken und entfalten können. Aufgabe der Kirche muss es sein, »die Erfahrungs- und Ermöglichungsräume dafür bereitzustellen und die Entfaltung von Berufungen nicht nur zuzulassen, sondern wirklich zu wollen«.

Einen weiteren Blick in die Ökumene bietet *Gunther Schendel* mit seinem Beitrag »›God at Work‹ – oder wie die ›Workplace Spirituality‹ von Berufung spricht«. Deutlich wird: In der Workplace Spirituality, wie sie besonders in den USA Konjunktur hat, spielt die Rede von Berufung (*calling* oder *vocation*) eine zentrale Rolle. Schendel arbeitet exemplarisch zwei verschiedene Konzepte heraus: ein protestantisches Konzept, das in mehreren Spielarten die Tradition des reformatorischen Berufskonzepts reformuliert, sowie ein bewusst synkretistisches Konzept, das sich an mystischen Traditionen orientiert. Nach der Diskussion dieser Konzepte formuliert er Kriterien und Herausforderungen für eine aktuelle Rede von der Berufung.

Anika Füser beschäftigt sich mit der Frage, ob sich der Begriff Berufung heutzutage über Erwerbsarbeit hinaus erweitern lässt. In ihrem Beitrag »Freiwilliges Engagement – Berufung außerhalb von Erwerbsarbeit?« stellt sie die Ergebnisse aktueller Untersuchungen zu der Motivation, die hinter freiwilligem Engagement stehen kann, vor und betont, ein aktuelles Berufungsverständnis müsse sowohl die spirituelle als auch die säkulare Berufung in den Blick nehmen.

Der Beitrag »Sinn und Sinnlosigkeit im Leben von Langzeitarbeitslosen« von *Antje Bednarek-Gilland* nimmt eine Personengruppe in den Blick, die man möglicherweise nicht sofort mit dem Thema Berufung in Verbindung bringt: Langzeitarbeitslose. Bednarek-Gilland fragt, ob Sinnerfahrungen zwangsweise mit Erwerbsarbeit verknüpft sein müssen. Auf Basis ihrer eigenen Studie stellt sie fest, dass Langzeitarbeitslose unterschiedliche Strategien nutzen, um mit ihrer Situation umzugehen: Manche leiden an der Sinnlosigkeit, andere finden neuen Sinn. Wünschenswert wären, so Bednarek-Gilland, Fragen nach und Konzepte für Sinnschöpfung außerhalb von Erwerbsarbeit.

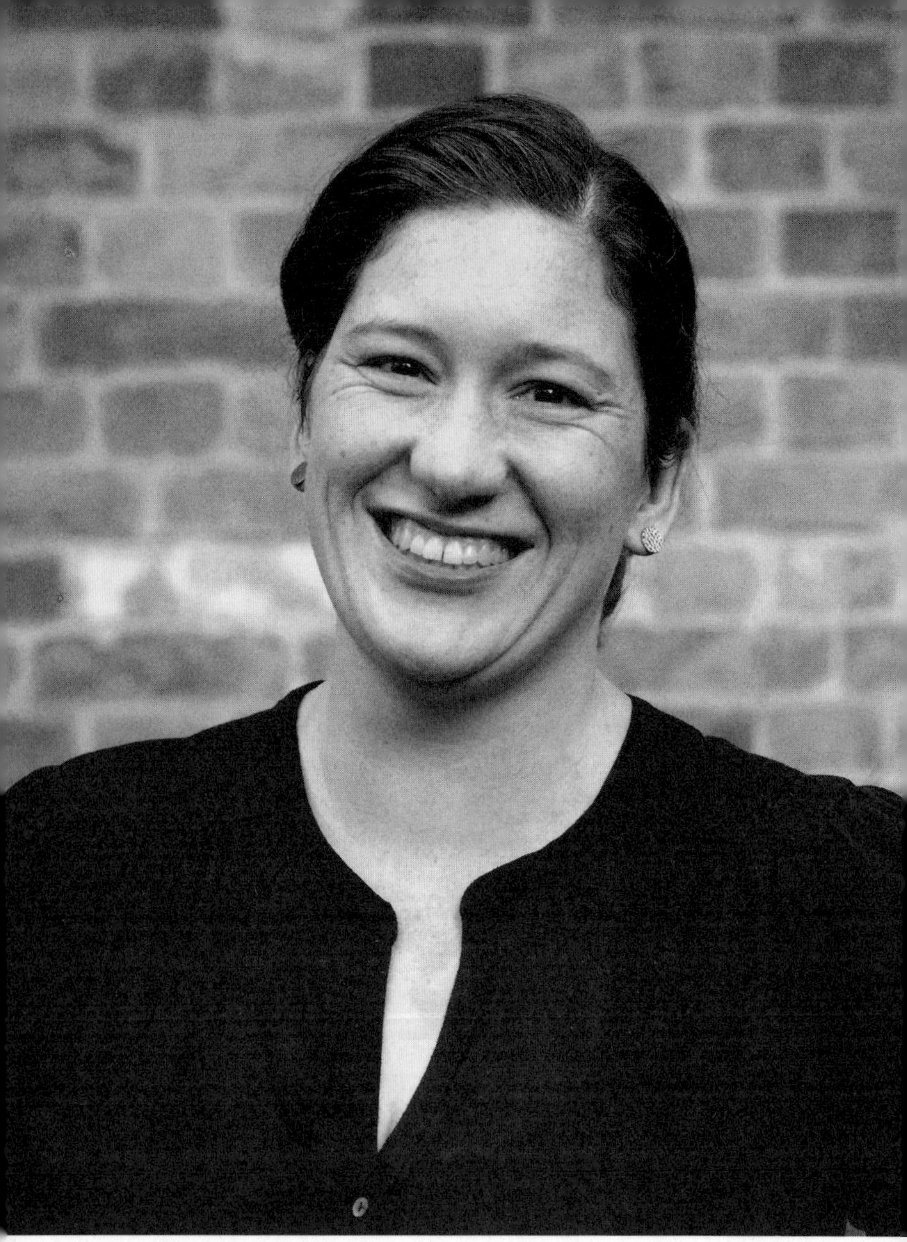

Annalena

Dipl.-Ing. Architektin, zum Zeitpunkt des Interviews in Elternzeit

»Meine Arbeit ist für mich jeden Tag aufs Neue eine Herausforderung. Muttersein ist für mich kein Beruf, sondern vielmehr Gefühl oder Instinkt. Im Vergleich zu meinem Beruf kann ich Muttersein nicht in einem Studium oder einem Kurs erlernen, sondern erlerne es erst im täglichen Leben mit Kind. Ich glaube aber, dass Muttersein durchaus eine Berufung sein kann.«

»Ich bin Architektin geworden, weil ich das Berufsfeld sehr interessant finde – die Verknüpfung von Technik und Kreativität. Ich finde das Zusammenspiel dieser beiden Felder spannend und herausfordernd.«

»Wenn ein Projekt fertiggestellt, also gebaut wird, macht mir das besonders viel Spaß. Also eigentlich sind Anfang und Ende eines Projektes am schönsten. Der Anfang, weil man sich einer neuen Aufgabe stellt, von Null an kreativ sein kann und noch nicht so festgefahren ist, sondern frei denken kann. Das Ende, weil man sieht, was aus den ersten Ideen geworden ist und was man alles geschafft hat.«

»Stressige Bauleitungsphasen empfinde ich manchmal als belastend, weil man immer der Ansprechpartner ist, der unter Umständen morgens um halb sieben angerufen wird, weil es mal wieder irgendwo reinregnet.«

»Wenn Geld keine Rolle spielen würde, würde ich gerne weiter Architektur machen, aber dann vielleicht eher dieses typische Schulen-bauen-in-Afrika oder etwas anderes Gemeinnütziges, bei dem ich meine Fähigkeiten einbringen kann. Konzepte für Flüchtlingsunterkünfte entwickeln oder diese bauen zum Beispiel.«

»Für meine berufliche Zukunft wünsche ich mir spannende Projekte, nette Bauherren und weniger Zeit- und Kostendruck in den Projekten. Eine bessere Bezahlung würde ich mir auch wünschen. Und jetzt gerade aktuell eine gute Vereinbarkeit von Familie und Beruf.«

In ihrem Beitrag »Berufung und Profession(alität) in der Erwachsenen- und Weiterbildung« legen *Clinton Enoch* und *Steffi Robak* ihr Hauptaugenmerk auf zentrale Tätigkeiten von Erwachsenenbildnern, die auf der Leitungsebene agieren und dort im Bereich der Programmplanung und des Bildungsmanagements professionell handeln. Ihr Berufungsbegriff, der sich von seiner religiösen Tradition gelöst hat und der starke biografische Aspekte beinhaltet, macht sich fest an einem professionellen Handeln, das durch eine relative Autonomie gekennzeichnet ist. Das heißt: Im Handeln des Erwachsenenbildners ist seine hohe situativ-flexible Planungskompetenz Ausdruck von Souveränität und Professionalität.

Ausgehend von Martin Luthers Berufsethik stellt *Jürgen Schönwitz* die Frage: Was macht eine berufsethische Bildung aus, die sich ihrer reformatorischen Wurzeln bewusst ist? In seinem Beitrag »Berufsethische Bildung – eine reformatorische Spurensuche« wird an Beispielen der institutionellen Erwachsenenbildung aufgezeigt, dass das »protestantische Prinzip« (Paul Tillich) in heutigen berufsethischen Bildungsprozessen immer noch kommunizierbar ist. Eine andere Frage ist, ob sich in Prozessen der Selbstbildung eine Berufsethik »von innen herausbilden« lässt, die Luthers Leitbild von der Freiheit eines Christenmenschen aufnimmt.

Im abschließenden Resümee »Zur Aktualität des reformatorischen Berufsverständnisses« skizzieren *Anika Füser*, *Gunther Schendel* und *Jürgen Schönwitz* eine Antwort auf die im Titel dieses Buches gestellte Frage: »Wie aktuell ist das reformatorische Berufsverständnis?«

Sehr anschaulich wird das Nachdenken über Beruf und Berufung darüber hinaus in den Porträts berufstätiger Menschen, die *Anika Füser* interviewt und fotografiert hat. Die Porträts und Aussagen zeigen eindrücklich die Aktualität des Themas »Beruf und Berufung«.

2. Historische Impulse – Folgewirkungen bis in die Gegenwart

Die Erfindung des Berufs?

Beruf und Berufung bei Martin Luther

Hans Otte

Die Überschrift führt Beruf und Berufung zwanglos zusammen. Aber wie verhält sich beides zueinander? Und was sagte Luther dazu? In jedem Fall ist die Frage nach Beruf und Berufung ein Teil von Luthers Biografie, und – das ist die These dieses Textes – diese Frage führt sogar ins Zentrum von Luthers Theologie.[1]

Sie tut dies, auch wenn man es auf den ersten Blick nicht vermutet. Das ist biografisch und sachlich bedingt. Luther stellte sich die Frage nach Beruf und Berufung ganz elementar, als er noch vor Ende seines Studiums seinem bisherigen Leben durch den Eintritt ins Kloster eine ganz andere Richtung gab. Bis dahin war er den Wünschen des Vaters gefolgt: Er hatte in Erfurt das Studium an der philosophischen Fakultät als Magister erfolgreich abgeschlossen, hatte dort schon unterrichtet, während er in der juristischen Fakultät noch weiter studierte. Als die Frage nach dem künftigen Beruf drängend geworden war, brach er 1505 sein

---

1 Grundlegend sind: Max Weber, Luthers Berufskonzeption, in: Ders., Gesammelte Aufsätze zur Religionssoziologie. Die protestantische Ethik und der Geist des Kapitalismus, Tübingen 1920, 63–83; Karl Holl, Die Geschichte des Worts Beruf, in: Ders., Gesammelte Aufsätze, Bd. 3, Tübingen 1928, 189–219; Gustav Wingren, Luthers Lehre vom Beruf, München 1952 (= Forschungen zur Geschichte und Lehre des Protestantismus, 10/3); Helmut Gatzen, Beruf bei Martin Luther und in der industriellen Gesellschaft, Münster 1964; Werner Conze, Beruf, in: Otto Brunner/Werner Conze/Reinhardt Koselleck (Hrsg.), Geschichtliche Grundbegriffe. Historisches Lexikon zur politisch-sozialen Sprache in Deustchland. Bd. 1, Stuttgart 1972, 496–507; Andreas Pawlas, Die lutherische Berufs- und Wirtschaftsethik. Eine Einführung, Neukirchen-Vluyn 2000.

Studium ab und trat in das Erfurter Kloster der Augustiner-Eremiten ein. Luther löste damit ein Gelübde ein: Auf dem Rückweg von Eisleben, seiner Heimatstadt, war er in ein Gewitter geraten und hatte, als ein Blitzeinschlag ihn am Bein verletzte, in Todesangst die Heilige Anna angerufen und gelobt: »Ich will Mönch werden!« Das Gelübde zu erfüllen, fiel Luther nicht leicht. Er zögerte und beriet sich mit Freunden und der Familie; sein Vater war nicht einverstanden und hatte den Sohn auf das vierte Gebot hingewiesen, also auf die Pflicht, Vater und Mutter zu ehren. Doch für Luther wog das Gelübde schwerer als das Gebot. Nicht nur er, auch die Menschen seiner Umgebung sahen in der Rettung nach seinem Gelübde ein himmlisches Zeichen – selbst sein Vater, der hier allerdings teuflisches Blendwerk vermutete.[2] Dieser besonderen Berufung entzog sich Luther nicht.

Es entsprach monastischer Tradition, den Eintritt in einen Orden und das Leben in einem Kloster als Berufung zu verstehen. Damit wurde eine frühe Tradition des Christentums weitergeführt. Im Neuen Testament war mehrfach der Begriff »Berufung« (griech. *Klesis*, lat. *Vocatio*) verwendet worden,[3] in den Missionsgemeinden galt der Eintritt in die christliche Gemeinde als Antwort auf Gottes Ruf. Durch ihre Berufung unterschieden sich die Christen von ihrer Umgebung, da sie ihrer Berufung entsprechend leben sollten. Der Begriff *Klesis* verlor seine Bedeutung als

---

2 In der Schrift »De votis monasticis«, die sich 1521 kritisch mit dem Klostergelübde auseinandersetzte, sah er das schon anders: Er widmete diese Schrift seinem Vater und bedauerte, dass er bei seinem Klostereintritt das göttliche (vierte) Gebot geringer geachtet habe als sein Gelübde zum Klostereintritt (WA 8, 574, 4ff.). Luthers Werke werden im Folgenden zitiert nach: D. Martin Luthers Werke. Gesamtausgabe, Weimar 1883–2009 (WA, Angabe der Bandzählung, der Seiten- und Zeilenzahl). – Zitate des 16. Jahrhunderts sind sprachlich normalisiert.

3 In den Evangelien wird anstelle des Begriffs der »Berufung« *(Klesis)* das Wort »Nachfolge« verwendet, die als Konsequenz aus der (direkten) Begegnung mit Jesus beschrieben wird. Diese Möglichkeit hatten die von Paulus gegründeten Gemeinden nicht mehr. Sie kannten stattdessen die Berufung durch den erhöhten Herrn Jesus Christus – so wie Paulus selbst.

ein Herausrufen aus der bisherigen Umgebung als sich die christlichen Gemeinden fest in der Welt einrichteten, die Kindertaufe praktizierten und sich mehr und mehr als Teil der öffentlichen Ordnung verstanden. Wer als Kind getauft wurde, brauchte keine besondere Berufung mehr. In dieser Situation, im Übergang vom dritten zum vierten Jahrhundert, griffen die ersten Mönche die Idee einer besonderen Berufung für ihr Leben auf. Sie wollten sich von dem angepassten und weltförmigen Christentum unterscheiden, wie es in den christlichen Gemeinden zur Normalität wurde. Sie orientierten sich dabei an den Ratschlägen im Matthäus-Evangelium (Mt 19,16–26), die Jesus dem Jüngling für ein vollkommenes Leben in Armut, Keuschheit und Gehorsam gegeben hatte. Um diese sogenannten evangelischen Räte als Grundlage des Lebens zu nutzen, bedurfte es einer besonderen Berufung, die die Mönche für sich in Anspruch nahmen. Mit diesem Selbstverständnis wurde das Mönchtum als besonders intensive Form des Christentums von der Kirche wahrgenommen und gebilligt. Damit wurde eine Zwei-Stufen-Ethik akzeptiert: Die niedrigere Stufe galt für die Weltchristen, hier genügten die Zehn Gebote zur ethischen Orientierung; die höhere Stufe der Ethik war für Ordensleute bestimmt, die nach Vollkommenheit strebten und sich mit ihrem Gelübde, das als eine zweite Taufe wirkte, zum Leben nach den evangelischen Räten verpflichtet hatten. Diese prinzipielle Unterscheidung war mit der Vorstellung verbunden, dass das klösterliche Leben einer *Vita contemplativa* mit Gebet und Fürbitte vor Gott wertvoller sei als ein Leben im Getriebe der Welt,[4] für das die Orientierung am Naturrecht mit den Zehn Geboten genügte. In der mittelalterlichen Theologie wurde dazu die Vorstellung der Arbeitsteilung propagiert: Die Laien sorgten

---

4 »Vita contemplativa simpliciter melior est quam vita activa.« (»Das dem Gebet geweihte, beschauliche Leben ist für den Weg zum Heil schlichtweg besser als ein aktives Leben.« THOMAS VON AQUIN, Summa theologica, 2, 2, qu. 182, art. 1.2).

für den Unterhalt der Kleriker und Ordensleute, diese wiederum sorgten durch ihre Gebete für deren Seelenheil.

Mit seinem Eintritt ins Kloster übernahm Luther diese Vorstellungen. Er wählte sich für die Einlösung seines Gelübdes das Kloster der Augustiner-Eremiten in Erfurt, das einer strengen Auslegung der Augustinus-Regel verpflichtet war. Hier war das Streben nach Vollkommenheit und der damit verbundenen göttlichen Anerkennung besonders ausgeprägt – wohl deshalb entschied sich Luther für diesen Orden. Dass er irgendwann mit der Ordenstheologie und dem Konzept einer besonderen Berufung für Kleriker und Mönche brechen würde, war zu diesem Zeitpunkt noch nicht zu erahnen. Ein anderes, für ihn allerdings zentrales Ereignis war der Auslöser dafür: Seit 1512 war er als Wittenberger »Professor in Biblia« zur Auslegung der Bibel verpflichtet. In seinen frühen Vorlesungsnachschriften wird deutlich, wie er schrittweise den überkommenen Gedanken aufgab, man könne sich vor Gott Verdienste erwerben. Luther folgte damit dem theologischen Ansatz des Kirchenvaters Augustin.[5] Augustin hatte darauf beharrt, dass der Mensch sich nicht selbst erlösen könne, sondern stets auf die Gnade Gottes angewiesen sei. Luther interpretierte diesen theologischen Grundsatz im Rahmen der spätmittelalterlichen Theologie, in der er ausgebildet worden war: Gottes Majestät ist so groß, dass der Mensch ihr gegenüber eigene Leistungen nicht vorbringen kann. Wer sich im Verhältnis zu Gott auf seine Verdienste beruft, verkleinert nur Gottes Gnade.

Diese entschiedene Gnadentheologie war die Basis für seine Kritik an der Ablasspraxis, denn der Ablass setzte voraus, dass die Kirche mit ihren Heiligen vor Gott Verdienste hatte. Dieses

---

5 Der Kirchenvater Augustin (354–430) gilt als Verfasser der Augustinus-Regel, die die Grundlage für das Ordensleben der Augustiner-Eremiten war. Als Studienleiter des Wittenberger Konvents und Klosterprediger hat sich Luther intensiv mit dem Ordensheiligen beschäftigt.

Verständnis von Buße und Ablass machte Luther in seinen 95 Thesen öffentlich. Sein Grundverständnis beschrieb er gleich in der ersten These: »Als unser Herr und Meister Jesus Christus sagte: ›Tut Buße, denn das Himmelreich ist nahe herbeigekommen‹, wollte er, dass das ganze Leben der Gläubigen Buße sei.«[6] Damit bestritt Luther die herrschende Auffassung vom kirchlichen Institut der Buße, das sich im Mittelalter zu einem ausgefeilten juristisch dominierten Heilsweg mit unterschiedlichen Bußstrafen entwickelt hatte. Es gab hier genaue Tarife – je nach Art und Form der Verfehlung hatte der Priester dem Sünder unterschiedliche Bußübungen aufzuerlegen. Diese Vorstellung eines geregelten Bußwegs war im späten Mittelalter noch erweitert worden, er galt auch für die Zeit nach dem Tod, die Zeit des Fegefeuers. Der Ablass war eine Form, die Zeit im Fegefeuer, die als Zeit der Buße galt, zu verkürzen. All dies lehnte Luther ab, deshalb bestritt er die Ablasspraxis.

Für Luther war der Kern der lebenslangen Buße die Selbstverachtung (*Odium sui*) und Demut. Sie waren herkömmlich zwei zentrale Kennzeichen eines Lebens als Mönch und Nonne und wurden bei ihm zum Kennzeichen des christlichen Lebens schlechthin.[7] Demut war eine Leistung, die je nach Berufung und Fähigkeit steigerungsfähig war; Thomas von Aquin (1225–1274) ging davon aus, dass ein Christ durch ein Gelübde, das ihn lebenslang verpflichtet, eine höhere Stufe im Glauben erreicht als ein Christ, der ein solches Gelübde nicht abgelegt hat.[8] So konnte

6 WA 1, 233, 10f.: »Dominus et magister noster Iesus Christus dicendo poenitentia agite etc, omnem vitam fidelium poenitentiam esse voluit.«

7 In den folgenden Thesen betonte Luther, dass die Buße, von der Jesus sprach, sich nicht auf das von den Priestern verwaltete Bußsakrament bezog (These 2), dass sie nicht nur innerlich und mental zu verstehen sei (These 3), sondern als Selbstverachtung (Odium sui) auch äußerlich zu spüren sein müsse (These 4).

8 Bernhard Lohse, Mönchtum und Reformation. Luthers Auseinandersetzung mit dem Mönchsideal des Mittelalters, Göttingen 1963 (= Forschungen zur Kirchen- und Dogmengeschichte, 12), 156–158.

die Demut in gesteigerter Form als besonderes Kennzeichen des monastischen Lebens gelten. Bei Luther hingegen markiert die Demut keine Stufe im Christsein, denn er verstand unter Demut die demütig-hinnehmende Unterwerfung unter Gottes Gericht.[9] Luther übernahm hier einen Leitbegriff der monastischen Theologie, radikalisierte ihn aber, denn er nahm für jeden Christen in Anspruch, was zuvor als Ausdruck eines besonders intensiven klösterlichen Christentums gegolten hatte. Implizit bestritt er damit die Zwei-Stufen-Ethik; für jeden Christen sollte gelten, was bisher nur für Nonnen und Mönche gegolten hatte.

Es ist verständlich, dass dieses Verständnis der Buße und des christlichen Lebens Diskussionen provozierte – so war es von Luther auch gedacht, als er seine 95 Thesen zum Ablass bekanntmachte. Aber welche weitreichende Konsequenz seine Bußlehre in sich trug, wird Luther noch nicht klar gewesen sein. Durch die Diskussionen und Disputationen mit Freunden und Gegnern gelangte er zur Überzeugung, dass es in der Kirche keinen prinzipiellen Unterschied zwischen Priestern und Laien geben dürfe. Entscheidend war für ihn dabei die Einsicht, dass Gottes Gnade nicht eingeschränkt werden darf: Gott rechtfertigt allein aufgrund seiner freien Gnade den Menschen. Diese Gnade kann sich der Mensch nicht verdienen, er kann sie nur annehmen und Gott vertrauen. In dieser Perspektive beschrieb Luther die Taufe als Gottes Werk an uns, als Bad der Wiedergeburt und Erneuerung.[10] Weil in der Taufe Gott an dem Menschen handelt, ihn

---

9 In der spätmittelalterlichen Tradition seiner Lehrer beschrieb Luther Demut als Kreuzigung des eigenen Ichs; später ergänzte er die Verbindung von Demut und Glauben durch Hinweis auf die schöpferische Kraft des Evangeliums: Gottes Wort, das dem Menschen zunächst als Verurteilung erscheint, wird dem Glaubenden zum Gnadenwort (Evangelium), es macht den Glaubenden unabhängig von seinem Stand lebendig; LOHSE, Mönchtum (s. Anm. 8), 266.

10 1529 hat Luther das im Kleinen Katechismus so ausgedrückt: Die Taufe »ist das Wort Gottes, so mit und bei dem Wasser ist, und der Glaube, so solchem Wort Gottes im Wasser trauet. Denn ohne Gottes Wort ist das Wasser schlicht Wasser

»erneuert«, ist die Taufe durch kein menschliches Handeln zu überbieten; damit ist jedes Gelübde zweitrangig. Also konnten die monastischen Gelübde nicht den gleichen Wert haben wie die Taufe. Sie gilt für alle, Geistliche (Priester, Mönche) und Laien, in gleicher Weise. Damit hatte die Unterscheidung zwischen den unterschiedlichen Ständen in der Kirche ihren prinzipiellen Charakter verloren. In seiner Reformschrift »An den christlichen Adel deutscher Nation« (1520) führte Luther diesen Gedanken zum ersten Mal aus, er erklärte die Trennung zwischen dem Priesterstand und dem Kirchenvolk der Laien für hinfällig: »Denn alle Christen sind wahrhaftig geistliches Standes, und ist unter ihnen kein Unterschied, denn [= außer] des Amts halben allein, wie Paulus 1Kor 12 sagt, dass wir allesamt ein Körper sind, doch ein jegliches Glied sein eigen Werk hat, damit es den anderen dient; das macht alles, dass wir eine Taufe, ein Evangelium, einen Glauben haben und sind gleiche Christen [...]. Denn was aus der Taufe gekrochen ist, das mag sich rühmen, dass es schon [zum] Priester, Bischof und Papst geweiht sei, obwohl [es] nicht einem jeglichen ziemt, solch Amt zu üben.«[11]

In der Schrift »Von der Freiheit eines Christenmenschen«, die er im gleichen Jahr veröffentlichte, formulierte Luther, was das für die Stände in der Christenheit bedeutete: »Außerdem sind wir Priester, das ist noch viel mehr als König zu sein, darum, dass das Priestertum uns würdig macht, vor Gott zu treten und für andere zu bitten. [...] Also hat uns Christus erworben, dass wir mögen geistlich vor einander zu treten und bitten, wie ein Priester für das Volk leiblich tritt und bittet [...].«[12]

---

und keine Taufe. Aber mit dem Wort Gottes ists ein gnadenreiches Wasser des Lebens und ein Bad der neuen Geburt im heiligen Geist [...]« (Bekenntnisschriften der Evangelisch-Lutherischen Kirche, Vollständige Neuedition, Göttingen 2014, 884).

11 WA 6, 407, 13ff., Z. 22f.; 408, 11f.

12 WA 7, 28, 10ff., 33f.

Aus theologischen Gründen hat Luther die Grenzen zwischen den verschiedenen Ständen in der Kirche, vor allem zwischen den Geistlichen und Laien, eingerissen; das Wachsen dieser Einsicht spiegelt sich auch in Luthers Verwendung der Worte »Ruf« und »Beruf«. Das Wort »Berufung« benutzt Luther noch nicht,[13] daher muss sich jeweils aus dem Zusammenhang ergeben, ob Luther Beruf hier im Sinne unseres heutigen Verständnisses des Berufs, eines Amtes oder einer Berufung versteht. Anfangs nutzte er das lateinische Vocatio mit Vorliebe im Plural als technischen Begriff, der die kirchlichen Stände der Apostel, Märtyrer, Doktoren und Mönche mit ihren jeweils spezifischen Aufgaben bezeichnete. Zu ihren Vokationen gehörten die Aufgaben Zeugnis, Gebet, Predigt und – für Märtyrer – die Standhaftigkeit.[14] Seine Überlegungen basierten vor allem auf der Mahnung des Apostels Paulus im 1. Brief an die Korinther (1Kor 7,17–22): »[...] Doch soll jeder so leben, wie der Herr es ihm zugemessen, wie Gott einen jeden berufen hat. [...] Ein jeder bleibe in der Berufung, in der er berufen wurde. Bist du als Knecht berufen, so sorge dich nicht; doch kannst du frei werden, so nutze es umso lieber. Denn wer im Herrn als Knecht berufen ist, der ist ein Freigelassener des Herrn; desgleichen wer als Freier berufen ist, der ist ein Knecht Christi. Ihr seid teuer erkauft; werdet nicht der Menschen Knechte.«[15] Die Mahnung, in seinem Stand zu bleiben, galt nicht nur für die kirchlichen Stände. In seiner Auslegung des Richter-

---

13 Das Wort »Berufung« wurde schon in Oberdeutschland verwendet; wo Luther in der Übersetzung von 1Kor 7,20 noch den Ausdruck »Ruf« benutzt, verwendet Zwingli schon »Berufung«, so in der Predigt »Von göttlicher und menschlicher Gerechtigkeit« (1523): »Die Päpstlichen sprechen, [dass] Paulus spricht 1Kor 7,20: ›Ein jeder soll bleiben in der Berufung, in dero er ist, also sollen, die im Orden sind, darin bleiben.‹« (Huldrych Zwingli, Sämtliche Werke, Bd. 2, Berlin 1908, 505).

14 In: Dictata super psalterium 1513–1516, in: WA 4, 313, 25–34; Gatzen, Beruf (s. Anm. 1), 17.

15 WA 10 I 1, 306, 17–307, 18.

buchs (1516) sah er überall den Wunsch, die eigene Vokation mit den dazugehörenden Pflichten zu verlassen: Mönche ebenso wie Prälaten, Ritter und Händler, Bauern und Bürger – ein jeder wolle gern im Stand eines anderen leben. Deshalb war Luther die Mahnung des Paulus so wichtig, dass jeder in der Vokation bleibe, in der er berufen sei.[16]

In Luthers Römerbrief-Vorlesung aus dem Jahr 1515/16 findet sich die gleiche Ausweitung des Begriffs der Vokation. Auch hier beobachtet er bei jedem den Wunsch, die Grenzen seiner Vokation zu überschreiten. Und Luther warnt: Dies zerstöre die Kirche. Uneinigkeit und Verwirrung seien die Folge, wenn jeder seine Berufung verlasse. Das gelte ohne Unterschied für geistliche und weltliche Berufe.

Geleitet durch die Aufforderung des Paulus in 1Kor 7 hatte die Vokation also ihren spezifisch geistlichen und monastischen Charakter verloren. Die Ausweitung der Vokation wurde bei Luther auch in der Sprache deutlich; für sie verwendete er zunächst das Wort »Ruf«,[17] wenig später »Beruf«. In der ersten Auflage seiner Übersetzung des Neuen Testaments, die im September 1522 erschien, übersetzte er die Berufung (*Klesis*) mit »Ruf«: »(17b) Ein jeglicher, wie ihn der Herr berufen hat, so lebe er. [...] Ein jeglicher bleibe in dem Ruf, in dem er berufen ist. Bist du als Knecht berufen, so sorge dich nicht; doch wenn du frei werden kannst, so

16 »Denn wir sollen so leben, dass wir den Stand, in den wir berufen worden sind, immer sehr gern in uns fassen. Darüber werden wir in manchen paulinischen Briefen ermahnt, dass jeder in dem Beruf bleibt, zu dem er berufen ist« (»Sic enim nobis vivendum, ut semper statum, ad quem vocati sumus, letissime amplexemur. De hoc nonnihil in Paulinis Epistolis, ut maneat quisque in ea vocatione, qua vocatus ist, ammonemur.« [Praelectiones in librum Judicum, WA 4, 581, 29–31]).

17 Vorbereitet wurde dieses ausgeweitete Verständnis von Vokation/Ruf/Beruf durch die Mystiker des 15. Jahrhunderts; für Meister Eckart und andere Autoren konnte man in einem weltlichen Stand einen Ruf Gottes erhalten, auch war schon in der deutschsprachigen Mystik des 14. und 15. Jahrhunderts das Wort Vokation mit »Ruf« übersetzt worden; Nikolaus Paulus, Die Wertung der weltlichen Berufe im Mittelalter, in: Historisches Jahrbuch 32, 1911, 725–755, 737f.; Holl, Geschichte (s. Anm. 1), 206.

nutze es umso lieber. Denn wer im Herrn als Knecht berufen ist, der ist ein Freier des Herrn; desgleichen wer als Freier berufen ist, der ist ein Knecht Christi.«[18]

Wenig später ersetzte Luther das Wort »Ruf« durch »Beruf«, so schon in seiner »Postille« (1521) und in der Predigtsammlung, die am Jahresende 1522 erschien. Luther hat das Wort »Beruf« nicht erfunden, aber durch ihn wurde es verbreitet und fester Bestandteil der deutschen Sprache. Dabei ist auffällig, dass Luther dieses Wort von Anfang an mit der Mahnung verband, in den Grenzen seines »Berufs« zu bleiben. Es war aber nicht nur die Paulusstelle, die ihn zu dieser Mahnung führte, sondern auch der Weisheitslehrer Jesus Sirach, der in der apokryphen Schrift seinen Schüler so ermahnte. In Luthers Übersetzung der Apokryphen zum Alten Testaments, die 1533 erschien, lautete diese Stelle: »Vertrawe du Gott, und bleibe in deinem Beruff. Denn es ist dem Herrn gar leicht, einen Armen reich zu machen« (Sirach 11,20).[19]

Aber im Unterschied zu Jesus Sirach ging es Paulus gar nicht um die Grenzen des Berufs für Christen, sondern um die Freiheit, die ein Christ auch gegenüber seinem Stand und Beruf besaß.[20] Aber durch die Tradition – schon die spätmittelalterlichen Bußprediger hatten ihre Zuhörer davor gewarnt, ihren »Ruff« zu verlassen[21] – und durch die Mahnung bei Jesus Sirach war Luthers

---

18 WA DB 7, 104, 10–20.

19 WA DB 12, 179, 29f.

20 An anderer Stelle betont Luther, dass für Paulus der »Ruf« in 1Kor 7 nicht »Stand« oder »Beruf« meinte, sondern den Zustand, in dem jeder gerade war: »Und ist zu wissen, dass dies Wörtlein ›Ruf‹ hier nicht bezeichne den Stand, darin jemand berufen wird, wie man sagt: Der Ehestand ist dein Ruf, der Priesterstand ist dein Ruf, und so fort an ein jeglicher hat seinen Ruf von Gott. Von solchem Ruf redet hier Paulus nicht. Sondern er redet von dem evangelischen Ruf, das soviel sei gesagt: Bleibe in dem Ruf, darin du berufen bist, das ist, wie dich das Evangelium trifft, und wie dich sein Rufen findet, so bleibe« (WA 12, 132, 22–28).

21 Paulus, Wertung (s. Anm. 17), 739.

Wahrnehmung der Stelle 1Kor 7 geprägt. Ein gutes Beispiel dafür ist eine Predigt Luthers über die letzten Verse des Johannes-Evangeliums (Joh 21,15–23), die in seiner »Postille« veröffentlicht wurde. Ihr Thema war Nachfolge. In diesem Text am Ende des Johannes-Evangeliums erhielt Petrus von Jesus den Auftrag »Weide meine Lämmer« (V. 15–17), Jesus fügte noch hinzu, dass Petrus sich nicht um den anderen Jünger, den Lieblingsjünger Jesu, kümmern solle (V. 18–23). In der herkömmlichen Exegese waren diese Verse der beste Beleg für das Papsttum, weil Petrus hier seinen Auftrag erhielt, der ihn später nach Rom führte, wo die Päpste – bis zur Gegenwart – als Nachfolger des Petrus diesen Auftrag erfüllten. Aber Luther hielt sich nicht mit dem Auftrag für Petrus auf, sondern behandelte die Mahnung an Petrus, nicht nach dem Lieblingsjünger Jesu zu schauen. Für ihn war das eine Mahnung, in seinem Beruf zu bleiben: Ohne auf das Beispiel und Leben aller Heiligen zu schauen, soll ein jeder beachten, was ihm befohlen ist und einen Beruf wahrnehmen. Petrus war das warnende Beispiel für die Missachtung des eigenen Berufs. Das verdeutlichte Luther für seine Zuhörer mit der falschen Liebe für Wallfahrten: Manch einer habe gehört, dass etliche Heilige auf Wallfahrt gegangen seien und dafür gelobt worden seien. »Ohne Bedenken handelt der Narr ebenso, lässt Weib und Kind sitzen, die ihm anvertraut sind, läuft zu St. Jakob [Santiago de Compostela] oder hier und da hin, achtet nicht darauf, dass er einen ganz anderen Beruf und Befehl hat als der Heilige, dem er folgt.«[22]

Nach der Schilderung des Narren, der auf seinen »Beruf und Befehl« nicht achte, diskutierte Luther die naheliegende Frage, ob denn jeder so wie Petrus einen klaren »Beruf und Befehl« habe. Diesen Einwurf weist Luther ab, indem er rhetorisch fragt: »Wie ist es möglich, dass du nicht berufen seist? Du wirst ja in einem Stand sein, als Ehemann oder Frau oder Sohn, Tochter,

22 WA 10 I 1, 306, 17–307, 18.

Knecht oder Magd.«[23] Luther verstand unter Beruf dreierlei: den Familienstand, die Stellung in der gesellschaftlichen Ordnung und die damit verbundenen Pflichten. Alle, auch die Magd und der Knecht, haben einen Beruf. Wieder fragt Luther rhetorisch: »Wenn du eine Magd oder ein Knecht bist, meinst du, dass du müßiggehen wirst, wenn du deinem Stand und Befehl entsprechend mit allem Fleiß deinem Herrn oder Frau dienen sollst?«[24]

Dass jeder seinen göttlichen Beruf habe, bedeute auf der anderen Seite, dass der Teufel als Gegenspieler Gottes die Menschen verunsichern und aus ihrem Beruf bringen wolle. Deshalb sei ein »Narr«, wer seinen Beruf nicht achte, sondern neben seinem Beruf gute Werke tun wolle, um Verdienste im Himmel zu erwerben. Für Luther kam es nicht auf die Art der Tätigkeit oder des Werks an, sondern auf die innere Haltung: »Gott will nicht Opfer, sondern Gehorsam haben. Daher geht eine fromme Magd, wenn sie in ihrem Befehl folgt und ihrem Amt entsprechend den Hof kehrt oder wenn ein Knecht in der gleichen Gesinnung pflügt und fährt, stracks auf der richtigen Straße hin zum Himmel, während ein anderer, der auf Wallfahrt nach Santiago de Compostela oder zur Kirche geht und deshalb sein Amt und sein Werk liegen lässt, stracks zur Hölle geht.« [25]

Mit dem Hinweis, dass Gott nicht Opfer, sondern Gehorsam wolle, spielte Luther auf Abraham und seinen glaubenden Gehorsam an; Abraham war bereit gewesen, dem Befehl Gottes zu folgen und seinen Sohn Isaak zu opfern.[26] Dieser Hinweis macht Luthers Intention deutlich. Es ging ihm bei der Frage nach dem Beruf um die richtige – christliche – Erfüllung des mit dem Beruf

---

23 WA 10 I 1, 308, 6–309, 20.

24 Ebd.

25 WA 10 I, 310, 9–13.

26 Mit dieser Deutung des Abraham orientierte sich Luther wieder an Paulus in Röm 4,1–5, Gal 3,6 u.ö.

verbundenen Auftrags. Jede Arbeit, auch die einfachste, ist ein Beruf, wenn sie im Glauben, dem richtigen Gottesverhältnis, ausgeführt wird. Hier wurde Luthers zentrale Einsicht konkret, dass jeder getaufte Christ schon Priester sei, also ein unmittelbares Gottesverhältnis hat. Darum ging es Luther: Der Glauben und das Vertrauen auf Gott sind das Entscheidende bei allem Tun. Wer seinen Beruf glaubend wahrnimmt, der achtet auf Gott und auch auf seinen Nächsten; dem wird der Beruf zur Berufung.[27]

Für Luther gehörte die Arbeit im jeweiligen Beruf zu der von Gott gestifteten Ordnung, durch sie würde die Schöpfung erhalten. Deshalb habe es schon im Paradies Arbeit gegeben, allerdings sei sie damals ohne Mühe gewesen, ein Ausdruck von Freiheit.[28] Einziger Zweck der Arbeit sei es gewesen, Gott zu gefallen. Frömmigkeit – so bezeichnete Luther das Streben nach dem richtigen Gottesverhältnis – sei im Paradies keine Anstrengung gewesen, weil der Mensch von sich aus – »angeboren« – das richtige Gottesverhältnis gehabt habe. Nach dem Sündenfall hingegen sei die Arbeit anstrengend und mühevoll geworden, deshalb wollten so viele Menschen ihren Beruf verlassen. Doch mit dem Kommen von Jesus Christus bietet Gott den Menschen an, das durch den Sündenfall zerstörte Gottesverhältnis wiederherzustellen: In der Rechtfertigung akzeptiert Gott seinen Sohn Jesus Christus als

---

27 Luther kannte das Wort »Berufung« noch nicht; es kam erst im 19. Jahrhundert auf, als das Wort »Beruf« seine religiöse Konnotation verloren hatte.

28 WA 7, 31, 22–23: »Nun war Adam von Gott fromm und wohl geschaffen, ohne Sünde, dass er durch sein Arbeiten und Hüten nicht fromm und gerechtfertigt zu werden brauchte, doch damit er nicht müßig ging, gab Gott ihm zu schaffen, das Paradies zu pflanzen, bauen und bewahren. Dies waren eitel freie Werke gewesen, um keines Dings willen getan als allein Gott zu gefallen und nicht um Frömmigkeit zu erlangen, die er zuvor (schon) hatte, die uns allen natürlich angeboren gewesen war. Also ist das Werk eines gläubigen Menschen, der durch seinen Glauben wieder ins Paradies gesetzt und von neuem geschaffen (ist), er braucht kein Werk, um fromm zu werden, sondern damit er nicht müßig gehe und seinen Leib kräftige und bewahre, sind ihm solche freien Werke zu tun befohlen, allein Gott zu gefallen.«

Vertreter der Menschen. Damit leben diejenigen, die Jesus Christus als Sohn Gottes anerkennen und ihm vertrauen, wieder im richtigen Gottesverhältnis. Die Rechtfertigung beschrieb Luther als »neue Geburt« oder »fröhlichen Wechsel«. So gewinnt der glaubende Mensch, der weiß, dass er gerechtfertigt ist, wieder ein freies Verhältnis zur Arbeit zurück: Sie ist ihm Mandat Gottes, der Glaubende weiß sich von Gott berufen und wirkt durch seine Arbeit am Erhalt der Schöpfung mit.[29] In diesem Sinn war Luther gewiss, dass jeder, der durch seine Arbeit die Ordnung in der Welt erhält, sich an Gottes »Regiment« in der Welt beteiligt: Derjenige, der das Evangelium verkündete, beteiligt sich an Gottes Regiment »zur Rechten«, dagegen beteiligt sich derjenige, der durch seinen Beruf die weltliche Ordnung aufrechterhält – sei es als Fürst, Beamter oder Soldat – an Gottes Regiment »zur Linken«. Durch die Arbeit der Menschen wirkt Gott hier auf Erden, in diesem Sinn konnte Luther sagen, dass die Arbeit eine »Larve Gottes« sei, unter der er sich verberge.[30] Wird der Beruf richtig verstanden, hilft der Christ auch seinem Nächsten, das Liebesgebot gilt für ihn weiterhin, gar nicht als Gesetz, sondern als Voraussetzung seiner Existenz als Glaubender.

Dieses Verständnis der Arbeit befreit den Menschen, der sich auf den Glauben einlässt. Der Ungläubige vergisst, dass bei all seinen Leistungen doch Gott der Urheber des Erfolgs ist, er dankt Gott nicht und wird so zu falschem Stolz verführt. Gleichzeitig muss er aber mit der ständigen Sorge kämpfen, ob die eigene

29 WA 40 III, 280, 20–25: »Da höre, was dieses deine Arbeit ist. Sie ist die allerheiligste Sache, daran Gott sein Wohlgefallen hat und durch die er dir seinen Segen schenken will. Dies Lob der Arbeit sollte man schreiben an aller Handwerker Werkzeug, an Stirn und Nase beim Schweiß der Arbeit. Denn die Welt beurteilt die Arbeit nicht als einen Segen, darum flieht und hasst sie dieselbe [...]. Aber die Frommen und die, die Gott fürchten, arbeiten frischen und fröhlichen Herzens, weil sie Gottes Auftrag und Willen erkennen.«

30 WA 31 I, 436, 10.

Leistung ausreicht.[31] Für Luther darf man mit der eigenen Arbeit nicht »fleischlich« umgehen, von ihr auch nicht zu viel verlangen, denn wenn man Gott dabei vergisst, sind Geiz und Unglaube die Folge. Außerdem braucht sich derjenige, der sich von Gott berufen weiß, in Zeiten der Anfechtung nicht zu fürchten. Das war Luthers eigene Erfahrung. Wenn er an seinem Beruf zweifelte, der ihn zum Kampf gegen den Papst und das System der alten Kirche geführt hatte, tröstete er sich damit, dass er als Doktor der Theologie zur Auslegung der Bibel berufen sei und deshalb das falsche Verständnis des Glaubens bekämpfen müsse.[32]

Es ist deutlich geworden, wie Luther den Beruf religiös aufgeladen hat. Er übertrug das Konzept der Berufung, das in der monastischen Theologie entwickelt worden war, auf das alltägliche Leben eines Christen. Luther nahm für den weltlichen Beruf die *Vocatio* in Anspruch, die im Mittelalter lange Zeit den Geistlichen (Mönchen und Nonnen) vorbehalten war. Im Beruf wird sichtbar, dass Gott dem Menschen einen Teil seines Wirkens, seines »Regiments« überträgt. Der Mensch nimmt so an der Schöpfung teil und hat für den Erhalt der Welt zu sorgen. Und am Ende – darauf kann er sich verlassen – wird Gott die Treue im Beruf segnen.

Dieses Konzept wurde in der lutherischen Orthodoxie systematisiert und erweitert: Jedem Christen wurde eine doppelte, eine innere und äußere Berufung zugeschrieben.[33] Die innere

---

31 »Der Ungläubige vergisst, dass Gott zur Arbeit den Segen dazu geben muss: Gott ›verbietet das Arbeiten nicht, das muss dabei sein; den Wahn verbietet er, dass wir nicht sollen denken: Je mehr ich arbeite, je mehr werde ich haben. Dann wäre die Arbeit ein Hochmut und Unglaube als wollt ich es erarbeiten.‹« (WA 32, 72, 18–22)

32 Johannes Schilling, Geschichtsbild und Selbstverständnis, in: Albrecht Beutel (Hrsg.), Luther Handbuch, Tübingen 2005, 97–106, 103ff.

33 Die Unterscheidung ist schon bei Luther angelegt, aber noch nicht systematisch ausgearbeitet; Gatzen, Beruf (s. Anm. 1), 45ff.

Berufung (*Vocatio spiritualis*) war die Berufung zum Christen und damit zum Glied der Kirche durch die Taufe und den Heiligen Geist. Unter äußerer Berufung (*Vocatio externa*) wurde dagegen der jeweilige Stand und das damit verbundene Amt verstanden – das, was im Zeitalter der Aufklärung mehr und mehr zum Beruf im heutigen Sinne wurde.[34]

Aus dieser Aufteilung ergaben sich zwei Konsequenzen: Zum einen konnte man daraus das Missverständnis ableiten, dass jeder Stand, wenn er einem Menschen nur von der Obrigkeit zugewiesen worden war, als Ruf Gottes anzunehmen war. Das führte rasch zu sozialer und konservativ geprägter Unbeweglichkeit: Man sollte möglichst in dem Stand bleiben, in den man hineingeboren war. So verstanden konservative Lutheraner im 19. Jahrhundert Luthers Lehre vom Beruf, und in diesem Sinn hat Max Weber Luthers Verständnis des Berufs in Anspruch genommen und der reformierten Erwählungslehre gegenübergestellt. Zum anderen wurde der innere und äußere Beruf so scharf unterschieden, dass im Zeitalter der Aufklärung daraus eine Trennung wurde: Der äußere Beruf wurde zu einer festen Tätigkeit ohne einen Gottesbezug. Als Protest dagegen wurde in der Bewegung des Sturm und Drang der innere Beruf betont, er wurde zur göttlichen Bestimmung. Der Künstler beispielsweise wurde damit zum Prototyp eines von Gott berufenen Menschen. Am Ende bedeutete das, dass es nur glücklichen Menschen gelang, Beruf und Bestimmung in Übereinstimmung zu bringen; dann wurde der Beruf zur Berufung. Damit war eine Entwicklung ins Extrem geführt, die Luther unter anderen Voraussetzungen begonnen hatte. Ihm ging es darum, dass Gott im Alltag wirkt, unabhängig von der Stellung und dem religiösen Stand eines Menschen. Er wollte beschreiben, welche Folgen diese Erkenntnis für den Christen und sein Selbstverständnis als »freier Mensch« hat:

---

34 Conze, Beruf (s. Anm. 1), 496–500.

Die Konsequenz ist, sich nicht von Dingen, vom Stand oder der Arbeit überwältigen zu lassen, sondern auch in unserem Alltag daran festzuhalten, dass Gott der Herr unseres Lebens bleibt.

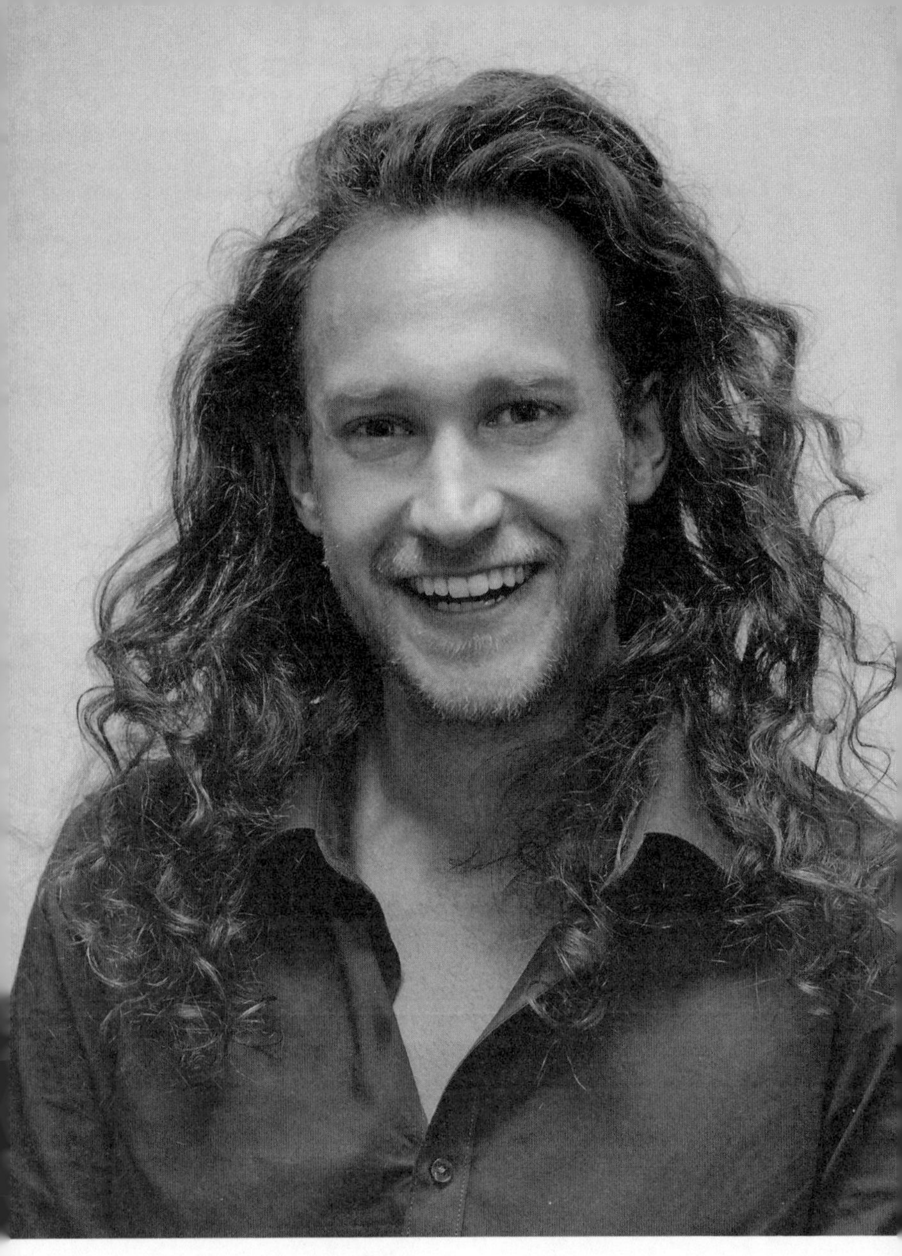

Alexander

selbstständiger Frisörmeister
mit eigenem Salon

»Meine Arbeit ist für mich mein Ein und Alles, mein Leben, weil es mein Herz und meine Seele erfüllt. Ich kann das tun, was mir wirklich Spaß macht. Meine Arbeit ist eine Berufung für mich. Ich freue mich jeden Tag, wenn ich hier bin. Also ich könnte mir nichts anderes vorstellen. Es ist wirklich eine große Erfüllung für mich.«

»Ich komme aus einer Frisörfamilie und bin jetzt die zweite Generation. Ich glaube, es ist mir in die Wiege gelegt worden. Und ich hatte nie groß Lust auf Schule und wollte immer schon handwerklich arbeiten. Also bin ich mit 15 in die Lehre gegangen. Ich liebe meinen Beruf, ich liebe Haare und kriege nicht genug davon.«

»Besonders viel Spaß macht mir die Weihnachtszeit. Weil die Leute zwar gestresst sind, aber beim Frisör wirklich runterkommen. Weihnachten wollen ja alle nochmal schick aussehen, und das ist bei uns auch einfach die Hauptjahreszeit. Da herrscht einfach ein besonderes Flair. Ich freue mich immer, ›Schöne Weihnachten‹ zu wünschen.«

»Als beruflich belastend empfinde ich Personal, das man erst einarbeiten muss, bei dem viele Reklamationen entstehen können. Klar, wenn man Personal hat, entstehen auch Probleme. Es gibt auch Krisen, wo man als Chef die Hände über dem Kopf zusammenschlägt: ›Wie willst du diesen Monat überleben?‹ Ich habe mich mit 22 selbstständig gemacht, das ist verdammt früh. Aber man wird mit der Zeit gelassener.«

»Wenn Geld keine Rolle spielen würde, würde ich weiter Frisör bleiben. Ich liebe diesen Beruf so dermaßen, ich würde immer als Frisör weiterarbeiten, selbst wenn ich im Lotto gewinnen würde. Ich könnte mir gar nichts anderes vorstellen.«

»Ich wünsche mir, dass ich lange, lange gesund und mit meinem Geschäft weiterhin erfolgreich bleibe. Und dass ich weiter viel Spaß an meinem Beruf habe.«

Von Luthers Berufskonzeption zur innerweltlichen Askese?

Calvins Weiterentwicklung des Berufsverständnisses und die umstrittene These Max Webers

Martin Eberle

Kaum eine wissenschaftliche Studie hat solch eine dauerhafte Diskussion entfacht wie Max Webers Essay »Die protestantische Ethik und der ›Geist‹ des Kapitalismus«. Zieht sie doch eine Linie von der Berufsidee Martin Luthers hin zu einer Lebensführung, die – so Webers These – den neuzeitlichen Kapitalismus befördert habe. Allein dieser Begriff ruft Emotionen auf den Plan. »Kapitalismus« kennzeichnet eine Wirklichkeit des Wirtschaftens und des Arbeitslebens, die zumeist ambivalent erlebt wird. Das war zu Max Webers Zeit Anfang des 20. Jahrhunderts so und ist es heute auch. Kann der Mönch Martin Luther, der den Wucher anprangerte und gegen den Ablasshandel wetterte, tatsächlich einer der geistigen Väter einer Wirtschaftsordnung sein, die am liebsten auch sonntäglichen Einsatz von den Arbeitenden haben würde? Ist es möglich, dass der am Wohl des Nächsten orientierte Johannes Calvin der geistige Urheber einer kapitalismusförderlichen Lebenshaltung ist?

Martin Luther stellte den alten Konsens des christlichen Mittelalters infrage, nach dem die mönchische Existenz mit Gebet und Askese höherwertig sei als das weltliche Leben. Max Webers aufrüttelnde These nimmt zunächst die naheliegende Ansicht auf, dass diese Neuerung nicht ohne Folgen bleiben konnte. Sodann steht Weber – wie die große Mehrheit der Historiker bis heute – vor der Tatsache, dass sich gerade in den protestantisch gewordenen Gebieten die Wirtschaft in jene Richtung fortentwickelte, die als »moderner Kapitalismus« verstanden wird. Ihn definiert Weber als »*bürgerlichen Betriebs*kapitalismus mit seiner rationalen Organisation der *freien Arbeit*«[1]. Sein Kennzeichen ist ein weit über das Maß der materiellen Bedürfnisbefriedigung hinausgehender Arbeitseinsatz – eine Verhaltensweise also, die sich für Weber nicht aus dem allgemeinen Wunsch nach einem angenehmen Leben erklären lässt. Eine Lebensführung, die in ihrem Aufopfern für Arbeit und Betrieb geradezu asketische Züge trägt. Solche starken Motive, das natürliche Eigeninteresse nicht an erste Stelle zu setzen, findet Weber in religiösen Ideen. Hier begibt er sich auf Spurensuche – und wird fündig in den Traditionen, die sich seit der Reformationszeit entwickelt haben.

Beim Berufsverständnis Martin Luthers verortet der Soziologe Max Weber einen Durchbruch zu einer neuen Auffassung des Tätig-Seins in der Welt. So wichtig ist Weber diese Erkenntnis, dass er sie an den Beginn seiner historisch-soziologischen Studie stellt.

Max Weber hat, als scharfsinniger Beobachter der Welt um 1900, ein Bild von Wirtschaft und von Unternehmern vor Augen, das er in idealtypische Begriffe gießt. Sie überzeichnen die Wirklichkeit, aber gerade darin helfen sie, Unterschiede wahrzunehmen. So entsteht zum Beispiel der Idealtyp des kapitalistischen Unternehmers, über den Weber in einer seiner späteren Schriften schreibt: »Er scheut die Ostentation und den unnötigen Aufwand ebenso wie den bewußten Genuß seiner Macht und die ihm eher unbequeme Entgegennahme von äußeren Zeichen der gesellschaftlichen Achtung, die er genießt. Seine Lebensführung trägt m.a.W. oft – und es wird gerade auf die geschichtliche Bedeutung dieser für uns wichtigen Erscheinung einzugehen sein – einen gewissen asketischen Zug an sich. [...] Es ist namentlich keineswegs selten, sondern recht häufig bei ihm ein Maß von

---

1 Max Weber, Gesammelte Aufsätze zur Religionssoziologie I, Tübingen 1988, 10.

kühler Bescheidenheit zu finden. […] Er ›hat nichts‹ von seinem Reichtum für seine Person – außer: der irrationalen Empfindung guter ›Berufserfüllung‹.«[2] Die typische Haltung des kapitalistischen Unternehmers sieht Weber nun beeinflusst von religiösen Ideen in der Tradition des Protestantismus.

Protestantismus und Kapitalismus rücken in Max Webers historischer Untersuchung allerdings nicht direkt bei Martin Luther zusammen. Dazu bedarf es in Webers Augen einiger weiterer Entwicklungen. Sie haben mit dem Reformator Johannes Calvin und seinen Nachfolgern im Calvinismus zu tun und auch mit der Idee der Askese, die im Mittelalter, lange vor der Reformation, innerhalb der Kirche erheblichen Einfluss entwickelt hatte.

Johannes Calvins Lehre: Arbeit als Gabe und Aufgabe

Johannes Calvin wurde 1509 geboren. Er gehört der zweiten Generation der Reformatoren an. Anders als Martin Luther war Calvin kein Mönch. Er hatte nicht Theologie studiert, sondern Recht. Als Jurist wendet er sich der reformatorischen Lehre zu. Das spiegelt sich sowohl in seiner Theologie als auch in seiner Politik in Kirche und Gemeinde der Stadt Genf, Calvins bedeutendster Wirkungsstätte. Wie Luther findet Calvin in der Erkenntnis Trost, dass Gott gnädig ist. Wie Luther ist auch Calvin angetrieben vom Willen, die Kirche zu reformieren. Doch sein Weg führt ihn in eine Stadt, deren soziales und ökonomisches Leben durch Zuwanderung und Veränderungsprozesse vor neuen Herausforderungen steht. Hier gibt es keinen Landesherrn, sondern einen Rat, der Calvin schließlich beauftragt, den Sozialraum Stadt als Ganzes zu reformieren. In einem mehrere Jahrzehnte dauern-

---

2 A.a.O., 55.

den Prozess entwirft Calvin ein christliches Gemeinwesen. Aus seinen Predigten und theologischen Abhandlungen wird dabei nachvollziehbar, wie Calvin immer wieder in der Bibel Orientierung sucht für das, was jeweils geboten ist.

So ist es auch, wenn Calvin sich zu Arbeit und Beruf äußert. In seiner Auslegung zur Genesis leitet Calvin aus der zweiten Schöpfungserzählung (1Mose 2) ab, dass Gott den Menschen zur Tätigkeit bestimmt hat. Arbeit wird als Lust, nicht als Last beschrieben, jedoch seien Verschwendung und übermäßiger Genuss genauso zu vermeiden wie Nachlässigkeit und Trägheit. Calvin schreibt: »Der Mensch empfing den Garten mit der Aufgabe, ihn zu bauen und zu bewahren. Also will Mose uns lehren, daß der Mensch zur Tätigkeit, nicht zur trägen Untätigkeit bestimmt ist. Seine Arbeit war Lust und Vergnügen für ihn, da war nichts von Ärger und Mühsal. Es ist ganz und gar der Naturordnung zuwider, mit Essen, Trinken und Schlafen das Leben hinzubringen, ohne Plan und Ziel des Strebens. Weiter bezeichnet es Mose als Adams Aufgabe, daß er *den Garten bewahrte.* Was der Herr in unsere Hand gelegt hat, besitzen wir also mit der Auflage, daß wir uns mit einem mäßigen und bescheidenen Gebrauch zufriedengeben und das übrige bewahren sollen. Wer einen Acker besitzt, mag den Jahresertrag sich aneignen, aber er darf dabei nicht etwa den Grundbesitz selbst sorglos verfallen lassen. Vielmehr soll er bestrebt sein, ihn so, wie er ihn überkam, oder noch besser bebaut den Nachkommen zu vererben. Die Früchte darf keiner in Üppigkeit verschwenden oder durch Nachlässigkeit verderben lassen. Bei allem Besitz halte sich ein jeder für Gottes Haushalter, dann wird der Sinn zu rechten Sparsamkeit und Treue nicht fehlen.«[3]

---

3 Johannes Calvin, zitiert nach: Johannes Calvins Auslegung der Genesis, übersetzt und bearbeitet von D. Wilhelm Goeters und D. Matthias Simon, Neukirchen 1956, 33.

Am Anfang steht für Calvin also die biblische Auffassung, dass alle Gaben Gottes an die Menschen zugleich Aufgaben sind. Im Umgang mit dem, was dem Menschen gegeben ist, ist dieser nicht frei. In seiner berühmten »Institutio« hält Calvin fest: »Wir gehören nicht uns selbst, sondern Gott.«[4] Daraus folgt, dass alle Betätigung des Menschen dem Willen Gottes folgen muss. Und den findet der Mensch in der Heiligen Schrift, in Gottes Wort. Dazu zwei Beispiele:

Zum Gleichnis von den Arbeitern im Weinberg (Mt 20,1ff.) führt Calvin aus: »Wer nun hieraus schließen möchte, daß die Menschen dazu geschaffen seien, etwas zu tun, und daß Gott jedem sein besonderes Gebiet zugeteilt habe, damit keiner träge herumsitzt, der bleibt durchaus in den Gedanken Christi. Man darf auch entnehmen, daß unser ganzes Leben unnütz ist und daß wir mit Recht der Trägheit beschuldigt werden, solange wir unser Leben nicht nach Gottes Auftrag und Berufung richten.«[5] Gott ruft die Menschen zum Tun, Trägheit widerspricht Gottes Berufung.

Nicht jede Tätigkeit ist aber gleich wertvoll vor Gott. Der Maßstab ist, inwieweit sie dem Mitmenschen dient. Auch dies schlussfolgert Calvin in seiner Auslegung zu Mt 20,1ff.: »Darüber hinaus ergibt sich aus Christi Worten auch, daß Gott besonders solche gefallen, die für den Vorteil der Brüder arbeiten.«[6]

Denselben Maßstab liefert für Calvin auch der Epheserbrief: Alles ist dem Menschen gegeben, um dem Nächsten zu dienen.

---

4 Johannes Calvin, Institutio III, 7,1, zitiert bei: Gerhard Wenzel, Das diakonische Engagement der Hugenotten in Frankreich – von der Reformation bis 1685. Diakonie zwischen Ohnmacht, Macht und Bemächtigung, Göttingen 2013, 235.

5 Johannes Calvin, zitiert nach: Johannes Calvins Auslegung der Evangelien-Harmonie, 2. Teil, übersetzt von Hiltrud Stadtland-Neumann und Gertrud Vogelbusch, Neukirchen-Vluyn 1974, 145.

6 Ebd.

Dies schließt die Verpflichtung ein, sich jeglicher Art von Diebstahl oder unlauteren Gelderwerbs zu enthalten. Zur Bibelstelle »Wer gestohlen hat, der stehle nicht mehr, sondern schaffe mit seinen Händen etwas Gutes, auf daß er habe, zu geben dem Bedürftigen« (Eph 4,28) schreibt Calvin: »Du darfst keine noch so harte und beschwerliche Stellung ablehnen, damit du niemand ein Unrecht zuzufügen brauchst, und nicht nur das, sondern damit du auch der Not der Brüder abhelfen kannst. [...] Da es bekanntlich viele Gewerbe gibt, die sogar Vergnügungen von zweifelhafter Züchtigkeit dienen, wollte Paulus uns auch dies ans Herz legen, daß wir Beschäftigungen wählen, die den Zweck haben, unseren Nächsten Nutzen zu bringen.«[7]

Gottes Gebot entspricht eine Tätigkeit, die dem Nächsten dient; reine Profitorientierung widerspricht Gottes Willen. Umgekehrt ist der von Gott besonders Begüterte gefordert, seinen Reichtum zugunsten der »Brüder« einzusetzen. Das fordert das Gebot der Nächstenliebe. So kommentiert Calvin die Bibelstelle aus dem ersten Johannesbrief (1Joh 3,17: »Wenn aber jemand dieser Welt Güter hat [...].«) folgendermaßen: »Soviel Vermögen ein jeder hat, so weit ist er verpflichtet, den Brüdern zu helfen. Der Herr reicht uns ja deshalb die Mittel dar, damit wir Liebe üben sollen.«[8] Das durch die eigene Arbeit Gewonnene ist auch dazu da, es dem anderen nützlich sein zu lassen: Die Orientierung auf den Nächsten und das Gemeinwohl hin sind zentral.[9]

---

7 JOHANNES CALVIN, zitiert nach: Johannes Calvins Auslegung der kleinen Paulinischen Briefe, übersetzt und bearbeitet von OTTO WEBER, Neukirchen-Vluyn 1963, 180; WENZEL, Engagement (s. Anm. 4), 236.

8 JOHANNES CALVIN, zitiert nach: Johannes Calvins Auslegung der Heiligen Schrift in deutscher Übersetzung, 1. Johannesbrief, herausgegeben von KARL MÜLLER u. a., Neukirchen o.J., 50.

9 Vgl. die Argumentation bei HANS G. ULRICH, Beruf III. Kirchengeschichtlich, in: RGG, Bd. 4, 1998, 1338–1341.

Von der Idee des Berufes führt also ein Weg hin zu einer freiwilligen Selbstbeschränkung: Der Ertrag der eigenen Arbeit dient primär nicht dem eigenen Nutzen. Der selbstgewählte Verzicht ergibt sich in Calvins Lehre durch die Frage nach dem Nutzen des Ertrages für den Nächsten: Ihm, nicht dem eigenen Wohl, soll gedient werden. So kann Calvin unterschiedliche Berufe grundsätzlich wertschätzen, auch wenn diese keine religiöse Funktion haben: »Wenn uns der Herr durch die Arbeit und den Dienst von Ungläubigen in der Naturwissenschaft, Logik, Mathematik usw. Nutzen schaffen wollte, so sollen wir ruhig davon Gebrauch machen: wenn wir die Gaben, die Gottes Freundlichkeit uns durch solche Leute anbietet, gleichgültig liegen lassen, werden wir der Strafe für unsere Trägheit nicht entgehen.«[10] Eine Abstufung gibt es dennoch, aber sie folgt sozialen Kriterien: Der Wert einer Arbeit bemisst sich danach, inwieweit sie »durch ihren Fleiß menschlicher Gesellschaft bzw. ihrer humanen Gestaltung dient«[11].

Welche Arbeit bzw. welche Tätigkeit ein Mensch ausübt, das soll nun – nach Calvins theologischer Betrachtung – der Mensch nicht nach eigenem Gutdünken entscheiden. In der Wahl seiner Tätigkeit antwortet der Mensch Gottes Ruf. Sie ist deshalb *Beruf* – Folge der *Berufung* Gottes. Noch einmal Calvin in seiner Auslegung zu Mt 20,1ff.: »Daraus folgt, daß alle Geschäftigkeit nichts nützt, wenn man unbesonnen bald diese, bald jene Art zu leben versucht, statt auf die Winke Gottes zu achten, der uns ruft.«[12] Andererseits ist damit die Berufswahl in die Hand des Einzelnen

---

10 Johannes Calvin, Institutio II, 2, 16.

11 Wenzel, Engagement (s. Anm. 4), 236.

12 Johannes Calvin, zitiert nach: Stadtland-Neumann/Vogelbusch, Evangelien-Harmonie (s. Anm. 5), 145.

gelegt, der je für sich entscheiden soll, auf welchen beruflichen Weg Gott ihn führt.

Calvins Forderungen entlang der biblischen Gebote zielten offensichtlich auf Linderung des Mangels der Armen und Benachteiligten. Seine Genfer Kirchenordnung wie auch spätere reformierte Kirchenordnungen verankerten die Fürsorge für die Armen und leisteten einen wichtigen Beitrag zur Armenfürsorge. Jedoch auf dem Feld wirtschaftlicher Betätigung setzte die Berufsidee neue Kräfte frei. Mit religiösem Rückenwind entstand ein Arbeitsethos, das einer neuen Wirtschaftsform den Weg ebnete. Das ist – sehr verkürzt – die These des Soziologen Max Weber. Aber wie denkt Weber sich das genauer?

Max Webers These von der Berufsidee als Initialzündung eines Prozesses tiefgreifenden ökonomischen Wandels

In der »Berufsidee« Martin Luthers sieht Weber den Anfangspunkt der Entwicklung. Er schreibt: »Unbedingt neu war jedenfalls zunächst eins: die Schätzung der Pflichterfüllung innerhalb der weltlichen Berufe als des höchsten Inhaltes, den die sittliche Selbstbetätigung überhaupt annehmen könne. Dies war es, was die Vorstellung von der religiösen Bedeutung der weltlichen Alltagsarbeit zur unvermeidlichen Folge hatte und den Berufsbegriff in diesem Sinn erstmalig erzeugte. Es kommt in dem Begriff ›Beruf‹ jenes Zentraldogma aller protestantischen Denominationen zum Ausdruck, welches […] als das einzige Mittel, Gott wohlgefällig zu leben, nicht eine Ueberbietung der inner-weltlichen Sittlichkeit durch mönchische Askese, sondern ausschließlich die Erfüllung der innerweltlichen Pflichten kennt, wie sie sich in der Lebensstellung des einzelnen ergeben, die dadurch sein

›Beruf‹ wird.«[13] Nicht nur hat Martin Luther das Wort »Beruf« in dem Sinn, wie wir es seither kennen, eigentlich erst geschaffen, und zwar in seiner Übersetzung der Bibel ins Deutsche. Die entscheidende Neuerung ist, dass durch diese Auffassung jeglicher Tätigkeit »der sittliche Akzent und die religiöse *Prämie* für die innerweltliche, beruflich geordnete Arbeit mächtig anschwoll«.[14] Die religiöse Prämie ist ein Schlüsselwort Webers. Sie wird nicht ausgezahlt in Geld, sondern in Heilsgewissheit.

Was Weber so fasziniert, ist der Gedanke, dass in der von Luther beeinflussten protestantischen Religion der Arbeit innerhalb der Welt der höchste Rang zukommt. Webers These ist nun: Der Geist des modernen Kapitalismus hat in dieser religiösen Ethik eine verwandte Haltung gefunden. In der Berufsidee sieht Weber das, was »der Lebensführung des Unternehmers ›neuen Stils‹ den ethischen Unterbau und Halt gewährte«[15]. Und so geht es ihm darum, herauszufinden, »wes Geistes Kind diejenige Form ›rationalen‹ Denkens und Lebens war, aus welcher jener ›Berufs‹-Gedanke und jenes – […] vom Standpunkt der rein eudämonistischen Eigeninteressen so irrationale – Sichhingeben an die Berufs*arbeit* erwachsen ist, welches einer der charakteristischsten Bestandteile unserer kapitalistischen Kultur war und noch immer ist«[16].

Und hier muss Weber nun über Luther hinausblicken. Denn dessen Berufsbegriff sieht er als »traditionalistisch gebunden« an: »Der Beruf ist das, was der Mensch als göttliche Fügung *hinzunehmen*, worein er sich ›zu schicken‹ hat: – diese Färbung übertönt den auch vorhandenen anderen Gedanken, daß die Berufsarbeit eine oder vielmehr *die* von Gott gestellte Aufgabe

---

13 Weber, RS I, 69.

14 A.a.O., 74.

15 A.a.O., 60.

16 A.a.O., 62.

sei.«[17] Weber nimmt hier Bezug auf die bei Luther vorhandene Tendenz, auch hinsichtlich der Berufsausübung in den vorgegebenen Ordnungen zu bleiben.[18]

Während der Ansatz Luthers, den Beruf als »Einweisung jedes Menschen« (Karl Barth) in seinen Arbeitsbereich zu verstehen, in dem er dann treu seine Pflicht tun soll, viel theologische Kritik auf sich zog,[19] interessiert den Ökonomen Max Weber etwas anderes: Dass der Christ nach Luther in seinem weltlichen Beruf Gott dienen kann, ist zwar eine Neuerung, doch folgt aus ihr noch keine Motivation, Arbeit und Wirtschaft tiefgreifend zu verändern. Weber hält fest: »Jedenfalls dient der Christ bei Luther Gott nur ›in vocatione‹, nicht ›per vocatione‹.«[20]

Während nach Webers Urteil auch Johannes Calvin an dieser Stelle nicht anders dachte, stelle es sich, so Weber, ein Jahrhundert nach Calvin anders dar. Nicht in Deutschland, nicht im lutherischen Protestantismus, sondern im Calvinismus in England. Ausgehend von der Frage, ob man zu den von Gott Erwählten gehörte, habe sich die Vorstellung entwickelt, durch Bewährung in der Welt, durch *»rastlose Berufsarbeit«* sich seiner Erwählung sicher sein zu können.[21]

---

17 A.a.O., 78.

18 Inwieweit Luther selbst es so sah, ist nicht Gegenstand dieses Aufsatzes. Allerdings wurde Luther vielfach so interpretiert und hat dementsprechend theologische Konzeptionen in folgenden Jahrhunderten beeinflusst. Andreas Pawlas, Die lutherische Berufs- und Wirtschaftsethik. Eine Einführung, Neukirchen-Vluyn 2000, 70ff., 99; Karl Barth, Die Kirchliche Dogmatik, Dritter Band. Die Lehre von der Schöpfung, Vierter Teil (KD III/4), Zürich 1951, 690ff.

19 So neben Karl Barth auch Niels Hansen Söe, vgl. Pawlas, Berufsethik (s. Anm. 18), 70f.

20 Weber, RS I, 77.

21 A.a.O., 105.

Religiöse Motive der Entwicklung zur »innerweltlichen Askese«

Die Vorherbestimmung einiger Menschen zu ewigem Leben, anderer zum ewigen Tode hat nach Weber zum »Gefühl einer unerhörten Vereinsamung des einzelnen Individuums«[22] geführt. Weder Werkgerechtigkeit noch Beichte boten Wege zur Entlastung des Gläubigen. Die Heilsgewissheit »im Sinn der Erkennbarkeit des Gnadenstandes [musste] zu absolut überragender Bedeutung aufsteigen«[23]. Gute Werke sind nicht Voraussetzung, sondern sichtbare Folge des Erwähltseins. Also galt es für so Glaubende, soweit es an ihnen liegt, nichts zu unterlassen. Die Folge ist die *»rastlose Berufsarbeit«*[24], durch die »der Calvinist [...] seine Seligkeit – korrekt müßte es heißen: die Gewißheit von derselben – selbst schafft [...] in einer zu jeder Zeit vor der Alternative: erwählt oder verworfen? stehenden systematischen Selbstkontrolle«[25].

Die methodische Systematisierung und Rationalisierung der Lebensführung »gab der reformierten Frömmigkeit ihren spezi-

22 A.a.O., 93.

23 A.a.O., 104.

24 A.a.O., 105.

25 A.a.O., 111. Die von Weber behauptete Zentralstellung der Prädestinationslehre in der calvinistischen Frömmigkeit ist Gegenstand von Kritik gewesen; Frank Jehle, Prädestination – reformiertes Zentraldogma? Zur Auseinandersetzung mit Max Webers These über den Zusammenhang von Calvinismus und Kapitalismus, St. Gallen 2000. Jehle beruft sich dabei auf Untersuchungen des Schweizer Historikers Kaspar von Greyerz. Dieser hält stattdessen den Vorsehungsglauben für zentral. Seine Interpretation der Belege aus Selbstzeugnissen englischer Puritaner des 17. Jahrhunderts – derselben Gruppe also, die Max Weber an dieser Stelle als Zeugen nimmt – bringt jedoch ein erstaunliches Ergebnis: Der Effekt dieses speziellen Vorsehungsgedankens »resultierte in ebenso rigoroser Selbstkontrolle wie jener, die mutmaßlich der Prädestinationsgedanke hervorgebracht hat« (Kaspar von Greyerz, Predestination, Covenant, and Special Providence, in: Hartmut Lehmann/Günther Roth (Hrsg.), Webers's Protestant Ethic. Origins, Evidence, Contexts, Cambridge 1987, 273–284, 283 – Übersetzung durch den Autor).

fisch asketischen Zug«[26]. Da diese asketische Lebensführung aber von an und in der Welt Handelnden getragen wurde, hatte sie rein innerweltlichen Charakter.[27] Den »positiven Antrieb zur Askese« bot der für Weber in dieser Hinsicht fundamentale »Gedanke[] der Bewährung des Glaubens im weltlichen Berufsleben«[28]. »Produkt des asketischen Protestantismus« ist eine »systematische[] rationale[] Gestaltung des Gesamtlebens«[29]. Die innerweltliche Askese als Charakteristikum des asketischen Protestantismus schuf in Aufnahme von Luthers Berufsgedanken die spezifische puritanische Berufskonzeption, welche eine »Rationalisierung der Lebensführung innerhalb der Welt im Hinblick auf das Jenseits«[30] bewirkte.

Im Beruf führt die innerweltliche Askese zu methodisch-systematischer Erfüllung der Aufgaben und Pflichten. Die religiöse Prämierung der puritanischen Berufsaskese schafft so das »Fachmenschentum« und den »Geschäftsmenschen«. Dieses von »selbstgerechter und nüchterner Legalität«[31] getragene Berufsethos wirkt sich laut Weber direkt auf »die Entwicklung des kapitalistischen Lebensstils«[32] aus. Die Konsumption ist eingeschränkt durch die Verwerfung unbefangenen Genusses, also »irrationale Verwendung des Besitzes«. Die Produktion hingegen wird extrem angeregt durch »die religiöse Wertung der rastlosen, stetigen, systematischen, weltlichen Berufsarbeit als schlechthin

---

26 A.a.O., 116.

27 Hartmut Lehmann, Max Webers Weg vom Kulturprotestantismus zum asketischen Protestantismus, in: Wolfgang Schluchter/Friedrich Wilhelm Graf (Hrsg.), Asketischer Protestantismus und der ›Geist‹ des modernen Kapitalismus, Tübingen 2005, 33–47, 45.

28 Weber, RS I, 120; 125.

29 A.a.O., 125.

30 A.a.O., 163.

31 A.a.O., 180.

32 A.a.O., 183.

höchsten asketischen Mittels und zugleich sicherster und sichtbarster Bewährung des wiedergeborenen Menschen und seiner Glaubensechtheit«[33]. Das ist in Webers Augen durch die hohe Bedeutung der Prädestinationslehre bedingt. Das Ergebnis ist rechenhafter Umgang mit dem Erworbenen und Investition statt Verbrauch: »Kapitalbildung durch asketischen Sparzwang«[34].

Auch wenn Max Weber deutlich betont, diese Entwicklung habe sich erst im Calvinismus in England im 17. Jahrhundert vollzogen und noch nicht bei Calvin selbst – Anklänge etwa an Calvins Auslegung zu Mt 20 lassen sich nicht verleugnen: Sparsamkeit, keine Trägheit, nichts verschwenden, am besten das Erhaltene vermehren. Jedoch ist bei Calvin der Zweck allen Wirtschaftens der Dienst am »Bruder«. So schreibt etwa Fritz Büsser in seiner ausführlichen Rezension zu André Biélers Werk über Calvins Wirtschafts- und Sozialethik, der »Kampf gegen die sozialen Mißstände«[35] ist bei Calvin das gemeinsame Ziel aller Berufe.

War es so – oder doch anders?

Die historisch-soziologische Beschreibung Max Webers stand seit ihrer Veröffentlichung unter Kritik.[36] Insbesondere theologische Kritiker betonen bis heute, Calvins Aussagen zu Arbeit und Wirtschaften seien eher kapitalismuskritisch einzuschätzen. Daher sei es falsch, eine Linie von Calvin über den Calvi-

---

33 A.a.O., 192.

34 Ebd.

35 Fritz Büsser, Calvins Wirtschafts- und Sozialethik. Zu André Biélers Werk: ›La pensée éeconomique et sociale de Calvin‹, Librairie de L'université, Georg & Cie S.A., Genève 1959, in: Zwingliana 11/6 (1961), 395–409, 404.

36 Vgl. zu dieser Debatte Max Weber, Die protestantische Ethik II. Kritiken und Antikritiken, herausgegeben von Johannes Winckelmann, Gütersloh 1987.

nismus zum modernen Kapitalismus zu ziehen. Allerdings hat Weber selbst energisch herausgestrichen, er vertrete nicht »eine so töricht-doktrinäre These […] wie etwa die […] daß der Kapitalismus als *Wirtschaftssystem* ein Erzeugnis der Reformation sei«[37].

Aufmerksamkeit verdienen allerdings Einwände, die auf andere Einflüsse als allein die religiösen Ideen verweisen. So wird zum Beispiel auf den sozialen und ökonomischen Kontext verwiesen, in dem Calvins eigene Schwerpunkte zu interpretieren seien. Hier kann speziell die Flüchtlingssituation in Genf benannt werden. Durch die Verfolgung der Hugenotten in Frankreich gelangten Zehntausende in die Schweiz und nach Deutschland. Die Einwohnerzahl der Stadt Genf verdoppelte sich durch die Geflüchteten zwischen 1535 und 1562 – »soziale Spannungen, Wohnungsnot und Konkurrenz im Geschäftsleben waren die Folge«[38]. Für die Flüchtlinge bestand die Notwendigkeit, Mittel gezielt einzusetzen, Sparsamkeit zu üben, Chancen zu nutzen. Mit seiner Erlaubnis, Geld auf Zinsen zu leihen, um Investitionen möglich zu machen, schuf Calvin eine Möglichkeit für mittellose französische Flüchtlinge, sich mit Hilfe von Kleinkrediten durch ihr Know-how und ihre Arbeitskraft eine neue Existenz aufzubauen.[39] Mit der Begrenzung des Zinses auf maximal sechs Prozent wehrte er zugleich dem Wucher. Die Wohlhabenden forderte er zur Vergabe zinsloser Darlehen an Bedürftige auf.[40] Hier zeigt sich wiederum Calvins permanente Suche nach dem, was den Menschen dient und der Berufung durch Gott entspricht. So

---

37 WEBER, RS I, 82.

38 ACHIM DETMERS, Calvins ›Flüchtlingstheologie‹ in seinem Kommentar zu den Büchern Exodus bis Deuteronomium 1563, in: ACHIM DETMERS/SABINE DRESSLER (Hrsg.), Fremde(s) aushalten. Migration und Aggression in Europa, TrThK 1, Solingen 2016, 15–37, 21.

39 JOACHIM STAEDTKE, Reformation und Zeugnis der Kirche. Gesammelte Studien, herausgegeben von DIETRICH BLAUFUSS, Zürich 1978, 85f.

40 DETMERS, Flüchtlingstheologie (s. Anm. 38), 34f.

wird Geld als Gabe verstanden, die zur Aufgabe wird. Zugleich kommen soziale und ökonomische Umstände als Faktoren der Entwicklung religiöser und ethischer Ideen in den Blick.

Das Bild wird vielfältiger, religiöse Ideen werden als ein Faktor unter anderen relativiert. Das liegt allerdings ganz auf der Linie dessen, was Max Weber in seiner »Vorbemerkung« zu den »Gesammelten Aufsätzen zur Religionssoziologie« selbst hervorhebt: Neben der Wirkung von Ideen sind auch die Wirkung der ökonomischen Bedingtheiten fundamental für die historische Entwicklung.[41]

Ganz anders hingegen die kritische Aufnahme von Webers Gedanken bei dem Schweizer Historiker Herbert Lüthy[42]. Auch er sieht die Tradition Calvins und seiner Nachfolger als wesentlichen Impuls für die neuzeitliche Entwicklung an. Doch nach Lüthy ist die prägende Kraft des Calvinismus nicht auf eine asketische Haltung zurückzuführen, die aus der Sorge um den eigenen Gnadenstand erwachsen ist. Nach Lüthy ist es die Anknüpfung an alttestamentliche Vorstellungen, die »aus dem Calvinismus ein anderes Christentum machte [...] ein Stück jenes altjüdischen prophetischen Geistes, der nicht auf Jenseits und Innerlichkeit, sondern auf Recht und Gerechtigkeit in dieser Welt gerichtet war«[43]. Calvin »hat den nur vor Gott und dem eigenen Gewissen verantwortlichen, das heißt den freien und selbstverantwortlichen Menschen calvinistisch-puritanischen Typus geschmiedet. [...] Und dieser freie, sich selbst und seinem eigenen Gewissen verantwortliche und – im Gegensatz zur lutherischen Innerlichkeit – in der Welt aktive Mensch ist [...] ein Sauerteig der abendländischen Welt geworden, der aktivste Träger jener Entwicklung

---

41 Weber, RS I, 12.

42 Herbert Lüthy, Nochmals: »Calvinismus und Kapitalismus«, in: Schweizerische Zeitschrift für Geschichte 11, 1961, 129–156.

43 Lüthy, Calvinismus (s. Anm. 42), 147.

zur modernen westlichen Gesellschaft, von der das, was […] moderner Kapitalismus heißt, nur ein Aspekt ist.«[44] Zusammenfassend sieht Lüthy in der »Befreiung des Menschen aus geistiger Untertänigkeit und Menschenfurcht« den wesentlichen Beitrag des Calvinismus.

Von Askese zwar keine Spur, wohl aber von innerweltlicher Ausrichtung menschlicher Tätigkeit – und einem weltverändernden Impuls, der jedwede Ordnung als veränderbar begreift. Von hier aus fällt nochmals Licht auf die Fortentwicklung des Berufsbegriffes durch Calvin.

Impulse des Berufsverständnisses reformierter Prägung

An dieser Stelle ist noch ein Blick auf den bekanntesten Theologen des 20. Jahrhunderts interessant, der der calvinistischen Tradition entstammt: Karl Barth schreibt in seiner Kirchlichen Dogmatik einen längeren Absatz über »Berufung« und »Beruf«[45]. Dabei unterscheidet er beide Begriffe scharf voneinander. Der Beruf ist der Ort der Verantwortung des Menschen. Aber der Mensch ist nicht ihm, sondern Gott verantwortlich. So ist der Beruf keine feste Ordnung, der sich der Mensch zu fügen hat. »Ein jeder gehorche der *ihm* zuteil gewordenen Berufung so, wie sie an *ihn* ergangen ist. […] Er sei und bleibe – nicht diesem seinem Stande, wohl aber der *Berufung* treu, die ihn nun eben in diesem Stande, *hier, als diesen* Menschen, mit dieser Herkunft und Geschichte, erreicht hat.«[46] Die Berufung ist die »Offenbarung und Bekanntmachung des […] Willens Gottes in seinem […]

---

44 A.a.O., 150.

45 Karl Barth, Kirchliche Dogmatik III/4, 683–743.

46 A.a.O., 695.

Wort und Gebot«[47]. Zwar räumt Barth der lutherischen Berufsethik mit ihrer Tendenz, im Beruf zu verharren und seine Pflicht zu erfüllen, einen Platz ein, wo sie der »Schwärmerei« wehrt, aus der heraus jemand seinen Beruf verlassen und stattdessen in das Tätigkeitsfeld anderer hinübergreifen will. Doch er betont, dass der Beruf selbst nicht das Bleibende ist: »das Bleibende ist ja die Berufung«[48]. Deshalb kann es gerade geboten sein, den bisherigen Beruf zu verlassen und sich einen anderen zu wählen. Barth hebt das dynamische Element in Calvins Denken hervor, das bestehende Ordnungen nicht als gesetzt begreift.

Die Orientierung an Gottes Gebot allein ist der Maßstab für das Handeln des Christen in der calvinistischen Tradition. Und dieses Handeln in der Welt ist das, was Gott ihm gebietet, indem der Gläubige also Gottes Berufung folgt beziehungsweise, wie Barth es ausdrückt, seinen »Gehorsam« gegenüber Gott zeigt. Hier zeigen sich also innerweltliche Orientierung der Glaubenspraxis und die Überordnung von Gottes Wort über alle menschlichen Ordnungen – zu denen auch der Beruf gehört.

Zum anderen wird deutlich, welch hohen Stellenwert die berufliche Tätigkeit im Koordinatensystem des Glaubens hat. Entsprechend dem Schema Gabe – Aufgabe bei Johannes Calvin, sieht Karl Barth jeden Gläubigen von Gott gerufen, in seiner beruflichen Tätigkeit Gottes Berufung zu folgen und also Gott Gehorsam zu leisten. Dazu gehört auch – ganz gegenläufig zur rastlosen Erwerbsarbeit – eine Hochschätzung der Sonntagsruhe und des Gottesdienstbesuches gerade in der reformierten (calvinistischen) Frömmigkeit, die sich bis heute beobachten lässt.[49]

---

47 A.a.O., 686.

48 A.a.O., 743.

49 Vgl. Staedtke, Reformation (s. Anm. 39), 96.

Schluss

Max Weber hat durch seine Darlegungen vor allem darauf hingewiesen, dass durch verschiedene innere Motive und auch durch äußere Einflüsse die Entwicklung in ganz andere als die beabsichtigte oder zu erwartende Richtung verlaufen kann.[50] Auch wenn man seine historischen Zuschreibungen kritisiert, ist das eine bleibende Erkenntnis seiner Studie.[51]

Über den Idealtyp des kapitalistischen Unternehmers urteilte Weber: »Er ›hat nichts‹ von seinem Reichtum für seine Person – außer: der irrationalen Empfindung guter ›Berufserfüllung‹«[52].

Was »hat« nun der Mensch davon, wenn er sich das reformatorische Berufsverständnis zu eigen macht, wie Karl Barth es im Anschluss an Johannes Calvin beschreibt? Auch wenn zur Beantwortung dieser Frage eine wesentlich tiefere Betrachtung notwendig wäre als jene, die hier geleistet werden konnte, darf versuchshalber vielleicht so gefolgert werden: Dieser Mensch weiß sich in seiner Eigenverantwortung angesprochen, seinen Weg zu gehen – einem Weg in Beziehung auf andere. Er geht ihn ohne den ständigen Druck, möglichst viel für sich selbst zu erreichen. Erfolg zeigt sich für ihn nicht so sehr in Erwerbssteigerung oder Aufstieg auf der Karriereleiter; eher in der Wahrnehmung des Beitrages der eigenen Arbeit zum Wohle anderer und der Gemeinschaft. Er sieht sein ganzes Leben als Gottesdienst im Sinne des Doppelgebotes der Liebe als höchstem Gebot: Du sollst Gott lieben, und du sollst deinen Nächsten so lieben, wie du dich selbst liebst. Selbstredend birgt dieser hohe Anspruch eine

---

50 A.a.O., 88.

51 Wolfgang Schluchter, ›Wie Ideen in der Geschichte wirken‹: Exemplarisches in der Studie über den asketischen Protestantismus, in: Schluchter/Graf, Protestantismus (s. Anm. 27), 49–73, 72.

52 Weber, RS I, 55.

kritische Haltung gegenüber jedwedem »Beruf« in sich, ausgehend von der »Berufung« als Kriterium. Dem kritischen Element entspricht ein konstruktives: Jede Tätigkeit hat das Potenzial, dem Nächsten zu dienen und darin gottwohlgefällig zu sein. So bleiben menschliche Tätigkeit und Gottes Gebot ständig aufeinander bezogen; ein dynamischer Prozess, der Gottes Willen jeder menschlichen Ordnung vorordnet; eine Ermutigung, die eigene Kraft immer wieder neu dem zuzuwenden, was recht und lebensdienlich ist.

Dazu gehört auch die Achtung der Ruhezeit, nicht nur als individuelle Zeit zur Erholung und Erhaltung der Arbeitskraft, sondern ebenso der gottgewollten Unterbrechung allen Tätig-Seins. Die Arbeit und die Anforderungen im Beruf sind in dieser Perspektive nicht das Maß aller Dinge. Sie stehen im Dienste und unter dem »Korrekturvorbehalt« der Berufung durch Gott.

Vom »Beruf« zum »Job«?

Etappen der Verdrängung des Berufsgedankens in der Neuzeit

Traugott Jähnichen

Max Webers berühmte Abhandlung über die Wahlverwandtschaft von protestantischer Ethik und dem Geist des Kapitalismus schließt mit der kulturkritischen Diagnose, dass der Lebensstil der modernen Welt durch den »überwältigenden Zwang«[1], den die technischen und ökonomischen Bedingungen wirtschaftlichen Handelns ausüben, bestimmt wird. Während die Menschen in der Blütezeit des Puritanismus und der Aufklärung Berufsmenschen sein *wollten*, *zwingt* das »stahlharte Gehäuse«[2] der Moderne sie dazu. Der siegreiche Kapitalismus bedarf der Stützen einer religiös oder durch die Aufklärung begründeten Berufspflicht nicht mehr. Arbeit wird kaum noch als Beruf erlebt, da die »Berufserfüllung nicht direkt zu den höchsten geistigen Kulturwerten in Beziehung gesetzt werden kann«[3]. Berufspflichten und Erwerbungsstreben werden, wenn sie überhaupt sinnvoll ausgedeutet werden, eher mit »rein agonalen Leidenschaften«[4], wie denen des Sports, assoziiert. Aus der religiös begründeten Pflicht zur Arbeit sowie aus der durch die Aufklärung geprägten Selbstbestimmung zur Arbeit ist nach Max Weber bereits zu

---

1 Max Weber, Die protestantische Ethik und der Geist des Kapitalismus, Textausgabe auf der Grundlage der ersten Fassung von 1904/05, herausgegeben von Klaus Lichtblau/Johannes Weiss, Bodenheim 1993, 153.

2 Ebd.

3 Weber, Ethik (s. Anm. 1), 154.

4 Ebd.

Beginn des 20. Jahrhunderts ein unentrinnbarer Zwang äußerer ökonomischer und technischer Verhältnisse geworden, der kaum mehr in einen konstruktiven Bezug zur Sinnfrage menschlichen Lebens gestellt werden kann.

Rund einhundert Jahre zuvor im Zuge der Säkularisation kirchlicher Güter war diese pessimistische Kulturkritik Max Webers noch kaum absehbar. Vielmehr glaubten sich Feudalherren und das aufgeklärte Bürgertum dazu ermächtigt, »die unproduktive Masse geistlicher Besitztümer zu enteignen und in die Hände einer fleißigen weltlichen Menschheit zu übergeben«.[5] Ein wichtiger Legitimationsgrund der sogenannten Säkularisierung weltlicher Güter war die Hoffnung, die Menschheit könne sich durch Arbeit und Selbstbestimmung emanzipieren und einen menschlichen Fortschritt herbeiführen. Das im Hintergrund stehende Menschenbild ist geprägt von einer »ständig erweiterten Selbstaktivierung und des gesteigerten Selbstgenusses in der Kraftentfaltung«[6], die an die Stelle von Passivität und Untertänigkeit gesetzt worden sind. Diese Aktivierung und Selbstbestimmung des Menschen ist zu verstehen als Ausdruck einer kulturgeschichtlich neuen Bewertung von Arbeit und Leistung in der sich entwickelnden bürgerlichen Gesellschaft, die dabei durchaus noch an Elemente des klassisch protestantischen Berufsethos angeknüpft hat.

---

5 Peter Sloterdijk, Chancen im Ungeheuren. Vorwort der »Inselausgabe« von William James, Die Vielfalt religiöser Erfahrung, Frankfurt a. M./Leipzig 1997, 11.

6 Sloterdijk, Chancen (s. Anm. 5), 12.

Die Neubewertung von Arbeit im Kontext der sich entwickelnden bürgerlichen Gesellschaft

Der historische Einschnitt einer positiven Neubewertung, in weiten Teilen sogar Verherrlichung der Arbeit ist für die Zeit des 17. Jahrhunderts anzusetzen.[7] Seither wird Arbeit vorrangig nicht mehr mit Mühe, Qual, Last oder Armut assoziiert, wie es noch Luthers Übersetzung von Psalm 90,10 nahegelegt hat: »Unser Leben währet 70 Jahre, und wenn es hoch kommt, so sind es 80 Jahre, und wenn es köstlich gewesen ist, so ist es Mühe und Arbeit gewesen.«[8] Im Gegensatz zu dieser Arbeit und Mühe verknüpfenden Vorstellung wird Arbeit seit dem 17. Jahrhundert positiv im Sinn einer Leistung für selbst gewählte Ziele, für den Erwerb von Reichtum verstanden, was selbstbewusst gegen Adel und Geistlichkeit geltend gemacht wird. Der Ort dieser Neubewertung von Arbeit sind in erster Linie die europäischen Städte gewesen, in denen Handwerkertum und Handel im Verbund mit einer sich immer mehr entwickelnden Geldwirtschaft die traditionellen agrarischen Strukturen in den Hintergrund gedrängt haben.[9]

Den deutlichsten Ausdruck findet die Neubewertung der Arbeit im späten 17. Jahrhundert bei John Locke, der die für seine politische Theorie konstitutive Eigentumsrechte grundlegend

---

7 Hannah Arendt, Vita activa oder Vom täglichen Leben, Stuttgart 1960, 11: »Die Neuzeit hat im 17. Jahrhundert begonnen, theoretisch die Arbeit zu verherrlichen, und sie hat zu Beginn dieses Jahrhunderts damit geendet, die Gesellschaft im Ganzen in eine Arbeitsgesellschaft zu verwandeln.«

8 Diese dem Wortlaut kaum gerecht werdende Übersetzung ist in der Revision von 1964 mit dem Hinweis korrigiert worden, dass es sich um eine missverständliche Übersetzung handelte, die wesentlich von dem kreuzestheologisch geprägten Berufsverständnis des Reformators geprägt worden ist.

9 Alfred Müller-Armack, Wirtschaft und Religion. Geistesgeschichtliche Hintergründe unserer europäischen Lebensform, Stuttgart u.a. 1959, 581ff.

aus der geleisteten Arbeit ableitet.[10] Arbeit wird von Locke, da sie den Naturzustand verändert, in emanzipatorischer Absicht gegen feudale Rechte als Quelle der bürgerlichen Rechtsetzung interpretiert. Zur Begründung führt Locke an, dass es die Arbeit ist, »die den unterschiedlichen Wert aller Dinge ausmacht«.[11] Locke versucht diese Überlegung zu belegen, indem er zeigt, dass Nahrung und Kleidung, wie sie die Natur ohne jegliches Zutun des Menschen darbietet, weniger wert sind als die Mittel zum Leben, die menschlicher Fleiß schafft: »Berechnet nun jemand, um wie viel dies die anderen an Wert übertreffen, so wird er sehen, dass den weitaus größten Anteil ihres Wertes die Arbeit den Dingen verleiht, deren wir uns in dieser Welt erfreuen.«[12] Locke geht so weit, dass er versucht, den Anteil der menschlichen Arbeit an dem Wert der Güter auf rund 99 Prozent anzusetzen.[13]

Neben dieser Hochschätzung der menschlichen Arbeit und der Abwertung der Bedeutung natürlicher Ressourcen findet sich bei Locke ein zweiter Gedanke, der für das Arbeitsverständnis der Neuzeit charakteristisch werden sollte: Arbeit ist nicht allein zur Selbsterhaltung des Menschen notwendig, sondern führt darüber hinaus, da den Menschen ein ständiges Suchen nach Glück geradezu angeboren ist, zur permanenten Aufgabe der Befriedigung immer neuer Bedürfnisse. Für die Menschen ist nach Locke ein Unbehagen charakteristisch, »verursacht durch den Wunsch

---

10 John Locke, Über die Regierung (The Second Treatise of Government), herausgegeben von Peter Cornelius Mayer-Tasch, Stuttgart 1974, Abschnitt V, 27; vgl. grundlegend zu Hobbes und Locke Crawford Brough McPhearson, Die politische Theorie des Besitzindividualismus. Von Hobbes bis Locke, Frankfurt a. M. 1980.

11 Locke, Regierung (s. Anm. 10), Abschnitt V, 40.

12 A.a.O., 42.

13 Vgl. a.a.O., Abschnitt V 40, wo Locke darlegt, »dass man in den meisten Fällen 99 von 100 ganz auf das Konto der Arbeit schreiben muss«.

nach einem nicht anwesenden Gut«.[14] Da sich dieser Wunsch nie endgültig befriedigen lässt, wird ein im Prinzip unendlicher Prozess des Auffindens von Bedürfnissen, der Befriedigung dieser Bedürfnisse sowie des Aufweises neuer Bedürfnisse in Gang gesetzt: »Sobald eine Handlung vollbracht ist, die wir uns willentlich vorgenommen haben, ist schon ein neues Unbehagen da, das uns zu neuer Arbeit drängt.«[15] Dieses Arbeitsverständnis von Locke markiert exemplarisch den Beginn einer Vorstellung, die immer weniger von Luthers Berufsgedanken geprägt ist. Vielmehr führt von hier aus ein direkter Weg zu Adam Smith und damit zur ökonomischen Klassik wie auch zur marxistischen Konzeption der Arbeit.[16]

Arbeit als ökonomischer Produktionsfaktor

Im Rahmen der volkswirtschaftlichen Theorie von Adam Smith wird Arbeit zum grundlegenden Prinzip der bürgerlichen Gesellschaft erklärt. Der über Locke hinausgehende Fortschritt bei Smith ist darin zu sehen, dass er den Arbeitsbegriff »vom Vorrang der agrarischen als der allein wertschaffenden Arbeit«[17] befreit und jede inhaltliche »Bestimmtheit der reichtumerzeugenden Tätigkeit«[18] unterlässt.

---

14 John Locke, Versuch über den menschlichen Verstand, Leipzig 1911, Abschnitt II, 31.

15 Locke, Verstand (s. Anm. 14), Abschnitt II, 45.

16 Lukas Vischer, Arbeit in der Krise. Theologische Orientierungen, Neukirchen 1996, 63.

17 Werner Conze, Arbeit, in: Otto Brunner/Werner Conze/Reinhart Koselleck (Hrsg.), Geschichtliche Grundbegriffe. Historisches Lexikon zur politisch-sozialen Sprache in Deutschland. Bd. 1, Stuttgart 1972, 179.

18 Karl Marx, Einleitung zu den Grundrissen der Kritik der politischen Ökonomie, in: MEGA, Abt. 2, Bd. 1, 39.

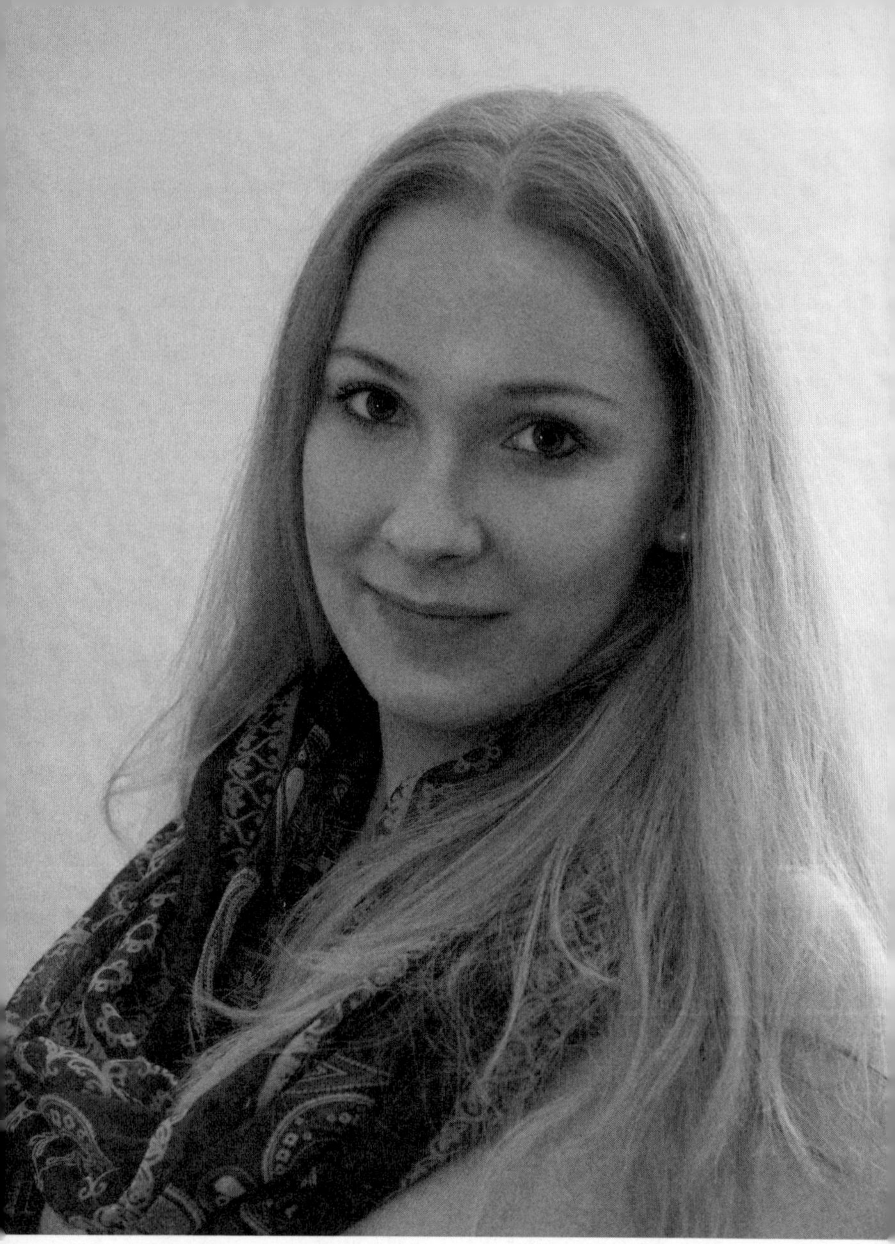

Lea Sophia

ist in der Ausbildung
zur Physiotherapeutin

»Meine Arbeit ist für mich meine Berufung. Ich bin der Meinung, dass jeder dahin geleitet wird, was er am besten kann. Ich glaube, meine Arbeit ist der Sinn in meinem Leben.«

»Ich möchte Physiotherapeutin werden, weil diese Arbeit nicht langweilig wird. Ich bin immer in Bewegung und kann mir selbst und meinem Körper dadurch viel Gutes tun. Und ich kann vielen Menschen helfen und damit ihr Leben verändern.«

»Mir macht meine Arbeit besonders viel Spaß, wenn ich damit Erfolg habe. Wenn ich merke, dass endlich anschlägt, was ich mit einem Patienten mache. Aber schon alleine, wenn ein Patient lächelt, wenn ich reinkomme, und man sich gut versteht – das sind glückliche Momente.«

»Als belastend empfinde ich, wenn Patienten viel mehr aus sich machen könnten, aber sich einfach keine Mühe geben. Wir sollen ja möglichst das Beste aus dem Patienten rausholen, aber wenn man immer nur motivieren muss und das keine Wirkung hat, dann ist das schwierig.«

»Wenn Geld keine Rolle spielen würde, würde ich meine eigene Praxis aufbauen. Da gäbe es einen Wellness-Bereich mit einem großen Schwimmbad, das einen höhenverstellbaren Boden hat. Da kann man wirklich jeden Patienten reinbringen. Ich würde auf jeden Fall weiter Physiotherapeutin bleiben wollen.

»Für meine berufliche Zukunft wünsche ich mir, dass wir im sozialen Bereich generell ein bisschen mehr Geld bekommen. Allein für die ganzen Fortbildungen, die wir machen müssen. Aber auch, damit sich mehr Menschen trauen, im sozialen Bereich zu arbeiten. Ich glaube, es schreckt einfach ab, dass du für eine Ausbildung bezahlen musst, die schwierig ist und mit der du später kaum Geld verdienen wirst. Da musst du schon ein bisschen länger sparen, wenn du mal in den Urlaub willst.«

Arbeit in dem hier skizzierten ökonomischen Sinn als Erwerbsarbeit ist in einem weit gefassten Sinn zweckgerichtete, dem Prinzip der Arbeitsteilung unterworfene Tätigkeit, die sich in den unterschiedlichen Wirtschaftseinheiten – Unternehmen, Verwaltungen o.a. – als leistungseffizient zu erweisen hat.

Die abstrakte Arbeit erhält bei Smith die Bedeutung eines grundlegenden Produktionsfaktors im wirtschaftlichen Sinn. Die bei Smith erreichte Vergleichgültigung konkreter Formen der Arbeit setzt eine Gesellschaft voraus, in der keine bestimmte Form der Arbeit die allein vorherrschende ist und in der Individuen grundsätzlich verschiedene Formen von Arbeit übernehmen können. Damit ist die Arbeit »hier nicht nur in der Kategorie, sondern in der Wirklichkeit zum Schaffen des Reichtums überhaupt geworden, und hat aufgehört, als Bestimmung mit den Individuen in einer Besonderheit verwachsen zu sein«.[19]

Die Arbeit liegt der gesellschaftlichen Wertschöpfung zugrunde und führt zu einer reichlichen Versorgung, da, sofern die Einzelnen ihrer Arbeit nachgehen können und die Arbeitsprodukte frei untereinander austauschen, »sich von selbst allgemeiner Wohlstand in allen Schichten der Bevölkerung ausbreitet«.[20] Arbeit ist auf diese Weise die entscheidende »Grundlage des Produktions- und Tauschsystems«[21], indem Arbeit vor Kapital und Boden zum wichtigsten Produktionsfaktor und zum letztgültigen Wertmaßstab der Austauschgüter wird. Die Ziele einer immer besseren Güterversorgung und damit letztlich der Steigerung des allgemeinen Wohlstands sind nach Smith dadurch zu erreichen, dass die Arbeit durch Technik und Arbeitsteilung immer produk-

---

19 Heinz Haller, Arbeit II. Wirtschaftlich, in: RGG, Bd. 1, Tübingen 1957, 538.

20 Adam Smith, Der Wohlstand der Nationen, Eine Untersuchung seiner Natur und seiner Ursachen, aus dem Englischen von Horst Claus Recktenwald, München 1974, 14.

21 Martin Honecker, Arbeit VII, in: TRE, Bd. 3, Berlin/New York 1978, 642.

tiver organisiert werden kann. Insbesondere in der Arbeitsteilung sieht er den entscheidenden Grund für das Steigen des Volkseinkommens: »Die Arbeitsteilung dürfte die produktiven Kräfte der Arbeit mehr als alles andere fördern und verbessern.«[22] Wohlstand und Arbeitsteilung sind bei Smith somit untrennbar verknüpft. Smiths Leistung besteht darin, einen abstrakten Begriff von Arbeit als Grundlage für eine Ökonomisierung der Arbeit entwickelt zu haben, wobei dem Gesichtspunkt »der Produktivitätssteigerung erste Priorität«[23] zukommt. Wenngleich Smith die problematischen Konsequenzen einer zu einseitigen Entwicklung menschlicher Fähigkeiten aufgrund der Arbeitsteilung durchaus kritisch gesehen hat[24], rechtfertigt er die Arbeitsteilung dennoch, da sie eine Vervielfältigung auch der Handlungsmöglichkeiten durch die Bereitstellung einer wachsenden Gütermenge bewirke.

Die sozialen Konsequenzen dieses Verständnisses von Arbeit sind eine grundlegende Infragestellung jeglicher Zunft- und Adelsprivilegien wie auch ökonomischer Monopolstellungen gewesen. Smith plädiert für die auf der freien Entfaltung der Einzelnen beruhende bürgerliche Leistungsgesellschaft, wobei anstelle feudaler Privilegien die sich in der Arbeit verkörpernde wirtschaftliche Leistung der entscheidende Maßstab sein soll.

Die Dialektik von Emanzipation und Entfremdung durch Arbeit bei Hegel und Marx

In Aufnahme des vorwiegend ökonomisch bestimmten Arbeitsverständnisses der Neuzeit sowie der gesellschaftlichen Wirklichkeit wird von den Philosophen des deutschen Idealismus

---

22 Smith, Wohlstand (s. Anm. 20), 9.

23 Arthur Rich, Wirtschaftsethik, Bd. 2, Gütersloh 1990, 24.

24 Smith, Wohlstand (s. Anm. 20), 662.

Arbeit weniger ökonomisch, sondern zunehmend als anthropologischer Grundbegriff verstanden. Bei Fichte etwa wird das Ziel der Arbeit nicht primär in der Vermehrung des Wohlstandes gesehen, sondern dient in erster Linie der Verwirklichung der Menschwerdung des Menschen und seiner Befreiung von den Naturzwängen.[25] »Das ökonomische Verständnis von Arbeit wird im anthropologischen Verständnis aufgehoben.«[26] Arbeit soll in dieser Perspektive, wie sie etwa auch von Schleiermacher vertreten worden ist, den Menschen veredeln, wobei die zunehmende Industrialisierung und Mechanisierung der Arbeit den Menschen unwürdige und schwere Arbeit abnehmen soll.[27] So hat Schleiermacher auf eine Befreiung der Menschen vom Druck bloß mechanisch physischer Arbeit durch eine zunehmende Mechanisierung gehofft.[28]

Schärfer als in dieser stark fortschrittsoptimistischen Sichtweise ist von Hegel der Arbeitsprozess in seiner Dialektik von Entlastung und Entfremdung gesehen worden. Nach Hegel ist die von Naturzwängen befreite Arbeit neben der Sprache das wichtigste Konstitutionsprinzip des Menschen. Durch die Arbeit erwirbt der Mensch seine Freiheit. Die Arbeit ist nach Hegel die Vermittlung zwischen den Bedürfnissen und den Mitteln der Konsumtion.[29] Im Prozess der Arbeit entwickeln sich die theoretische und die praktische Bildung des Menschen, der auf diese Weise immer mehr Herr über sein eigenes Tun wird.[30] Durch die

---

25 Conze, Arbeit (s. Anm. 17), 184ff.

26 Honecker, Arbeit (s. Anm. 21), 643.

27 Friedrich D. E. Schleiermacher, Die christliche Sitte, SW I/12, 1884, 466.

28 A.a.O., 465f.

29 Georg W. F. Hegel, Grundlinien der Philosophie des Rechts, Werke Bd. 7, Frankfurt a. M. 1970, § 196, 351.

30 Vgl. a.a.O., § 197, 352, wo Hegel in einem Zusatz Barbaren als in einer stumpfen Faulheit vor sich hinbrütende Menschen ohne praktische und theoretische Bildung beschreibt.

Teilung der Arbeit wird das Arbeiten für den Einzelnen einfacher, er wird selbst in seiner immer abstrakter werdenden Arbeit geschickter sowie »die Menge seiner Produktionen größer«.[31] In diesem Prozess vertiefen sich die Wechselbeziehungen der Menschen untereinander, wobei durch die zunehmende Abstraktion des Produzierens die Arbeit immer mechanischer wird, sodass am Ende »der Mensch davon wegtreten und an seine Stelle die Maschine eintreten lassen kann«.[32] Die zunehmende Mechanisierung der Arbeit wird von Hegel mit der Aussicht auf eine endgültige Ersetzung durch Maschinen legitimiert, dennoch nimmt er sehr wohl die wachsende Entfremdung in der mechanisierten Arbeit wahr. Die abstumpfenden, unsicheren und die Geschicklichkeit einschränkenden Formen von Arbeit werden von ihm mit dem Begriff der Entfremdung charakterisiert. Obwohl Hegel somit die Ambivalenz der modernen Arbeit erkennt, legitimiert er letztlich diese Form von Arbeit, da dies der Weg der geschichtlichen Realisierung des Prinzips der Freiheit ist und auf diesem Weg der Selbstentfremdung der Arbeit die Bestimmung des Menschen realisiert wird.

Marx knüpft an diese Bestimmungen Hegels an, wobei er die Bedeutung der Arbeit für die Menschwerdung des Menschen noch stärker als Hegel betont und den dialektischen Prozess von Emanzipation durch die Arbeit und Entfremdung in der Arbeit auf die konkreten sozialen Auseinandersetzungen seiner Zeit, die er in einen weiten geschichtsphilosophischen Horizont stellt, konkretisiert.

Nach Marx macht Arbeit das Wesen des Menschen aus, der sich durch die selbsttätige Arbeit »vergegenständlicht«, selbst »verwirklicht«, »entäußert«[33]. In diesem Sinn definiert er die

---

31 A.a.O., § 198, 352.

32 A.a.O., § 198, 353.

33 Karl Marx, Ökonomisch-philosophische Manuskripte (1844), in: MEW, Ergänzungsband 1, Berlin 1968, 574.

Weltgeschichte »als die Erzeugung des Menschen durch die menschliche Arbeit«[34] und richtet diesen Gedanken kritisch speziell gegen das christliche Schöpfungsverständnis: »Ein Wesen gibt sich erst als selbständiges, sobald es auf eigenen Füßen steht, und es steht erst auf eigenen Füßen, sobald es sein Dasein sich selbst verdankt.«[35]

Die Situation der arbeitenden Menschen in der kapitalistischen Gesellschaft wird nach Marx durch den Gegensatz von Kapital und Arbeit, von Bürgertum und Lohnarbeit gekennzeichnet. Das Bürgertum hat die Klasse der modernen Lohnarbeiter, den Proletarier, geschaffen: Als »Arbeiter kann er nur leben, soweit er sein Arbeitsvermögen gegen den Teil des Kapitals austauscht, der den Arbeitsfonds bildet. Dieser Austausch selbst ist an für ihn zufällige, gegen sein organisches Sein gleichgültige Bedingungen geknüpft.«[36] Dementsprechend sind die Arbeiter gezwungen, »sich stückweise verkaufen [zu] müssen, [sie] sind eine Ware wie jeder andere Handelsartikel«.[37]

Damit sind die bei den liberalen Klassikern der Nationalökonomie nur angedeuteten Spannungen und Konflikte von Kapital und Arbeit sowie insbesondere die Verwandlung der menschlichen Arbeit in eine Ware in den Mittelpunkt der Betrachtung gestellt. Die kapitalistische Lohnarbeit skizziert Marx als entfremdete Arbeit, indem die Entfremdung im Verhältnis des Menschen zum Produkt seiner Arbeit, zum Akt der Produktion, zu sich selbst als Gattungswesen und im Verhältnis des Menschen

---

34 A.a.O., 546.

35 A.a.O., 544; vgl. auch Friedrich Engels, Der Anteil der Arbeit an der Menschwerdung des Affen, in: Karl Marx/Friedrich Engels (Hrsg.), Ausgewählte Schriften. Bd. 2, Berlin 1979, 68ff.

36 Karl Marx, Grundrisse der Kritik der politischen Ökonomie. Rohentwurf (1857–58), Berlin 1953, 497.

37 Karl Marx/Friedrich Engels, Das kommunistische Manifest, in: MEW 4, 468.

dem anderen Menschen gegenüber auftritt.[38] Entfremdung bezeichnet hier eine universale, mit der Warenproduktion und Arbeitsteilung unter kapitalistischen Bedingungen notwendig verbundene Erscheinung. Gegen diese Entfremdung der Arbeit und damit des Menschen schlechthin setzt Marx das Ziel der »Umwälzung der ganzen Produktionsverhältnisse«, wobei der Besitz an Produktionsmitteln in die »Hände(n) der assoziierten Individuen«[39] zu überführen ist. Es gilt, anstelle der bürgerlichen Gesellschaft eine Assoziation zu schaffen, »worin die freie Entwicklung eines jeden die Bedingung für die freie Entwicklung aller ist«.[40] Wenn Marx auch in späteren Schriften zwischen dem durch Arbeitszeit zu verkürzenden Reich der Notwendigkeit, in dem die Freiheit nur darin bestehen kann, den »Stoffwechsel mit der Natur rationell [zu] regeln«[41], und dem Reich der Freiheit, das jenseits der Arbeit die menschliche »Kraftentwicklung, die sich als Selbstzweck gilt«[42], unterscheidet, so bleibt nach seinem Verständnis die Arbeit »nicht nur Mittel zum Leben, sondern selbst das erste Lebensbedürfnis«.[43] Das Reich der Notwendigkeit und das Reich der Freiheit bleiben bei ihm stets aufeinander bezogen, da jenes nur auf der Basis des Reiches der Notwendigkeit Bestand

---

38 Marx, Manuskripte (s. Anm. 33), 515ff: Die Entfremdung der Arbeit im Kapitalismus meint: »Das Verhältnis der Arbeit zum Produkt der Arbeit als fremden und über ihn mächtigen Gegenstand [...]. Das Verhältnis der Arbeit zum Akt der Produktion innerhalb der Arbeit [...] [d.h.] das Verhältnis des Arbeiters zu seiner eigenen Tätigkeit als einer fremden, ihm nicht angehörigen [...] [die Entfremdung des] Gattungswesen(s) des Menschen [...] zu einem ihm fremden Wesen, zum Mittel seiner individuellen Existenz [...] die Entfremdung des Menschen von dem Menschen.«

39 Marx/Engels, Manifest (s. Anm. 37), 481f.

40 Marx/Engels, Manifest (s. Anm. 37), 482.

41 Karl Marx, Das Kapital, 3. Bd., in: MEW 25, 828.

42 Ebd.

43 Karl Marx, Kritik des Gothaer Programms, in: MEW 19, Berlin 1962, 21.

haben kann.[44] Das bereits im Liberalismus angelegte Verständnis der Arbeit ist bei Marx im Sinne einer Wesensbestimmung des Menschen durch Arbeit umfassend und konsequent durchgeführt.[45]

Vor dem Hintergrund dieser Traditionen kommt der hohen Würdigung der menschlichen Arbeit durch die Arbeiterbewegung bis heute eine zentrale Bedeutung zu. Im Gothaer Programm der sich vereinigenden Sozialdemokratie von 1875 steht dieser Begriff, wenn auch theoretisch unzulänglich[46], sehr pointiert am Anfang des programmatischen Teils: »Die Arbeit ist die Quelle allen Reichtums und aller Kultur, und da allgemein nutzbringende Arbeit nur durch die Gesellschaft möglich ist«, steht »allen ihren Gliedern, das gesamte Arbeitsprodukt, bei allgemeiner Arbeitspflicht, nach gleichem Recht, jedem nach seinen vernunftgemäßen Bedürfnissen«[47] zu.

In diesem Sinn ist der Begriff Arbeit als Ehrentitel in der Arbeiterschaft verstanden worden, der neben der sozialpolitischen Auseinandersetzung mit dem Kapital auch den Stolz auf die gelernte Arbeit und eine gerade in Kreisen der Facharbeiterschaft zu findende spezifische Berufshaltung zum Ausdruck bringt. Die Marx'sche Formulierung, Arbeit als das erste Lebensbedürfnis[48]

---

44 Speziell die Überlegungen zum Reich der Notwendigkeit und Reich der Freiheit im dritten Band des Kapitals haben zu Interpretationen geführt, die eine prinzipielle Widersprüchlichkeit zwischen dem jungen und dem alten Marx behaupten. Demgegenüber hat Klages diese dualistische Interpretation überwunden und einen Interpretationsrahmen entwickelt, der auch diese Stelle überzeugend in ein einheitliches Verständnis des Arbeitsbegriffs bei Marx integriert. Vgl. dazu HELMUT KLAGES, Technischer Humanismus. Philosophie und Soziologie der Arbeit bei Karl Marx, Stuttgart 1964, 78ff.

45 CONZE, Arbeit (s. Anm. 17), 203.

46 MARX, Gothaer Programm (s. Anm. 43), Randglosse 1, 15ff.

47 Das Gothaer Programm der Sozialistischen Arbeiterpartei Deutschlands, 1875, in: WILHELM MOMMSEN (Hrsg.), Deutsche Parteiprogramme. Deutsches Handbuch der Politik Bd. 1, München 1960, 313.

48 MARX, Gothaer Programm (s. Anm. 43), 21.

zu verstehen, verdankt sich nicht zuletzt diesem Erfahrungshintergrund und hat zumindest in großen Teilen der Arbeiterbewegung einen entsprechenden Anklang gefunden.

Arbeit als das »Evangelium« einer neuen Zeit in der Popularphilosophie des 19. Jahrhunderts

In der liberalen wie auch in der sozialistischen Popularphilosophie des 19. und des beginnenden 20. Jahrhunderts sind die Differenzierungen des Arbeitsverständnisses, wie sie bei Smith, Hegel oder Marx zu finden sind, bestenfalls in Ansätzen nachweisbar. Arbeit wird stattdessen immer mehr zum Selbstzweck erklärt, da das Wesen des Menschen in seiner Bestimmung zur Arbeit gesehen wird.[49] Arbeit bildet die Grundlage der Kultur, indem sie den Menschen den Weg zum Fortschritt ebnet. Liberale wie sozialistische Emanzipationshoffnungen haben ihren gemeinsamen Ausgangspunkt darin, dass die Menschheit durch Arbeit ein stets höheres Maß an Selbstbestimmung gewinnt und auf diese Weise den Kulturfortschritt herbeiführt. Dieses Verständnis und diese Hochschätzung der Arbeit sind es, die wesentlich die eingangs genannte Säkularisierung kirchlicher Güter am Beginn des 19. Jahrhunderts legitimiert hat.

In dieser Perspektive wird der Arbeit bei vielen Autoren explizit oder implizit eine religiöse Dimension beigelegt. So beschreibt Thomas Carlyle die Arbeit als »etwas Heiliges«, als »das jüngste Evangelium in dieser Welt«.[50] Nach Carlyle findet der Mensch in der Arbeit sein Wohlergehen, sie vermittelt ihm die Kennt-

---

49 Friedrich Ehrenberg, Der Charakter und die Bestimmung des Mannes, Leipzig 1808, 401: »Tätig zu sein [...] ist die Bestimmung des Menschen überhaupt.«

50 Thomas Carlyle, Arbeiten und nicht verzweifeln, Düsseldorf/Leipzig 1902, 211.

nis der Wirklichkeit und ist wesentliche Quelle des Glücks. Der kategorische Imperativ Carlyles lautet nach der Interpretation Ernst Cassirers: »Produziere, produziere!« Letztlich wird Arbeit als Religion verklärt, indem Carlyle sagen kann: »Arbeiten heißt beten.«[51]

Eine solche Bewertung der Arbeit, die in einem krassen Gegensatz insbesondere zur Alltagserfahrung vieler Handwerker und Lohnarbeiter gestanden haben dürfte, spricht das Selbstverständnis des liberalen Bürgertums aus, das sein eigenes Handeln in religiöser Weise interpretiert hat. Aber auch in der Arbeiterbewegung findet sich von Beginn an eine entsprechende Hochschätzung der Arbeit, die mit einer deutlichen Kritik an den feudalen und bürgerlichen Schichten verknüpft wurde. So spricht beispielsweise Arnold Ruge von dem »hohen zivilisierenden, ehrenden Begriff der Nationen überwindenden Arbeit«[52] und bezeichnet den Arbeiter als die »höchste Form des Menschen«[53]. In einer Übersteigerung dieser Würdigung der Arbeit ist, ähnlich wie bei Carlyle, von einzelnen sozialdemokratischen Theoretikern Arbeit geradezu als »Heiland« der neuen Zeit bezeichnet worden.[54]

Mit solchen religiös verklärenden Bezeichnungen der Arbeit ist der Höhe- und wohl auch Endpunkt der neuzeitlichen Aufwertung der Arbeit erreicht. Arbeit wird nicht allein als Mittel zur Reichtumssteigerung und Befriedigung prinzipiell unendlich wachsender Bedürfnisse, nicht nur als Mittel zur Erringung von Freiheit, sondern als das zentrale Lebensbedürfnis des Men-

---

51 A.a.O., 216. Vgl. zu Carlyle auch Ernst Cassirer, Vom Mythus des Staates, Zürich 1949, 266.

52 Arnold Ruge, Aus früherer Zeit, Band 4, Berlin 1867, 105.

53 A.a.O., 377.

54 So etwa der sozialdemokratische Agitator Josef Dietzgen, zitiert nach: Walter Benjamin, Über den Begriff der Geschichte, These XI, in: Ders., Illuminationen, Frankfurt a. M. 1985, 256.

schen verstanden und gewinnt in solchen Aussagen eine kaum zu überbietende Selbstzwecklichkeit. Arbeit ist hier zum letzten Sinn- und Bezugspunkt allen menschlichen Lebens geworden, die um ihrer selbst willen zu leisten und wie ein Gottesdienst zu begehen ist.

Von einer Rückbindung dieses säkularisierten Arbeitsverständnisses an den lutherischen Berufsgedanken ist kaum mehr etwas zu spüren. Die theologischen Interpretationen des Berufsbegriffs versuchen, Aspekte dieser Neubestimmung der Arbeit in ihr Verständnis einzubeziehen. Die für das 19. Jahrhundert exemplarische Modernisierung des lutherischen Berufsverständnisses findet sich in der Theologie Albrecht Ritschls, welcher die sittliche Relevanz von »Arbeit« im Rahmen gesellschaftlicher Arbeitsteilung überzeugend als »Beruf« formuliert hat. Geistige Herrschaft über die Welt wird nach Ritschl geschenkt, indem der Mensch als Konsequenz der empfangenen Gnade an die Arbeit im Reich Gottes gestellt wird und dadurch einen Person-Wert gewinnt, welcher der Welt überlegen ist. Der Inbegriff der dem Menschen gestellten Berufsaufgaben und deren Zielpunkt ist das Reich Gottes, in dem die Liebe zum Nächsten betätigt wird. Das Wirken für das Reich Gottes geschieht nur innerhalb der natürlich gegebenen Gemeinschaften in der Weltwirklichkeit, weshalb Ritschl einerseits den Katholizismus und dessen vorrangige Ausrichtung auf das Handeln in der Kirche und andererseits den Pietismus und dessen Weltabgewandtheit scharf kritisiert hat.

Demgegenüber führt die regelmäßige und alltägliche Treue im Berufshandeln, wie es dem Vorbild Jesu entspricht, zu einer schrittweisen Versittlichung der Berufstätigkeit, wobei Jesus das »Urbild der zum Reiche Gottes zu verbindenden Menschheit«[55] ist. Das Handeln im Beruf zum Wohl der Kultur und zur Ver-

---

55 Albrecht Ritschl, Unterricht in der christlichen Religion, Bonn 1890 (4. Aufl.), § 22.

geistigung der Welt bedeutet in diesem Sinn das teilnehmende Wirken für das Reich Gottes, wenn es zum gemeinsamen Nutzen aller ausgeübt wird und jegliches Eigeninteresse ausschließt. In der Verwirklichung dieses Ideals wird die geschenkte Versöhnung bestätigt, und die Sündenvergebung stellt den Menschen immer wieder neu an den Ort der Wahrnehmung seiner Berufspflichten. Dementsprechend lässt sich der christliche Glaube bei Ritschl als eine im Kern sittliche Weltanschauung mit einer Konzentration auf die alltägliche Berufsarbeit verstehen. Kritisch zu fragen bleibt, ob und inwiefern diese Konzeption mit den sich am Ende des 19. Jahrhunderts herausbildenden Großbetrieben einer modernen Industriegesellschaft und der entsprechenden Arbeitswirklichkeit zu vermitteln ist.

Arbeit im Kontext der modernen Massenproduktion und in den flexiblen Netzen der Dienstleistungs- und Wissensgesellschaft

Die sich bei Max Weber findenden Krisendiagnosen im Blick auf die Zukunft des Berufsethos zu Beginn des 20. Jahrhunderts sind rund fünfzig Jahre später vor allem von Hannah Arendt vertieft worden. Die entwickelte Industriegesellschaft zwingt die Menschen zur Erwerbsarbeit, da der Lebensstil der modernen Welt durch die technischen und ökonomischen Bedingungen des Produktionsgeschehens bestimmt wird. Auf diese Weise ist nach Arendt die in der Antike am meisten verachtete Tätigkeit, die Arbeit, in der Moderne dominant geworden. Nach und nach werden alle Tätigkeiten als »Arbeit« verstanden. Im Mittelpunkt steht bei Arendt die Diagnose der modernen Gesellschaft als einer »Arbeitsgesellschaft«, in welcher die Arbeit zu einer totalen Größe wird. Dieses Ideal der Arbeits- und Konsumgesellschaft ist speziell in der zweiten Hälfte des 20. Jahrhunderts auf immer weitere Lebensbereiche übertragen worden, sodass die Kategorien der Produktivität und des Verbrauchs auch in die Sektoren des Handwerks, der Landwirtschaft, aber auch in die Bereiche der Wissenschaft und des sozialen Handelns eingedrungen sind. Der Logik von produzierender Arbeit und stetem Konsum sind alle Lebensbereiche unterworfen worden.

Vor diesem Hintergrund kritisiert Arendt den die neuzeitliche Arbeitsgesellschaft kennzeichnenden Verlust der Vielfalt menschlicher Praxisformen, denen gegenüber die zweckrationale Arbeit eine einseitige und reduzierte Weise menschlicher Tätigkeiten darstellt. Da aufgrund technischer Innovationen die Arbeit durch maschinelle Fertigungsverfahren zunehmend ersetzt werden kann, geht nach einer berühmten These Arendts der Arbeitsgesellschaft die Arbeit aus.[56] Während bei Hegel, Schleiermacher und auch Marx die fortschreitende Ersetzung menschlicher Arbeit durch Maschinen die Hoffnung auf die Emanzipation der Menschheit genährt hat, diagnostiziert Arendt das Ende der Arbeitsgesellschaft als fundamentale Krise neuzeitlicher Gesellschaften, da die Tätigkeitsform der Arbeit nach ihrer dreihundertjährigen Blüte die einzige Form des Handelns geblieben ist, auf die sich die Menschen verstehen.[57] Daher ist zu erwarten, dass »die Neuzeit, die mit einer so unerhörten und unerhört vielversprechenden Aktivierung aller menschlichen Vermögen und Tätigkeiten begonnen hat, schließlich in der tödlichsten, sterilsten Passivität enden wird, die die Geschichte je gekannt hat«.[58] Unter diesen Bedingungen ist ein fortschreitender Verlust des Verständnisses von Erwerbsarbeit als Beruf zu konstatieren. Seit den 1950er und 1960er Jahren lässt sich nicht zuletzt auf der

---

56 Arendt, Vita activa (s. Anm. 7), 32.

57 A.a.O., 11f.

58 A.a.O., 314f.

semantischen Ebene ein Siegeszug der »Arbeit« konstatieren, der ältere Begriffe wie »Beruf«, »Tagewerk« u.a. völlig verdrängt hat.

In Entsprechung zur gewachsenen lebensweltlichen Bedeutung der »Arbeit« ist es in dieser Zeit politisch zu vielfältigen Initiativen einer Aufwertung der Stellung der Arbeiterschaft gekommen. Diese Neuorientierung lässt sich exemplarisch im Blick auf die Programmatik der Gewerkschaften zeigen. Nach dem Scheitern ihrer gesellschaftspolitischen Neuorientierungspläne in der Nachkriegszeit haben sie sich seit den frühen 1950er Jahren vorrangig auf die Lohn-, Arbeitszeit- und betriebliche Sozialpolitik konzentriert und hier eine Reihe von Erfolgen erzielt.[59] Seit den frühen 1960er Jahren sind wieder stärker allgemeinpolitische Reformperspektiven zugunsten der Arbeitnehmerschaft aufgegriffen worden mit dem Ziel einer Demokratisierung der Arbeitswelt und des wirtschaftlichen Lebens.[60] In diesem Kontext kommt es zu einer erneuten Rezeption marxistischen Denkens, sodass Arbeit »zum höchsten Wert des Lebens, zur wertbildenden Macht schlechthin«[61] verklärt worden ist. Anthropologisch bedeutet Arbeit in diesem Sinn die zentrale Bestimmung des Menschseins, woraus auf der gesellschaftlichen Ebene der Anspruch einer Umgestaltung der Gesellschaft zugunsten des Faktors Arbeit abgeleitet worden ist.

Auch die evangelische Sozialethik hat auf diese Veränderungen reagiert und es lässt sich nunmehr eine explizite Abkehr vom traditionellen Berufsbegriff zugunsten der »Arbeit« konstatie-

59 Hans Limmer, Die Deutsche Gewerkschaftsbewegung, München/Wien 1973, 102–107.

60 Exemplarisch können hier die Arbeiten von Fritz Vilmar in den 1960er und 1970er Jahren herangezogen werden. Vgl. Fritz Vilmar, Forderungen zur Demokratisierung der Wirtschaft, in: Horst Symanowski/Fritz Vilmar, Die Welt des Arbeiters. Junge Pfarrer berichten aus der Fabrik, Frankfurt a. M. 1963, 128–138.

61 So die zeitgenössische kritische Diagnose von Heinz-Dietrich Wendland, Einführung in die Sozialethik, Berlin/New York 1971, 111.

ren.[62] Indem die Industriearbeiterschaft und ihr sozialer Status als zentrale gesellschaftspolitische Herausforderung wahrgenommen werden, wird »Arbeit« als die zentrale Bezugsgröße der modernen Lebenswelt entdeckt.[63] Während der traditionelle Berufsbegriff vorrangig auf die personale Identität und den sozialen Ort der Betreffenden bezogen war, sodass sich eine spezifische Berufshaltung ausbilden konnte, ist unter den Bedingungen der Industriegesellschaft »nur das nackte, gesellschaftlich-ökonomische Faktum der Arbeit, die sich in neuartigen, technisch rationalen Formen organisiert«,[64] übrig geblieben. Industriearbeit wird in der Sozialethik nunmehr vorrangig im Blick auf die rationale Unterordnung der Arbeitenden unter den Prozess der Massenproduktion wahrgenommen. Diese Form der Arbeit auf der Grundlage einer strikten Trennung von Lebens- und Arbeitswelt wird als Veräußerlichung der menschlichen Arbeit problematisiert, da die Lohnarbeiter »lediglich ihre Arbeitskraft wirtschaftlich verwerten«[65] können und vor diesem Hintergrund die vorrangige Orientierung am Lohn sowie die Deutung der Arbeit im Sinn einer »bloße(n) Erwerbschance«[66] als plausible Anpassungsreaktionen interpretiert werden. Dementsprechend liegt unter diesen Bedingungen »im Geldverdienen [...] das reale Arbeitserlebnis des Arbeiters heute«[67], weshalb Versuche einer

62 Vor den 1960er Jahren ist eine theologische Kritik des Berufsbegriffs nur sehr vereinzelt zu finden, etwa in den – seinerzeit jedoch noch nicht publizierten – frühen Ethikvorlesungen Karl Barths aus der Zeit in Münster und Bonn. Karl Barth, Ethik 1, 1928, in: Dietrich Braun (Hrsg.), Gesamtausgabe II. Akademische Werke, Zürich 1973, 293–353.

63 Arthur Rich, Christliche Existenz in der industriellen Welt. Eine Einführung in die sozialethischen Grundfragen der industriellen Arbeitswelt, Zürich/Stuttgart 21964, 79–83.

64 Wendland, Einführung (s. Anm. 61), 110.

65 Ebd.

66 Rich, Christliche Existenz (s. Anm. 63), 91.

67 A.a.O., 89.

Rehabilitation des Berufsbegriffs sowie Formen konservativer Sozialkritik angesichts der Arbeitswirklichkeit unter Bedingungen industrieller Massenproduktion als wirklichkeitsfremd angesehen worden sind.

Arthur Rich, Heinz-Dietrich Wendland und Heinz-Eduard Tödt als die exponiertesten evangelischen Sozialethiker der 1960er Jahre leiten aus dieser von ihnen in ähnlicher Weise erarbeiteten Diagnose die Konsequenz ab, ein dem Realismus der Reformatoren entsprechendes Arbeitsverständnis für die Welt der industriellen Arbeit zu reformulieren. Ein solches Verständnis darf weder eine Arbeitsverherrlichung noch eine Entwertung der Arbeit beinhalten[68], sondern hat eine Perspektive aufzuzeigen, welche die Arbeit im Blick auf die Ruhe des Menschen sowie auf andere Tätigkeitsformen relativiert und gleichzeitig das Freisein des Menschen auch in der Arbeit zu thematisieren vermag. In diesem Sinn hat Tödt »Arbeit« als die »tätige Bejahung des von Gott geschenkten menschlichen und kreatürlichen Daseins in der Welt«[69] gedeutet, die ungeachtet der Sünde des Menschen unter dem Segen Gottes steht. Sie zielt wesentlich auf die Existenzsicherung des Menschen, ohne jedoch darin aufzugehen, da sie zur sozialen Anerkennung wie auch zu einem positiven Selbstbild der Betroffenen beiträgt. Der »Arbeit« kommt somit fundamentale Bedeutung für die Humanität und Mitmenschlichkeit des Menschen zu, ohne deren alleinige Quelle zu sein.[70] Insofern ist »Arbeit« ein grundlegender Teil der »ganzheitlichen Lebensbetätigung des Menschen […], begrenzt durch andere Tätigkeit bis hin zum Spiel und relativiert durch die Ruhe und

---

68 Wendland, Einführung (s. Anm. 61), 112.

69 Heinz Eduard Tödt, Das Angebot des Lebens, Gütersloh 1978, 124. Der hier zitierte Beitrag Tödts stammt aus dem Jahr 1976, er kann als exemplarische Zusammenfassung eines theologischen Arbeitsverständnisses der Zeit der 1960er und frühen 1970er Jahre verstanden werden.

70 Rich, Christliche Existenz (s. Anm. 63), 173.

das Feiern als Gegengewicht, das zum Lösen der Arbeitszwänge unentbehrlich ist«.[71]

Auch wenn die Zwänge in der Arbeitswelt, zumal die Zwänge in der Industrie, betont und kritisch gegen eine Vorstellung von Arbeit als Form der »Selbstverwirklichung«[72] ins Feld geführt worden sind, hat dies keinesfalls zu einer skeptischen Grundhaltung geführt. Vielmehr sind in Auseinandersetzung mit den gesellschaftspolitischen Reformprojekten jener Zeit von der evangelischen Sozialethik und auch durch kirchenoffizielle Stellungnahmen unterschiedliche Modelle einer gesellschaftlichen Aufwertung des Faktors »Arbeit« entwickelt worden. Leitend war dabei die Perspektive, die »Berufung der Jünger Jesu zu Dienern der Nächstenliebe um[zu]setzen in die Arbeit an der Humanisierung der industriellen Welt«.[73] Diese Perspektive der Humanisierung ist in wichtigen sozialethischen Stellungnahmen jener Zeit präzisiert worden, wobei in den 1960er Jahren insbesondere eine angemessene Beteiligung der Arbeiter an dem Ertrag der Arbeit, ein Ausbau der Mitbestimmungsrechte und arbeitsorganisatorische Maßnahmen zur Humanisierung der Arbeitswelt thematisiert worden sind.

---

71 Tödt, Angebot (s. Anm. 69), 139.

72 A.a.O., 125.

73 Helmut Gollwitzer, Geleitwort, in: Symanowski/Fritz Vilmar, Welt (s. Anm. 60), 5–8, 7.

Ausblick

Ungeachtet der Versuche einer Neuinterpretation eines theologischen Arbeitsverständnisses ohne Bezugnahme auf den Berufsbegriff hat sich unter den Bedingungen der entfalteten Industriegesellschaft zunehmend ein Verständnis von Arbeit herausgebildet, das diese eher als Job denn als Beruf versteht.[74] Viele Arbeitnehmer, die sich tendenziell als Job-Holder bezeichnen lassen, verstehen ihre Arbeit vorrangig als Mittel des Lebensunterhaltes, welche bei Bedarf durchaus gewechselt werden kann. Dies entspricht auch dem Trend einer zunehmenden Ökonomisierung der Lebenswelt, wie es sich nicht zuletzt im Blick auf zahlreiche Dienstleistungen – exemplarisch auch auf das von der Diakonie wesentlich geprägte Feld der »sozialen Arbeit« – zeigt, die sich ursprünglich aus Handlungsfeldern jenseits der klassischen Arbeitswelt heraus entwickelt haben.

Die auf diese Weise sich gegenwärtig herausbildenden dynamischen Arbeitswelten der Dienstleistungs- und Wissensgesellschaft haben das von Max Weber beschriebene »stahlharte Gehäuse« der Moderne erweitert und gleichzeitig flexibilisiert, ohne damit jedoch den Zwang auf die Individuen zu reduzieren. Insbesondere Richard Sennett hat in seinen Analysen der veränderten Arbeitsorganisation der Wissens- und Dienstleistungsgesellschaft sowie der »new economy« gezeigt, dass der behauptete Zugewinn an persönlicher Freiheit in der modernen Arbeitswelt einhergeht mit hohen Anpassungsleistungen der Einzelnen im Blick auf ihre persönlichen und familialen Lebenswelten.[75]

---

74 Vgl. die entsprechende Deutung bei Kirchenamt der EKD (Hrsg.), Solidarität und Selbstbestimmung im Wandel der Arbeitswelt. Eine Denkschrift des Rates der Evangelischen Kirche in Deutschland zu Arbeit, Sozialpartnern und Gewerkschaften, Gütersloh 2015, Kap. 2.3.

75 Richard Sennett, Der flexible Mensch. Die Kultur des neuen Kapitalismus, Berlin 21998.

Die neuen, flexiblen Arbeitswelten bedeuten zudem eine zunehmende Abkehr von der industriegesellschaftlichen Orientierung an dem sogenannten Normalerwerbsarbeitsverhältnis und den entsprechenden ökonomischen und arbeitsrechtlichen Absicherungen.[76] Ob und inwiefern sich unter diesen Bedingungen und der sich gegenwärtig abzeichnenden erneuten Transformation der Arbeitswelt im Horizont der Durchsetzung einer vernetzten Digitalisierung neue Chancen für ein theologisch geprägtes Berufsverständnis eröffnen, bezeichnet eine offene Frage.

---

76 Die Anzahl der Nicht-Normbeschäftigten (hierzu zählen befristete Beschäftigungen, Teilzeitbeschäftigungen, Kurzarbeit, geringfügige Beschäftigung, Leiharbeit, Heimarbeit, abhängige Selbstständigkeit, ABM u.a.) steigt im Verhältnis zu den Beschäftigten in Normalerwerbsarbeitsverhältnissen kontinuierlich an: Betrug dieses Verhältnis Anfang der 1970er Jahre noch 1:5, so beträgt es seit den 2000er Jahren ca. 1:2.

Der Bedeutungswandel des Berufs

Eine soziologische Reflexion

Thomas Kurtz

Im Jahre 1960 hat der deutsche Soziologe Helmut Schelsky einen bis heute viel beachteten kleinen Aufsatz mit dem Titel »Die Bedeutung des Berufs in der modernen Gesellschaft«[1] veröffentlicht. Schelsky bemerkt darin, dass der Beruf in der modernen Gesellschaft zwar seine ehemals alles beherrschende Stellung für das Leben der Menschen eingebüßt hat – womit er indirekt auf die Bedeutung des Berufs in der mittelalterlichen Gesellschaft anspielt, in welcher der Beruf die Existenz des »ganzen Hauses« sowie das »ganze Leben« der in ihm arbeitenden und wohnenden Personen bestimmte –, dass er aber, obschon nun nur noch ein Teil des Lebens neben anderen, nicht bedeutungslos geworden ist. Obwohl Schelsky sehr wohl die Gefahr sieht, dass der »in seiner Lebensbedeutung reduzierte Beruf nur als Mittel und Zweck für die Lebenserfüllung in anderen Lebensbereichen angesehen« und damit zum »bloßen Job« werden könnte[2], betont er, dass auch in dieser teilhaften Bedeutung, die der Beruf jetzt noch für das menschliche Leben hat, »die Berufstätigkeit immer noch der wichtigste Faktor für die soziale Bestimmung des menschlichen Lebens in unserer Kultur« ist[3] und dass die Menschen »im

---

1 Helmut Schelsky, Die Bedeutung des Berufs in der modernen Gesellschaft, in: Ders., Auf der Suche nach Wirklichkeit, Düsseldorf/Köln 1965, 238–249.

2 A.a.O., 240.

3 Ebd.

wesentlichen nach ihren Berufen sozial eingeordnet« werden[4]. Der Beruf ermögliche nämlich den Menschen nach wie vor den Großteil ihrer Sozialkontakte und strukturiert ihren Alltag und ihren Lebenslauf; er bestimmt ihre Einkommens- und ihre Vermögensverhältnisse und damit auch ihren sozialen Status und ihr soziales Prestige. Und schließlich prägt er ihre Selbst- und Fremdeinschätzung, also das Bild, das sie von sich beziehungsweise andere von ihnen haben.

Während Schelsky hier aus der Perspektive einer allgemeinen Soziologie weiterhin am Beruf festhalten will, werden der Berufssoziologe Burkart Lutz zusammen mit Leo Bauer und Jürgen von Kornatzki in dem nur drei Jahre später veröffentlichten sogenannten Stern-Report »Berufsaussichten und Berufsausbildung in der Bundesrepublik« – der in erweiterter Fassung auch in Buchform erschienen ist[5] – den Beruf gleichsam verabschieden, wenn sie 1963 schreiben: »Die Zeit von Berufen ist endgültig vorbei: heute denkt man nicht mehr in Berufskategorien, heute sucht man einen Job.«[6] Wobei interessanterweise die Berufe, die wir seit der Bestimmung von Talcott Parsons als »professions«, als Professionen bezeichnen[7], von dieser Entwicklung ausgenommen werden. Und das ist der Ausgangspunkt, an den der Berufspädagoge Herwig Blankertz in seinem Beitrag »Zum Begriff des Berufs in unserer Zeit« angeknüpft hat. Er wirft dabei den Autoren des Stern-Reports insbesondere vor, dass sie anscheinend an

---

4 A.a.O., 241.

5 Burkart Lutz/Leo Bauer/Jürgen von Kornatzki, Berufsaussichten und Berufsausbildung in der Bundesrepublik – Eine Dokumentation des STERN, 3 Bände, Hamburg 1964/1965/1966.

6 Zitiert nach Herwig Blankertz, Zum Begriff des Berufs in unserer Zeit, in: Ders. (Hrsg.), Arbeitslehre in der Hauptschule, Essen 1968, 23–41 (Anmerkungen: 120–123), 24.

7 Vgl. zu diesen besonderen Berufsgruppen Thomas Kurtz, Moderne Professionen und Gesellschaftliche Kommunikation, in: Soziale Systeme. Zeitschrift für soziologische Theorie 6 (2000), 169–194.

einem traditionellen, längst nicht mehr aktuellen Berufskonzept festhalten, wenn sie den Beruf definieren »mit Berufung im Sinne einer subjektiv individuellen Affinität zur Berufstätigkeit, so daß die Ausübung des Berufes dem Leben Inhalt und Sinn zu geben vermag«,[8] und folgern, dass die Zeit solcher Berufe nun endgültig vorüber sei und es mit Ausnahme einiger Professionen nur noch auf Erwerb zielende Jobs geben könne.

Wer sich heute mit dem Begriff des Berufs auseinandersetzen will, ist natürlich auf eine sehr viel längere Tradition verwiesen. Grundlegende Erörterungen zum Berufsproblem lassen sich bis auf Plato und Aristoteles zurückverfolgen, wenngleich noch ohne Gebrauch des Berufsbegriffs, sondern eher im Hinblick auf körperliche Arbeit. Der Beginn des Arbeitsbegriffs lässt sich nicht eindeutig datieren. Während die Antike bereits solch einen Begriff kannte, kommt die neuere anthropologische Forschung »zu dem Ergebnis, daß die meisten Jäger und Sammler keinen Begriff von Arbeit hatten und nicht viel Zeit für Tätigkeiten im Zusammenhang mit ihrer Selbsterhaltung aufbrachten«.[9] Sie hatten aber umso mehr Zeit für das, was wir heute als Freizeit bezeichnen, »etwa am Lagerfeuer beisammenzusitzen und sich zu unterhalten«.[10] Hinzu kommt, dass in diesen Jäger- und Sammlergesellschaften die einzelnen Tätigkeitsformen kategorial nicht voneinander zu trennen waren, »es existierte kein sinnvoller Gegensatz zur ›Arbeit‹, der diesen Begriff sinnvoll gemacht hätte«[11] – dies änderte sich grundlegend erst mit der Entstehung

---

8 Blankertz, Begriff (s. Anm. 6), 25.

9 Christopher Hann, Echte Bauern, Stachanowiten und die Lilien auf dem Felde. Arbeit und Zeit aus sozialanthropologischer Perspektive, in: Jürgen Kocka/Claus Offe (Hrsg.), Geschichte und Zukunft der Arbeit, Frankfurt a. M./New York 2000, 23–53, 25f.

10 A.a.O., 26.

11 Rolf Peter Sieferle, Gesellschaft im Übergang, in: Dirk Baecker (Hrsg.), Archäologie der Arbeit, Berlin 2002, 117–151, 128.

der agrarischen Produktionsweise. In der Welt der Antike galten demgegenüber vor allem der Landbau sowie alle handwerklichen Tätigkeiten als Arbeit. Allgemein gesehen, war allerdings in der Antike Lohnarbeit mit dem Status eines freien Bürgers nicht zu vereinbaren. Dies gilt sowohl für das alte Griechenland wie auch für das Römische Reich. Der Arbeitsbegriff war im Wesentlichen reserviert für die Tätigkeiten von Knechten, Sklaven, Fremden und im Krieg bezwungenen Feinden.

Dementsprechend werden in diversen einschlägigen Ausführungen Bauern, Handwerker und Kaufleute bzw. deren Arbeit herabgewürdigt. »Diese ›banausischen‹ Tätigkeiten machten unfähig zum Kriegsdienst, und sie gewährten nicht die Muße, die für anspruchsvolle geistige Tätigkeiten, die Pflege sozialer Beziehungen und die Mitwirkung im Gemeinwesen erforderlich sei, heißt es bei Xenophon. Die ideale *Polis* sollte nach Aristoteles alle vom Bürgerrecht ausschließen, die nicht über genug Muße zur Entfaltung ihrer Tugend und zur Teilnahme an den Angelegenheiten der *Polis* verfügen.«[12] Der wahre Bürger verrichtete keine Arbeit, sondern ging angemessenen Tätigkeiten nach, die mit den drei Gegenbegriffen zur Arbeit – Bürgertugend, Bildung und Muße – charakterisiert waren. Die Muße stellte »Ziel und Zweck der als unvermeidlich angesehenen Beschäftigung«[13] dar. Abhängige Erwerbsarbeit aber barg die Gefahr einer sklavenähnlichen Position: Denn jene, die sich für ihre Arbeit bezahlen ließen, wurden sozial missachtet, weil das den Eindruck des Sich-Verkaufens erweckte. »In Rom färbt dies lange Zeit selbst auf die Ausübung der *artes liberales* ab, wenn die Tätigkeit als Architekt, Arzt, Lehrer oder Rechtsanwalt nicht als Freundschaftsdienst,

---

12 Wilfried Nippel, Erwerbsarbeit in der Antike, in: Kocka/Offe, Geschichte (s. Anm. 9), 54–66, 55.

13 Werner Conze, Arbeit, in: Otto Brunner/Werner Conze/Reinhart Koselleck (Hrsg.), Geschichtliche Grundbegriffe. Historisches Lexikon zur politisch-sozialen Sprache in Deutschland, Bd. 1, Stuttgart 1972, 154–215, 155.

sondern als zu bezahlende Leistung erfolgte.«[14] Und so beruhte die Unterscheidung der *artes liberales* von den *artes sordidae* im antiken Rom, wie Hannah Arendt gezeigt hat, auch nicht auf den Unterschieden zwischen geistigen und körperlichen Tätigkeiten. Abgewertet wurden alle Tätigkeiten, »die nur ergriffen werden, um den Lebensunterhalt zu verdienen, wobei es gleichgültig ist, ob dies durch Schreiben oder durch Tischlern geschieht«[15].

Noch bei Cicero lesen wir, dass sowohl körperliche Arbeit wie auch Arbeit gegen Lohn den Menschen entehrt. Dies war eine Auffassung, die sich grundlegend erst ändert mit dem neu wertenden Christentum und dem Personal, »das die Schriften des Neuen Testaments bevölkert: Vornehmlich sind es Angehörige alltäglicher Berufe, die alltägliche Tätigkeiten auf alltäglichen Schauplätzen verrichten, Personen sogar, die – nach antiken Vorstellungen – ihrer Arbeit wegen zu den sozial deklassierten und diffamierten Menschen gehören«[16]. Vor allem handwerkliche Berufe spielen in der Bibel eine große Rolle. Während im griechisch-römischen Verständnis körperliche Arbeit abgewertet worden ist, wurde dies im Zuge der jüdisch-christlichen Überlieferung mehr und mehr abgeschwächt und schließlich die Notwendigkeit der Arbeit herausgestellt. Arbeit war jetzt »Erfüllung des Lebens, sofern sie im christlich-brüderlichen Geiste mit Gebet verrichtet wurde«.[17]

Im Laufe des 11. Jahrhunderts hat sich im Okzident die arbeitsteilige Gesellschaft durchgesetzt, eine Gesellschaftsform, die – wie der Historiker Otto Gerhard Oexle konstatiert – weniger auf der hierarchischen Unterscheidung basiert, sondern mehr

---

14 Nippel, Erwerbsarbeit (s. Anm. 12), 61.

15 Hannah Arendt, Vita activa oder Vom tätigen Leben, München 1999, 109.

16 Otto Gerhard Oexle, Arbeit, Armut, ›Stand‹ im Mittelalter, in: Kocka/Offe, Geschichte (s. Anm. 9), 67–79, 69.

17 Conze, Arbeit (s. Anm. 13), 159.

auf der funktionalen Kooperation von drei Ständen: den betenden Klerikern, den kämpfenden Rittern und den Arbeitenden des dritten Standes, die den anderen beiden Ständen »funktionalnotwendig« zugeordnet waren. »Arbeit wird hier erstmals als gesellschaftsnotwendig gesehen, auch wenn nicht alle Mitglieder der ›Gesellschaft‹ arbeiten. Der Stand derer, die arbeiten, der Stand der *laboratores*, ist dabei zunächst, im 11. Jahrhundert, durch die Arbeit der Bauern definiert; doch treten alsbald andere hinzu, Kaufleute zum Beispiel und die städtischen Handwerker, schließlich sogar die Professoren und die Intellektuellen an den neuen Universitäten.«[18]

Obwohl immer noch geringer geschätzt als das geistliche Leben, ist im Spätmittelalter in zunehmendem Maße insbesondere »die bürgerlich-handwerkliche Arbeit in den Städten hoch bewertet und damit die reformatorische Lehre vom Beruf vorbereitet worden«[19], die auf dem Arbeitsbegriff des Neuen Testaments basierte. Martin Luther hat dabei das griechische Wort für »Arbeit« mit »Beruf« übersetzt, es geht jetzt um die *Berufung* zur Arbeit, die das alte Verständnis der Arbeit als Buße ergänzt. Dieser »Berufsbegriff stand im Zeichen einer umfassenden Aufwertung der vita activa in der ›Welt‹, allerdings unter der Bedingung, daß diese Welttätigkeit in göttlicher Schöpfungs- und Erhaltungsordnung verchristlicht, d.h. von gläubigen, zur dienenden Liebe bereiten Christen getragen werden sollte«.[20] Wenngleich der Berufsbegriff zumeist auf Luther zurückgeführt wird, sei hier auf einen Aufsatz von Nikolaus Paulus aus dem Jahre 1911[21]

---

18 Oexle, Arbeit (s. Anm. 16), 72f.

19 Conze, Arbeit (s. Anm. 13), 163.

20 Werner Conze, Beruf, in: Brunner/Conze/Koselleck, Grundbegriffe (s. Anm. 13), 490–507, 495.

21 Nikolaus Paulus: Die Wertung der weltlichen Berufe im Mittelalter, in: Historisches Jahrbuch 32, 1911, 725–755.

verwiesen, der aufgezeigt hat, dass es eine besondere christliche Wertschätzung von Arbeit und Beruf schon lange vor Luther gab. Aber auch die zu seiner Zeit aufkommende Auffassung einiger protestantischer Autoren, die Entdeckung des Berufsbegriffs würde nicht auf Luther, sondern auf Thomas von Aquin zurückgehen, und dass eine sittliche Wertung der weltlichen Berufe vor Thomas unbekannt gewesen sei, wird von ihm als unzutreffend zurückgewiesen. Paulus führt hier insbesondere Zeugnisse von Ordensmännern aus dem Mittelalter an, die die Bedeutung der weltlichen Tätigkeiten herausstellen, und konfrontiert diese mit Luthers Vorwurf an die Mönche, »sie hätten den Laienstand ›verdammt‹, um ihren ›verfluchten‹ Stand desto höher zu preisen und zu lehren, ›daß außer ihm niemand möge selig werden‹«.[22]

Das die Zeitspanne vom beginnenden 13. bis zum ausgehenden 15. Jahrhundert umfassende Spätmittelalter ist hier von besonderem Interesse, denn in diesem Zeitabschnitt beginnen sich – trotz zunächst noch weiterhin bestehender Vorherrschaft der Theologen – die Berufe mehr und mehr auszudifferenzieren, sodass aus den ursprünglich drei Ständen eine Vielzahl von Berufsständen wurde. Langsam erlangte in allen Arbeitsbereichen das theoretische Wissen den Vorrang vor dem praktischen Können: »Das Spätmittelalter steht im Zeichen der sich entfaltenden Berufe, des damit gegebenen Selbstverständnisses und Selbstbewusstseins auch des Laien. Wegen der Wertschätzung der Theorie vor der Praxis ist der Gelehrte, und zwar der Universitätsgelehrte, für das Zeitalter tonangebend.«[23]

Die religiöse Fundierung des Berufsbegriffs, die ihren Ursprung in der christlichen Frühzeit und dem Mittelalter hat, ist deswegen von besonderem Interesse, weil sie sowohl in histo-

---

22 A.a.O., 740.

23 Paul Wilpert, Vorwort, in: Ders. (Hrsg.), Beiträge zum Berufsbewußtsein des mittelalterlichen Menschen, Berlin 1964, VII–XII, XII.

rischen wie auch in berufssoziologischen Analysen als Ausgangsform thematisiert wird, von der sich alle modernen Bedeutungen herleiten lassen. In dieser ursprünglichen Fassung meinte der Begriff des Berufs die persönliche Berufung des Christen zu einer geistlichen Aufgabe, die völlige Hingabe verlangt und dafür Erfüllung verspricht. »Die Höherwertung der monastischen vocatio gegenüber dem ›Ruf‹ des Menschen im weltlichen Amt wurde erst durch Luther und die Reformatoren fallengelassen.«[24] In den mittelalterlichen und frühmodernen Korporationen symbolisierte der Beruf wesentlich die Stellung des Menschen in der Gesellschaft. Über das Erlernen eines ehrbaren Berufes wurde man Mitglied einer Korporation, verstanden als einer beruflichen Assoziation der Ehrbaren, und gehörte damit zugleich zur städtischen Bürgerschaft.

Während im Altertum dem Handwerker genauso wenig Ehre zugeschrieben wurde wie der Prostituierten, stieg in der mittelalterlichen Gesellschaft auch das Handwerk zu einem ehrbaren Beruf auf. Dennoch hatte man im Mittelalter einigen Personen die bürgerliche Ehre genau aus dem Grunde abgesprochen, weil sie bestimmte berufliche Tätigkeiten ausübten. Diese unehrlichen Berufe waren nicht zuerst Diebe und Betrüger, sondern es finden sich darunter durchaus auch bürgerliche Berufe – vor allem jedenfalls Berufe, die in der mittelalterlichen Gesellschaft eine jeweils bestimmte Funktion für die Gesellschaft erfüllten, wie etwa der Scharfrichter oder Henker, Gefängniswärter, Totengräber, Schäfer und Hirte, Müller, Leineweber, Bader und Barbier, Freudenmädchen und einige mehr. Diesen standeslosen Berufen wurde die Zunftfähigkeit grundlegend abgesprochen. Der Ehrbegriff war so generalisiert, dass auch die Armen der Gesellschaft hinsichtlich der Variable *Ehre* unterschieden wurden – und zwar zwischen den ehrwürdigen Armen, welchen

---

24 Conze, Beruf (s. Anm. 20), 493.

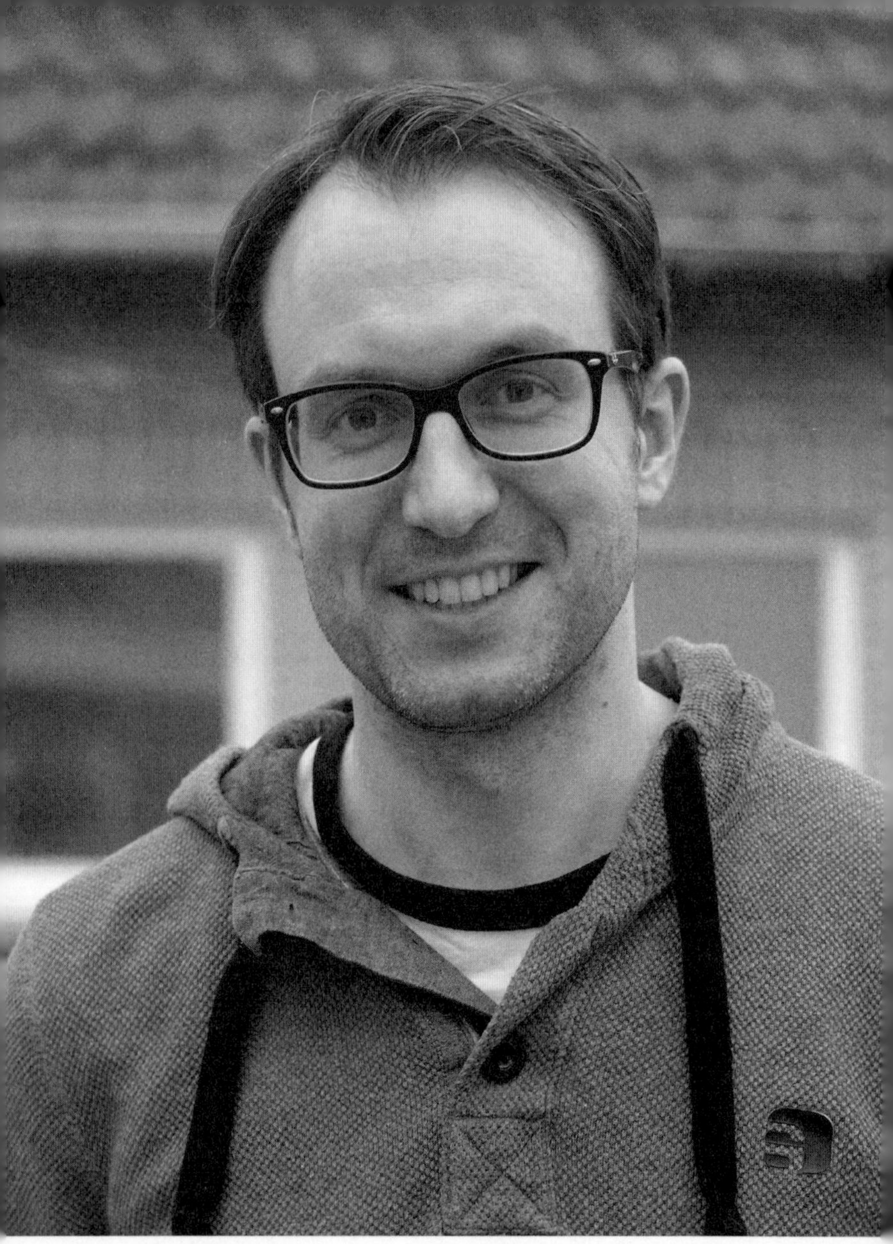

Johannes

Jurist, arbeitet als Compliance Officer und Syndikusanwalt bei einer Versicherung

»Meine Arbeit ist für mich ein wichtiger Bestandteil meines Lebens. Ich kann dahinterstehen, was ich tue und mich damit identifizieren. Meine Arbeit ist für mich spannend und interessant und ich habe sehr viele total nette Kollegen, darum gehe ich wirklich gerne zur Arbeit.«

»Als ich angefangen habe, Jura zu studieren, hatte ich noch keine konkrete Berufsvorstellung, sondern wollte einfach das Rechtssystem und was damit zusammenhängt besser kennenlernen und verstehen.«

»Besonders viel Spaß macht es mir, wenn ich berate oder eine Schulung gebe und ich merke, dass ich den Leuten weiterhelfen konnte und sie etwas gelernt haben. Ich mag die Atmosphäre mit den Kollegen. Mittags geht man essen, dann wird erzählt, und das ist oft sehr lustig.«

»Beruflich belastend ist, wenn es zu Stress kommt. Wenn wir viel zu tun haben und ich merke, dass wir den Erwartungen nicht gerecht werden, weil Leute auf Antworten warten zum Beispiel, und wir nicht in der Lage sind, rechtzeitig zu liefern, weil wir noch zehn andere Dinge vorher tun müssen. Das ist dann unbefriedigend. Aber bis jetzt war es noch nie so, dass ich das irgendwie mit nach Hause genommen hätte.«

»Wenn Geld keine Rolle spielen würde, würde ich auf jeden Fall mehr Musik machen wollen, aber ich weiß nicht, ob ich meinen Job komplett aufgeben würde. Vielleicht ein bisschen die Arbeitszeit reduzieren und dann gucken, wie es sich entwickelt.«

»Für meine berufliche Zukunft wünsche ich mir, dass ich weiterhin mit so netten Kollegen zusammenarbeite. Und dass ich weiterhin in meiner Funktion arbeiten kann – das kann ich noch für eine lange Zeit weitermachen, wenn das Team so bleibt, wie es ist. Das wäre echt das Wichtigste.«

aufgrund ihrer körperlichen Gebrechen das Recht zugesprochen wurde, Almosen zu empfangen, und den übrigen Armen, die als Müßiggänger klassifiziert wurden, die zu faul zum Arbeiten waren. Bemerkenswert ist es in diesem Zusammenhang aber, dass trotz der herausragenden Stellung, die der Ehre in der Gesellschaft zukam, bereits die Sozialpolitik des 16. Jahrhunderts die Bildung und Ausbildung von Kindern aus mittellosen Familien für bestimmte Tätigkeiten oder ein Handwerk als einen Weg aus der Armut erkannte.[25]

Generell jedoch fungierte der Beruf in der geburtsständischen Gesellschaft als ein zugeschriebener sozialer Status. Dies heißt nicht, dass berufliche Tätigkeiten nicht erlernt werden mussten. Es bedeutet aber, dass nicht jeder diese erlernen konnte und durfte. Ein kurzer Blick auf die Lehre im Alten Handwerk der mittelalterlichen und frühmodernen Gesellschaft kann dies veranschaulichen: Das strukturbestimmende Merkmal für die Reproduktion des Arbeitsvermögens war dort nicht so sehr die Qualifikation des Lehrlings, sondern eine – moralisch codierte – beruflich-korporative Sozialisation desselben. Auch in der Struktur der handwerklichen Berufserziehung spiegelt sich wider, dass in der stratifikatorisch differenzierten Ständegesellschaft die Ehre als das wichtigste Abgrenzungskriterium fungierte. Das Leitbild der Lehre war die durch den Meistertitel zu erreichende Ehrbarkeit, und deren Lehrziel war es, ehrbare Gesellen zu erziehen. Diese auf das Erreichen von Ehrbarkeit hin ausgerichtete Berufserziehung im Rahmen der Zünfte des Alten Handwerks war familial als eine Form nichtintentionaler Erziehung organisiert, mit dem allgemeinen Ziel der Integration in die ständische Gesellschaft. Der Heranwachsende wurde über das Erlernen eines ehrbaren Berufs im Mitvollzug des Lebensalltags der Meis-

---

25 Robert Jütte, Arme, Bettler, Beutelschneider. Eine Sozialgeschichte der Armut in der frühen Neuzeit, Weimar 2000, 136.

ter-Familie Mitglied einer ehrbaren Korporation und gehörte damit zur städtischen Bürgerschaft.

Erst unter den rationalistischen Einflüssen der Aufklärung im 18. Jahrhundert wurde die Berufsidee zunehmend säkularisiert. »Im Maße wie das Wort ›Beruf‹ in der zweiten Hälfte des 18. Jahrhunderts, eudämonistisch und ökonomisch gefärbt, sich begrifflich von der ›Vokation‹ zur ›Profession‹ verlagerte, löste es sich zunehmend von der theologischen Bindung.«[26] Der ursprüngliche deutsche Begriff »Beruf« hatte also zwei Bedeutungen, für die es in anderen Kulturkreisen mindestens zwei Begriffe gibt. Zum einen wurde mit dem Begriff eine dem Lebensunterhalt dienende spezielle Tätigkeit bezeichnet (Profession) und zum anderen die persönliche Berufung zu einer Aufgabe (Vocation), was mit der Unterscheidung von innerem und äußerem Beruf korrespondiert.[27] Der innere Beruf meint dabei weniger die göttliche Berufung im Sinne Martin Luthers als vielmehr die innere Neigung des Menschen, und diese wird von dem äußeren – auf den Erwerb zielenden – Beruf unterschieden. Anschaulich kann man das in der Literatur des 18. und 19. Jahrhunderts verfolgen – etwa in »Wilhelm Meisters Lehrjahren« von Goethe oder im »Nachsommer« von Adalbert Stifter. Wobei Goethe in »Aus meinem Leben. Dichtung und Wahrheit« die Richtung vorgibt, wenn er schreibt, dass sich diejenigen glücklich schätzen können, »deren äußerer Beruf mit dem Innern vollkommen übereinstimmt, und deren früheste Bildung, stetig zusammenhängend mit der spätern, ihre Fähigkeiten naturgemäß entwickelt«[28].

Der Beruf wird jetzt als ein Medium der Persönlichkeitsvervollkommnung interpretiert. In der Vorstellung des deutschen

---

26 Conze, Beruf (s. Anm. 20), 500.

27 Vgl. als Beispiel Max Weber, Politik als Beruf, Stuttgart 1992, 16.

28 Johann Wolfgang von Goethe, Aus meinem Leben. Dichtung und Wahrheit, in: Goethes Werke, Hamburger Ausgabe, Bd. 10, Hamburg 1967, 16.

Idealismus erfolgt die Berufung zu einem Beruf nicht mehr durch Gott, sondern determiniert sich durch Eignung und Neigung des Menschen, sodass sich die Vocatio-Theorie gewissermaßen zur Begabungstheorie wandeln konnte.[29] Zeitgleich wird der Beruf aber auch als Dienst im Rahmen einer menschlichen Gesamtordnung verstanden. Im Übergang zur modernen Gesellschaft, als sich die traditionellen beruflich-ständischen Korporationen auflösten beziehungsweise an Einfluss verloren, können Berufe in zunehmendem Maße auch außerhalb der korporativen Normierungen frei gewählt werden. Mit der Wahl eines Berufes sind jetzt für die Menschen »soziale Attribute erreichbar, die denjenigen, die diese Wahl treffen, ihrer sozialen Herkunft nach vielleicht nicht zugänglich gewesen wären«[30]. Dieser Weg der sozialen Positionierung von Herkunft zum Aufstieg über den Beruf aufgrund von Anlage, Talent und Begabung durch freie Berufswahl verlief gleichwohl nicht linear, wie Heinz-Gerhard Haupt am Beispiel des französischen Bildungsbürgertums im 19. Jahrhundert gezeigt hat. Zu dieser Zeit hatte die Meritokratie »noch nicht das Bollwerk der familiären und sozialen Herkunft zerstört, sondern es häufig nur verstärkt«[31].

Gleichwohl hat sich hier, wie Rudolf Stichweh beschreibt, ein grundlegender Wandel im Bedeutungsgehalt des Berufsbegriffs vollzogen. Bis in das 18. Jahrhundert hinein »wird ›Beruf‹ von jeder extramundanen Instanz abgelöst und schrittweise umgedeutet von der *Ergebung* in den *inneren Beruf* auf das *Erkennen*

---

29 Siehe Karlwilhelm Stratmann, Beruf – Berufswahl, in: Christoph Wulf (Hrsg.), Wörterbuch der Erziehung, München/Zürich 1974, 50–53, 51.

30 Rudolf Stichweh, Professionen in einer funktional differenzierten Gesellschaft, in: Arno Combe/Werner Helsper (Hrsg.), Pädagogische Professionalität. Untersuchungen zum Typus pädagogischen Handelns, Frankfurt a. M. 1996, 49–69, 51.

31 Heinz-Gerhart Haupt, Sozialgeschichte Frankreichs seit 1789, Frankfurt a. M. 1989, 240.

dieses inneren Berufs und schließlich die *Wahl* eines *äußeren Berufs.* [...] In der weiteren Entwicklung des 18. Jahrhunderts wird eine Koexistenz der beiden Gesichtspunkte des Erkennens des inneren Berufs und der Wahl des äußeren Berufs möglich. Der Berufsbegriff erfährt eine Umdeutung in Richtung auf die säkularisierte Sprache der ›Anlagen‹ und ›Talente‹ als die zu erkennenden inneren Bestimmungen.«[32] Zumindest in Deutschland wird der Beruf im Laufe des 18. Jahrhunderts zu einer Form, die ihre zwei Seiten – die innere und die äußere – übergreift; nun bezeichnen die »›*Anlagen*‹, ›*Talente*‹, ›*Begabungen*‹ und ›*Genies*‹ [...] die innere Seite des Berufsbegriffs«[33].

Nur der Vollständigkeit halber sei hier am Rande erwähnt, dass neben dieser zuvor skizzierten Bedeutung des Berufs für Personen noch ein anderer Aspekt in der Geschichte des Berufs relevant ist: die Gewichtsverschiebung im Verhältnis zwischen Beruf und Betrieb. In der mittelalterlichen Gesellschaft etwa orientierte sich die Ausbildung nicht an einem außerhalb des Betriebes stehenden Beruf, sondern an der *Einheit von Beruf und Betrieb*, was durch den moralischen Code der beruflichen Ehrbarkeit symbolisiert wird. Mit der Entstehung einer wirtschaftlich ausdifferenzierten Umwelt seit dem 18. Jahrhundert löst sich diese Einheit zunehmend auf. Der Beruf markiert jetzt nicht mehr die entlang der Grenzen der durch eine Korporation vertretenden Betriebe verlaufende Arbeitsteilung und die jeweils erforderlichen betrieblichen Qualifikationen, sondern er wird zur Umwelt des Betriebes.[34] Und dies, indem in zunehmendem Maße nicht mehr für

---

32 Rudolf Stichweh, Der frühmoderne Staat und die europäische Universität. Zur Interaktion von Politik und Erziehungssystem im Prozeß ihrer Ausdifferenzierung (16.–18. Jahrhundert), Frankfurt a. M. 1991, 109f.

33 A.a.O., 110f.

34 Klaus Harney, Der Beruf als Umwelt des Betriebes. Vergleichende, historische und systematische Aspekte einer Differenz, in: Manfred Niehuis/Hans-Josef Ruhland/Hans-Jürgen Steffens (Hrsg.), Die Relevanz neuer Technologien für die Berufsausbildung, Krefeld 1985, 118–130.

den Betrieb, sondern für den mehrere betriebliche Tätigkeiten einschließenden – sich quasi vom Betrieb emanzipierenden – Beruf ausgebildet wird. Und erst seit diesem Zeitpunkt spricht man von Berufen und Berufsbildung im heutigen Sinne. Beruf und Betrieb haben sich nachfolgend zu Organisationsformen eigener Art entwickelt. Während der Beruf jetzt als Sinnschema das zertifizierte und auf dem Arbeitsmarkt offerierte Arbeitsvermögen von Personen symbolisiert, wandelt sich der Betrieb zu einer Organisationsform, die auf die im Beruf enthaltenen Qualifikationsbündel zugreift und sie einer wirtschaftlichen Verwertbarkeit unterzieht.

Der Bedeutungswandel des Berufs kann bestimmt werden als Übergang von einer moralischen Bestimmung der Arbeit (Ehre, Religion, Berufung) hin zu einer qualifikationsdominierten Form des Berufs als qualifizierte Erwerbsarbeit.[35] Die Form der Arbeit, die heute (immer noch) als nahezu selbstverständlich vorgefunden hingenommen wird, hat sich im Wesentlichen mit der Durchsetzung des Industriekapitalismus etabliert. Nicht nur die Wirtschaft ist zu einem ausdifferenzierten Subsystem der Gesellschaft geworden, sondern auch die Arbeit hat im Zuge der Industrialisierung eine »große Transformation« hin zur Form der Erwerbsarbeit durchgemacht[36]. Gleichwohl muss der Entlohnungsaspekt nicht auf die Form der Erwerbsarbeit beschränkt sein, auch andere Arbeiten werden in der einen oder anderen Art und Weise entlohnt: Die Trauerarbeit dient der Verarbeitung eines Schmerzes, die Beziehungsarbeit kann eine neue Vertrauensbasis in der Beziehung ermöglichen, und mit Erholungsarbeiten kann die für den Beruf nötige Arbeitskraft regeneriert wer-

---

35 Thomas Kurtz, Die Berufsform der Gesellschaft, Weilerswist 2005, 97ff.

36 Karl Polanyi, The Great Transformation. Politische und ökonomische Ursprünge von Gesellschaften und Wirtschaftssystemen, Frankfurt a. M. 1978.

den. So gesehen kann man die Arbeit als eine Form beschreiben, die auf der einen Seite Mühe, also Arbeit, ist und auf der anderen Seite Entlohnung der Arbeit.

Der Beruf legt die Form *Arbeit* zugrunde, ist aber zugleich immer auch mehr: Die beiden Seiten der Arbeit bilden die eine Seite des Berufs, ergänzt um Qualifikation auf der anderen Seite.[37] Oder anders: Für jede angestrebte berufliche Tätigkeit muss ausgebildet werden, und die Mühe, Last, aber auch Freude der ausgeübten Arbeit muss entsprechend entlohnt werden. In diesem Sinne hatte bereits Max Weber in »Wirtschaft und Gesellschaft« den Beruf bestimmt als »jene Spezifizierung, Spezialisierung und Kombination von Leistungen einer Person [...], welche für sie Grundlage einer kontinuierlichen Versorgungs- oder Erwerbschance ist«[38], und damit sozusagen das Zeitalter der modernen Berufskonzeption eingeleitet. Es geht jetzt nicht mehr in erster Linie um die persönliche Berufung zu einer (geistlichen oder weltlichen) Aufgabe, sondern Berufe werden als qualifizierte Erwerbsarbeit interpretiert. Und das heißt letztendlich auch, dass nicht jede noch so routinisierte Erwerbsarbeit der Selbstverwirklichung dient und dass der Grad der moralischen Achtung nicht von der jeweiligen Qualifikationsstruktur der Berufstätigkeit isoliert betrachtet werden kann. Jedenfalls ist mit dieser Unterscheidung von Qualifizierung und Erwerb bereits die Grundform bezeichnet, die sich in jeder Erwerbstätigkeit finden lässt, wenngleich sie natürlich keine dieser Tätigkeiten als Ganze umfassen kann, da jeder Beruf zugleich immer auch mehr ist als diese Ausgangsunterscheidung.[39]

---

37 Thomas Kurtz, Form, strukturelle Kopplung und Gesellschaft. Systemtheoretische Anmerkungen zu einer Soziologie des Berufs, in: Zeitschrift für Soziologie 30 (2001), 135–156.

38 Max Weber, Wirtschaft und Gesellschaft. Grundriß der verstehenden Soziologie, Tübingen 1985, 80.

39 Thomas Kurtz, Occupation as a Form and the Theory of Society, in: Cybernetics & Human Knowing 20, 2013, 127–140.

Im Zuge des gesellschaftlichen Umbaus von Stratifikation auf funktionale Differenzierung ist der Beruf zwar von Ehrbarkeit auf Qualifikation hin modernisiert, aber gleichwohl nicht gänzlich von seinen moralischen Gehalten gereinigt worden, von einer Entmoralisierung des Berufes kann also nicht gesprochen werden. Es hat sich ähnlich wie in anderen Lebensbereichen auch im Berufsleben nur die Form der Ethik verändert, und zwar von einer traditionalistischen Pflichtethik hin zu einer modernen Ethik der Selbstverwirklichung und Selbstverantwortung. Was sich aber zeigt, ist ein dahingehender Bedeutungswandel, dass der Beruf in der Moderne weder als Leitgesichtspunkt für die ganze Lebensführung der Menschen noch als leitender Orientierungsrahmen für betriebliche Organisationen fungiert. Die grundlegende – aber auch offene – Frage ist, welche Bedeutung dem Beruf in der modernen Gesellschaft zugeschrieben werden kann. Sicherlich ist den Analysen der *Soziologie sozialer Ungleichheit* zuzustimmen, die herausstellen, dass dem Beruf auch heute noch eine eminent wichtige Bedeutung für die soziale Positionierung der Einzelnen beigemessen werden muss – er ist sozusagen eine individuelle Form der Partizipation an den Gütern der Gesellschaft.[40]

Im Rahmen von Klassen- und Schichten-Konzepten war die Ungleichheitsforschung bis in die 1970er Jahre hinein weitgehend berufszentriert, der Beruf wurde als *der* zentrale Bestimmungsfaktor sozialer Ungleichheit und als *der* beste einzelne Indikator der Sozialstruktur einer Gesellschaft interpretiert.[41] Dabei wird die Existenz und Struktur sozialer Ungleichheit im Wesentlichen durch ökonomische Ursachen erklärt. Obwohl seit den

---

40 Thomas Kurtz, Social inequality and the sociology of work and occupations, in: International Review of Sociology – Revue Internationale de Sociologie 19, 2009, 387–399.

41 Peter M. Blau/Otis Dudley Duncan, The American Occupational Structure, New York et al. 1967.

1970er Jahren in zunehmenden Maße andere Ungleichheiten ins Bewusstsein gerückt sind, konnte man den Beruf noch viele Jahre lang (in Abkehr von Herkunft) als ein zentrales Medium der sozialen Differenzierung in der modernen Gesellschaft bestimmen. In der gegenwärtigen Soziologie wird jedoch mehr und mehr davon ausgegangen, dass dem Beruf diese Zentralstellung nicht mehr zugeschrieben werden kann.

Die ehemals herausragende Bedeutung des Berufs ist vor allem in Zusammenhang mit konstatierten Entschichtungstendenzen der Gesellschaft infrage gestellt worden. Neben der vertikalen Ungleichheit entlang der Berufshierarchie richtet sich das Augenmerk nun verstärkt auf horizontale Ungleichheiten wie Geschlecht, Kohorte, Region, Alter, Nation etc. Dieser Perspektive folgend, sind die subjektiven Lebensweisen der Menschen im Wesentlichen nicht mehr Konsequenzen des Berufs; dieser ist nur noch eines unter vielen ungleichheitsrelevanten Kriterien in modernen, hoch individualisierten Gesellschaften. Allerdings ist das nicht unbestritten. So wird dagegen argumentiert, dass – besonders durch die Verschiebung und Entwertung anderer sinnintegrierender Instanzen und Beziehungen wie Religion, Ehe und Familie – der Beruf eine zunehmend identitätsrelevante Bedeutung erhält. Auch wird ins Feld geführt, dass soziale Ungleichheiten und Lebenschancen in erheblichem Ausmaß von traditionellen Schichtkriterien wie Berufsposition und Bildungsniveau abhängen.

Sicherlich ist der Beruf nur einer unter vielen Bestimmungsfaktoren für die Positionierung von Personen im sozialen Raum, dennoch kommt ihm etwa im Zusammenhang mit Organisationen immer noch eine bedeutende Rolle zu. Die Organisationsmitgliedschaft erfordert den Beruf als qualifizierte Erwerbsarbeit, wie Max Weber ihn definiert hat: Man ist ausgebildet für eine Tätigkeit in der Organisation und wird dafür von dieser bezahlt. Für die andere Seite der sozialen Positionierungsfunktion von Organisationen, der Partizipation des Publikums an organisationsspezifischen Entscheidungen, muss in der Regel Geld gezahlt werden, für dessen Erwerb der ausgeübte Beruf eine wesentliche Rolle spielt. In diesem Sinne ist der Beruf eine der Voraussetzungen für die Teilhabe an Gesellschaft, die über Organisationen vermittelt wird.

Wenn man die aktuellen Diskussionen verfolgt, so kann man ohne Zweifel feststellen, dass Arbeit und Beruf in der modernen Gesellschaft zum Problem geworden sind. Während sich (wie bei Helmut Schelsky beschrieben) im Alltagsleben Personen immer noch zu einem großen Teil über ihren erlernten und, wenn es gutgeht, auch ausgeübten Beruf identifizieren und gegenüber anderen darstellen, wird heute in den Massenmedien und in der Wissenschaft – zwar mit einigen Gegenstimmen[42], aber doch immer öfter – von einer Krise bzw. einem Ende von Arbeit und Beruf gesprochen und geschrieben. Für den Münchner Soziologen Ulrich Beck[43] etwa korrespondiert dieses heraufbeschworene Ende mit dem Ende der von ihm so genannten »Vollzeiterwerbsarbeitsgesellschaft«, womit gemeint ist, dass der Erwerbsgesellschaft die Arbeit ausgehen würde. Diese These ist gleichwohl keine Erfindung der 90er Jahre des letzten Jahrhunderts, sondern sie ist bereits vor nunmehr fünfzig Jahren von der deutschen Philosophin Hannah Arendt in ihrer klassischen Studie »Vita activa oder Vom tätigen Leben«[44] aufgestellt worden und war 1982 das Rahmenthema des 21. Deutschen Soziologentages in Bamberg.[45]

---

42 Siehe etwa Karl Ulrich Mayer, Arbeit und Wissen. Die Zukunft von Bildung und Beruf, in: Kocka/Offe, Geschichte (s. Anm. 9), 383–409.

43 Ulrich Beck, Schöne neue Arbeitswelt. Vision: Weltbürgergesellschaft, Frankfurt a. M./New York 1999.

44 Arendt, Vita (s. Anm. 15).

45 Dazu programmatisch Ralf Dahrendorf, Wenn der Arbeitsgesellschaft die Arbeit ausgeht, in: Joachim Matthes (Hrsg.), Krise der Arbeitsgesellschaft?

Gegen die These vom Ende der Arbeit und von einer sich in der Gesellschaft festsetzenden permanenten Massenarbeitslosigkeit gibt es freilich auch begründete Gegenargumente.[46] Man kann das historisch gut an den technologischen Revolutionen der Arbeit zeigen: Diese haben aufgrund des wachsenden Einsatzes von Maschinen in der Landwirtschaft oder den Rationalisierungen in der Industrie zuerst massenhafte Entlassungen nach sich gezogen. Während man sich in diesen Umwälzungsphasen anfangs Gedanken über das Ende der Arbeit gemacht hat, konnte später beobachtet werden, dass zumeist Arbeitsplätze in ausreichender Zahl in anderen Wirtschaftssektoren entstanden sind. Obwohl eingestanden werden muss, dass dies heute sicherlich schwieriger sein dürfte, wenn es denn überhaupt gelingen sollte, so ist doch die Diskussion um das Ende der Arbeit nicht neu.

Von einem Ende der Arbeit jedenfalls kann man gegenwärtig noch nicht sprechen, was einige Autoren dazu veranlasst hat, das Ende der lebenslangen Arbeit im selben Beruf zu proklamieren. Dies ist sicherlich eine richtige Beobachtung, wenngleich es fraglich erscheint, ob es so etwas in modernen industrialisierten Gesellschaften in Reinform überhaupt jemals gegeben hat. So konnte etwa der Soziologe Theodor Scharmann bereits in den 50er Jahren des letzten Jahrhunderts festhalten, »daß die lebenslängliche Dauer der Ausübung eines bestimmten Berufes heute kein allgemeingültiges Kriterium mehr für die Arbeitssituation in unserer Zeit ist«[47]. Wenn man noch weiter in der Geschichte der Gesellschaft zurückgeht, sieht man, dass das durch den

Verhandlungen des 21. Deutschen Soziologentages in Bamberg 1982, Frankfurt a. M./New York 1983, 25–37.

46 Vgl. etwa Dominique Schnapper, Contre la fin du travail, Paris 1997; Gerd G. Wagner, Erwerbsarbeit sollte Zukunft haben, in: Kocka/Offe, Geschichte (s. Anm. 9), 215–233.

47 Theodor Scharmann, Arbeit und Beruf. Eine soziologische und psychologische Untersuchung über die heutige Berufssituation, Tübingen 1956, 266.

lebenslangen Beruf charakterisierte Normalarbeitsverhältnis auch in früheren Jahrhunderten immer nur für eine Minderheit der Erwerbstätigen Realität war und keine gesamtgesellschaftliche Tatsache darstellte.[48] Die historische Forschung geht heute weitgehend davon aus, dass im 19. Jahrhundert Arbeitsplatzwechsel, Umschulungen und geographische Mobilität für die Arbeiter selbstverständlich waren, und dass diesen Veränderungen weniger Widerstände als heute entgegengebracht wurden. In einigen Gegenden galt diese Flexibilität geradezu »als Zeichen von großer Fachkenntnis und hohem Status, ähnlich wie heutzutage bei Arbeitnehmern in Silicon Valley oder anderen hochtechnologisierten Regionen«[49]. Aufgrund der hohen Mobilität der Arbeiter im 19. Jahrhundert werden diese von dem Historiker Vincent Robert gleichsam als »nomadisierende Arbeiter« bezeichnet[50], wobei berücksichtigt werden muss, dass sich im 19. Jahrhundert ganz generell eine enorme Mobilität in der Gesellschaft beobachten lässt und der Typus des Migranten entsteht. Auf der Suche nach neuen Arbeitsplätzen und besseren Verdienstchancen wanderten die (Berufs-)Menschen mit ihren Familien sowohl innerhalb der Nationalstaaten zwischen den Regionen – und dabei insbesondere vom Lande in die Städte – wie auch ins kontinentale und transatlantische Ausland.[51]

Auf jeden Fall scheint es einen engen Zusammenhang von gesellschaftlichem und berufsstrukturellem Wandel zu geben,

---

48 Jürgen Kocka, Arbeit früher, heute, morgen. Zur Neuartigkeit der Gegenwart, in: Kocka/Offe, Geschichte (s. Anm. 9), 476–492.

49 Richard Biernacki, Arbeitsmarkt zwischen Kontingenz und Kontinuität. Kommentar zu Hansjörg Siegentaler, in: Kocka/Offe, Geschichte (s. Anm. 9), 110–114, 113.

50 Vincent Robert, Der Arbeiter, in: Ute Frevert/Heinz-Gerhard Haupt (Hrsg.), Der Mensch des 19. Jahrhunderts, Frankfurt a. M./New York 1999, 19–39.

51 Vgl. Frank Caestecker, Der Migrant, in: Frevert/Haupt, Mensch (s. Anm. 50), 228–260.

was wir anschaulich am ostdeutschen Transformationsprozess sehen konnten. Jede Gesellschaft hat letztendlich die zu ihr passenden Berufe. Es werden immer wieder einige Berufe verschwinden, einige über lange Zeiten erhalten bleiben und neue, wie die sogenannten postmodernen Berufe Case-Managerin, Facility-Manager, Fundraiser, Mechatroniker etc. hinzukommen. Berufe wie Aschenbrenner, Metsieder oder Zentgrafen jedenfalls, die anschaulich im »Lexikon der untergegangenen Berufe« von Rudi Palla[52] vorgestellt und kommentiert werden, sind heute nur noch Gesprächsstoff für Mediävisten und andere Historiker.

Diese und andere Veränderungen in der Berufsstruktur der Gesellschaft kann man beobachten, aber sie zeigen gleichwohl noch nicht das von vielen heraufbeschworene Ende der Berufsform überhaupt an. Auch in Zeiten, in denen wir in Wissenschaft, Politik und Wirtschaft über das sogenannte bedingungslose Grundeinkommen diskutieren, werden Personen für Arbeit, die ihnen ihren Lebensunterhalt sichern soll, ausgebildet, und Organisationen müssen für die ausgeübte Arbeit, auf die sie angewiesen sind, bezahlen. Die Veränderungen, die wir gegenwärtig in der Arbeitswelt beobachten können, scheinen eher ein neues und sich immer schneller wandelndes Mischungsverhältnis anzudeuten; und zwar auf der einen Seite im Rahmen beruflicher Erwerbstätigkeit selbst, auf der anderen Seite aber auch im Verhältnis der Erwerbsorientierung zu gemeinschaftsorientierten Tätigkeiten und Formen von »Eigentätigkeit im persönlich-familiären Bereich«[53].

---

52 Rudi Palla, Das Lexikon der untergegangenen Berufe. Von Abdecker bis Zokelmacher, Frankfurt a. M. 1998.

53 Gerhard Willke, Die Zukunft unserer Arbeit, Frankfurt a. M./New York 1999.

In diesem Sinne könnte danach gefragt werden, ob nicht auch die sogenannte Bürgerarbeit[54] besondere Wissens- und Qualifikationsformen benötigt. Wenn man festhält, dass die Berufsarbeit heute nicht nur der Sicherung des materiellen Lebensunterhaltes dient, sondern auch in Form von Sinnstiftung als Persönlichkeitsvariable fungiert, dann ergibt sich hier eine interessante Überschneidung damit, inwieweit Personen auch um ihre Bürgerarbeit herum Selbstkonzepte ihrer Persönlichkeit konstruieren können. Festzustellen ist, dass viele Modelle der Bürgerarbeit auf das hinauslaufen, was der amerikanische Soziologe Talcott Parsons mit der Gemeinwohlorientierung als einem wesentlichen Kennzeichnen von Professionen herausgestellt hat.[55] Diese besonderen Berufsgruppen haben nach Parsons so etwas wie die Form einer »Solidarität unter Fremden« kultiviert[56], also eine besondere kollektivitäts- und klientenorientierte professionelle Ethik und Moral. Man könnte also hiermit die Frage anreißen, inwieweit Bürgerarbeit zur Integration moderner hochindividualisierter Gesellschaften beiträgt, oder anders: ob man nicht auch Bürgerarbeit als Beruf beschreiben kann. Aber das wäre schon wieder ein neues Aufsatzthema.

---

54 Ulrich Beck, Arbeitswelt (s. Anm. 43).

55 Talcott Parsons, The Professions and Social Structure, in: Social Forces 17 (1939), 457–467.

56 Hauke Brunkhorst, Solidarität unter Fremden, in: Arno Combe/Werner Helsper (Hrsg.), Pädagogische Professionalität. Untersuchungen zum Typus pädagogischen Handelns, Frankfurt a. M. 1996, 340–367.

3. Berufung heute

Die gemeinsame Berufung aller Getauften – Pastorale Konsequenzen und Chancen

Ein Beitrag aus katholischer Perspektive

Kathrin Speckenheuer

In den aktuellen kirchlichen Zukunftsdebatten ist im Kontext einer allgemeinen Erneuerung von Kirche häufig von der gemeinsamen Berufung aller Getauften die Rede. Obwohl viele der geführten Diskurse nicht neu sind, wird der Berufungsbegriff an sich und die Frage, inwiefern sich im Organisationsraum Kirche zukünftig Berufungen entdecken und fördern lassen, auf den unterschiedlichsten Ebenen auf vielfältige Weise gebraucht und diskutiert. Ein Blick in die Pastoralen Leitlinien der deutschen Diözesen offenbart die hohe Relevanz, die das Berufungsthema einnimmt: Nahezu alle Bistümer bearbeiten die Frage nach der theologischen Dimension der Berufung und entwerfen auf dieser Basis ein Konzept zur praktischen Gestaltung einer zukunftsfähigen Berufungspastoral. Nicht selten wird diese in die pastoralen Kontexte der Engagement- und Charismenförderung integriert, mit dem Ziel, einen grundlegenden Paradigmenwechsel vorzunehmen: Insofern geht es im Hinblick auf das freiwillige Engagement eines Einzelnen weniger darum, dass sich dieses in die bisherigen Strukturen einfügt, sondern vielmehr um die Möglichkeit eines jeden Menschen, im persönlichen Engagement, das den je eigenen Begabungen und Fähigkeiten entspricht, seine individuelle Berufung zu entdecken, Christsein zu entfalten und den Glauben aktiv zu leben. In diesem Zusammenhang hat die Deutsche Bischofskonferenz im Jahr 2015 im Dekret »Gemeinsam Kirche sein« sehr klar den Berufungsgedanken sowie das gemeinsame Priestertum aller Getauften fokussiert: Neben einer theologischen Fundierung der großen Themenkomplexe rund um Berufung und Charismen wird ein fundamentaler Perspektiv- und Mentalitätswechsel für die Kirche gefordert, der eine große Beteiligung vieler am kirchlichen Leben ermöglichen und fördern soll.[1]

Es fällt jedoch auf, dass die Rückbesinnung auf die gemeinsame Berufung aller Getauften vor allem als Reaktion auf die gegenwärtigen kirchlichen und gesellschaftlichen Herausforderungen gedeutet werden kann bzw. von kirchlichen Insidern als solche gewertet wird. In Anbetracht schwindender personeller Ressourcen und gewichtiger struktureller Veränderungen stellt sich angesichts der allgemeinen Forderung, die Berufungen der Gläubigen zu entdecken und deren Entfaltung zu ermöglichen, für viele pastorale Akteure die Frage nach einer geeigneten pastoralen Strategie oder Methode. Trotz der allgemeinen Einigkeit der leitenden Funktionäre in den Bistümern darüber, dass die Entdeckung und Förderung von Berufungen zukünftig einen zentralen Platz hinsichtlich der pastoralen Bemühungen einnehmen wird, sind die konkreten Ausführungen, inwiefern ein derartiger Prozess inhaltlich gestaltet werden und gelingen kann, eher undurchsichtig und schwammig. Insofern ringen derzeit nicht nur die strategischen und pastoralen Akteure in den oberen Etagen der Bistümer, sondern vor allem auch die vielen Haupt- und Ehrenamtlichen in den Basisgemeinden nach Lösungen und Ideen, die sowohl grundlegend die Frage nach der Verständlichkeit und Definition des Berufungsbegriffes als auch die pastoralpraktischen Aspekte von Berufung und ihrer etwaigen Förde-

---

1 Sekretariat der deutschen Bischofskonferenz (DBK), »Gemeinsam Kirche sein«. Wort der deutschen Bischöfe zur Erneuerung der Pastoral, Bonn 2015, 5f.

rung betreffen: Was bedeutet der Begriff Berufung und inwiefern lässt sich diese gemeinsam mit Menschen entdecken und entfalten? Welche pastoralen Rahmenbedingungen braucht es dafür?

Bislang existieren einige ansatzhafte und praktische, allerdings keine vollständigen und einheitlichen Antwortversuche auf diese Fragen; eine »Bedienungsanleitung« zur Entdeckung und Förderung von Berufungen und Charismen, die gleichsam für alle pastoralen Orte anwendbar und zielführend ist, wird es nicht geben. Es ist allerdings sehr lohnenswert, die Debatte um das komplexe Berufungsthema nicht nur auf einer amtstheologischen Ebene zu führen, sondern sich vielmehr auf eine theologisch-praktische Ebene zu begeben, um einen Einblick in die konkreten Berufungsgeschichten der Menschen zu erhalten: Denn in der Begegnung mit den einzelnen Menschen ereignet sich eine Begegnung mit Gott, die dazu führen kann, dem Geheimnis der Berufung Gottes auf die Spur zu kommen.

Die Wiederentdeckung des Berufungsbegriffes

Nachdem in der Kirchengeschichte lange Zeit ausschließlich Priestern und Ordensleuten eine Berufung zugesprochen wurde, was zu einer grundlegenden Einengung des Berufungsverständnisses geführt hat, hat es im Zuge des II. Vatikanischen Konzils erste potenzielle und vielversprechende Ansätze gegeben, den Berufungsbegriff auf seine Ursprünge zurückzuführen und seine Engführung zu lösen. Das Konzil hat nicht nur für eine Ausweitung und Aufwertung des Berufungsverständnisses geworben, sondern den Begriff der Taufberufung maßgeblich geprägt. Es hebt dabei die Gleichheit und die gemeinsame Berufung aller Christen durch die Taufe hervor, die zur Teilhabe am

Aufbau von Kirche befähigt.[2] Aufgrund der volkskirchlichen Strukturen und einer deutlich höheren Anzahl von Priestern, die den Bedürfnissen von Gemeinden in Form der Versorgungslogik gerecht wurden, bedurfte es lange Zeit kaum einer partizipativen Mitverantwortung von Getauften. Vielmehr ist die christlich-abendländische Kultur seit der Konstantinischen Wende volkskirchlich geprägt, sodass die Teilhabe am kirchlichen Leben meist keine persönliche Glaubensentscheidung voraussetzt bzw. vorausgesetzt hat.[3] Erst der Umgang mit den aktuellen Herausforderungen und die Erfahrung einer spürbaren Veränderung des kirchlichen Lebens führten dazu, dass sich die Diskussion um die gemeinsame Berufung aller Getauften neu entzündet und in den letzten Jahren an hoher Aufmerksamkeit, Bedeutung und Brisanz gewonnen hat. Kirchlicherseits wird von den Gläubigen zunehmend ein persönliches und fundiertes Glaubensbekenntnis mit entsprechender Übernahme einer christlichen Verantwortung erwartet. Viele sehen in einer Pastoral der Berufung, die die Mitwirkung aller Gläubigen intendiert, die Chance, dass Kirche eine neue Gestalt erlangen, sich grundlegend erneuern und zukunftsfähig bleiben kann.

Nicht wenige Gläubige kritisieren allerdings, dass ihr Mittun erst mit dem Wegfall hauptberuflicher Kapazitäten erwünscht sei und sie sich von ihrer Kirche als Lückenfüller für die notwendigen Aufgaben unter dem Deckmantel der Berufung missbraucht fühlen. Sie sehen in der Wiederentdeckung der Berufungspastoral eine Art kirchliche Notlösung, um den Priestermangel und weitere schwindende personelle Ressourcen zu kompen-

---

2 Dogmatische Konstitution Lumen Gentium (LG), abrufbar: http://www.vatican.va/archive/hist_councils/ii_vatican_council/documents/vat-ii_const_19641121_lumen-gentium_ge.html, (Stand: 04.11.2016), 15.

3 Daniela Bethge/Maria Widl, ›Ite, missa est – Der Sinn der Sammlung liegt in der Sendung‹. Wie Arbeit, Berufung und Engagement zusammenhängen, in: PThI 32 (2012), 105.

sieren. Derartige Aussagen zeigen, dass die Engagierten in den Gemeinden das Gefühl haben, Kirche würde mit der gesamten Berufungsthematik lediglich auf eine aktuelle Situation reagieren; zum anderen wird deutlich, dass es selbst kirchlichen Mitarbeitern häufig nicht gelingt, Glaubensinhalte verständlich nach außen zu kommunizieren. Vor diesem Hintergrund gilt es, die Kritik und damit verbundene Ängste ernst zu nehmen und sich damit im gemeinsamen Gespräch mit den Gläubigen auseinanderzusetzen: Eine ernst gemeinte Berufungspastoral muss den Menschen den Mehrwert sowie den Sinn eröffnen, der für sie in der Entdeckung und Entfaltung ihrer eigenen Berufung liegt. Die gegenwärtigen kirchlichen Entwicklungen haben vermutlich wesentlich dazu geführt, die zentrale Botschaft der Berufung aller Getauften wiederzuentdecken und sich darauf zu besinnen, dass die Bedeutung und Verantwortung jedes einzelnen Christen unabhängig von der Anzahl des hauptamtlichen Personals ist.[4] Deshalb können und müssen die aktuellen komplexen Herausforderungen als potenzielle Chance erkannt und genutzt werden, um eine grundlegend neue und zunehmend partizipative Kirche zu schaffen.

Die theologische Dimension von Berufung aus katholischer Perspektive

Die zahlreichen Berufungsgeschichten in der Bibel, die oft auch heute noch faszinieren, veranschaulichen auf vielfache Art und Weise, inwiefern sich ein Berufungsgeschehen zwischen Gott und Mensch ereignen kann. Bereits im Kontext des Alten Testaments begegnen uns unterschiedliche Bedeutungen des Berufungsbegriffes, die aber von der Grundbestimmung her darauf

4 DBK, Kirche sein (s. Anm. 1), 15.

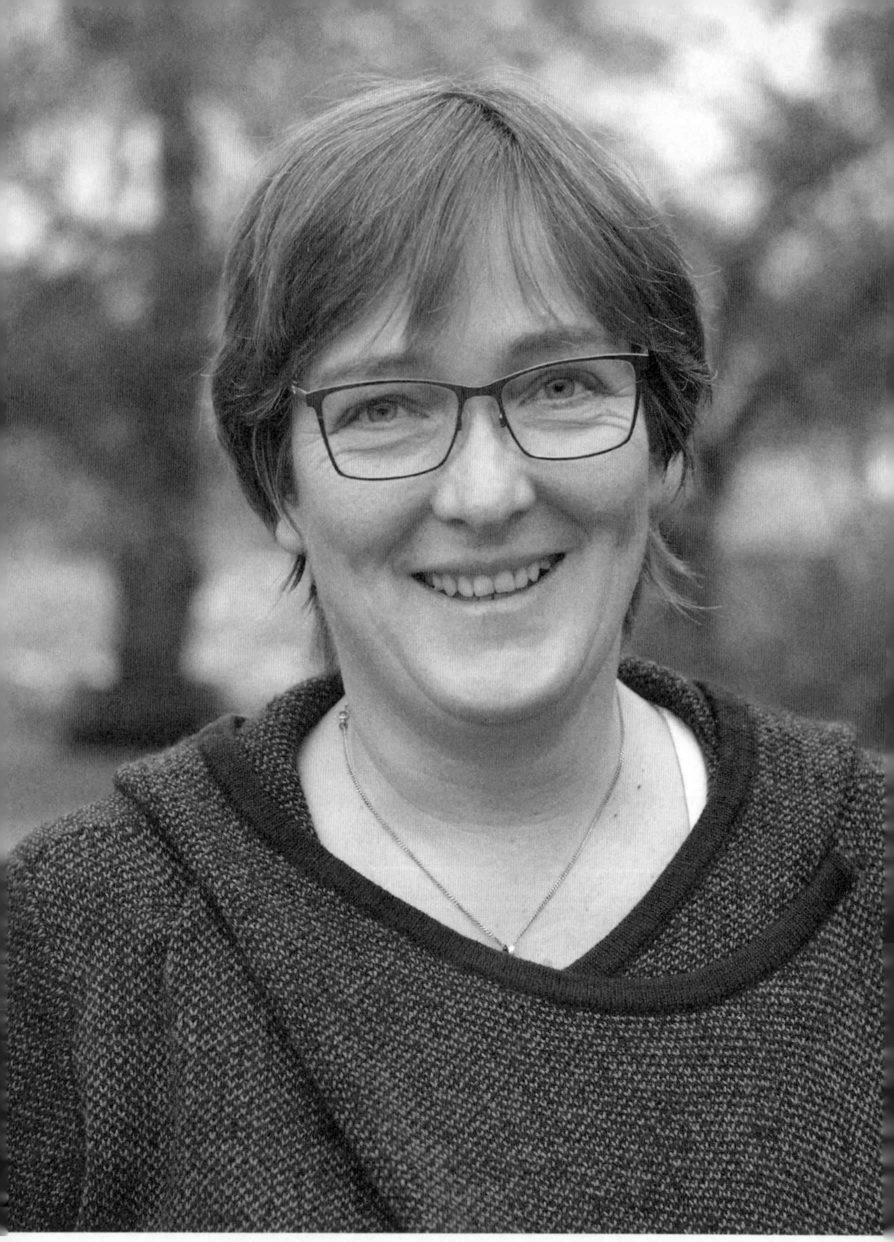

Gisela

Heilerziehungspflegerin und Coach für Sozial- und Pflegeberufe, arbeitet als Abteilungsleiterin in einer Einrichtung für Menschen mit Behinderung

»Meine Arbeit ist für mich ein wichtiger Bereich in meinem Leben. Neben meiner Familie, die an erster Stelle steht, ist die Arbeit sowohl zeitlich als auch inhaltlich ein großer Faktor. Ich beschäftige mich gerne damit, kann mich weiterentwickeln und Ziele verfolgen.«

»Meine Eltern haben, als ich etwa dreizehn Jahre alt war, einen Nachbarsjungen mit einer Behinderung betreut. Dabei hat sich herausgestellt hat, dass ich eigentlich den besten Zugang zu ihm hatte. Und da bin ich einfach drangeblieben, habe Praktika gemacht, die meinen Berufswunsch weiter bestärkt haben, und jetzt übe ich den Beruf seit 30 Jahren aus und habe immer noch Freude daran.«

»Besonders viel Spaß machen mir die spontanen Gespräche mit den Bewohnern, die mein Leben mit ihrer fröhlichen, freundlichen und offenen Art bereichern. Außerdem die Arbeit mit den Mitarbeitern. Wenn wir für die Probleme, die bewältigt werden müssen, Lösungswege finden, dann kann ich ganz zufrieden nach Hause gehen.«

»Belastend sind Krankheitswellen, wenn viele Bewohner und gleichzeitig viele Mitarbeiter krank sind – das ist schon eine Herausforderung.«

»Wenn Geld keine Rolle spielen würde, würde ich beruflich das Gleiche machen. Der Beruf ist für mich sowieso nicht geldabhängig. Ich finde es gut und wichtig, dass man davon leben kann – überhaupt keine Frage. Aber die Arbeit mit Menschen, die wäre es wieder – ganz bestimmt!«

»Für meine berufliche Zukunft wünsche ich mir, dass ich mir meine Art, fröhlich an Probleme heranzugehen oder eine Weiterentwicklung voranzutreiben, beibehalten kann. Und dass ich gesund bleibe – nur so kann ich dann auch arbeiten.«

verweisen, dass Gott einzelne Menschen in besonderer Weise beruft und ihnen einen individuellen Auftrag erteilt.[5] Im Neuen Testament verdeutlicht und konkretisiert sich der Berufungsgedanke, indem Jesus als Gott selbst Menschen beruft und sie dazu auffordert, ihm im Glauben nachzufolgen. Viel zu oft wird dabei jedoch vergessen, dass Berufungsgeschichten nicht nur alte Erzählungen sind, die sich vor vielen Jahren ereignet haben, sondern Gott auch heute noch Menschen beruft – und das an jedem einzelnen Tag.

Aus schöpfungstheologischer Perspektive kennzeichnet Berufung ein grundsätzliches Wesensmerkmal des Menschseins: Gott beruft den Menschen ins Leben und befähigt ihn, auf diesen Ruf zu antworten. Damit kann Berufung als ein Beziehungsgeschehen zwischen Gott und dem einzelnen Menschen bezeichnet werden, die dem ganzen Gottesvolk zuteilwird. In diesem Sinne ist jeder Mensch eine Selbstaussage und eine Offenbarung Gottes in dieser Welt. Die Berufung ins Dasein ist nicht nur ein Geschenk, sondern gleichzeitig ist es die Aufgabe eines jeden Menschen, auf Gottes Ruf zu antworten und auf diese Weise die je individuelle Berufung zu erkennen.

Christen sind durch die Taufe auf besondere Weise berufen: Ihre Antwort konkretisiert sich in der bewussten Annahme ihrer Berufung von Gott und vollzieht sich in der Realisierung ihres Sendungsauftrages, indem sie ihre Verantwortung für Kirche und Welt wahrnehmen und im christlichen Glauben ihr Leben gestalten. Um ihren Auftrag zu erfüllen, erhalten sie von Gott je individuelle Talente und Begabungen, sogenannte Charismen, die dem Aufbau von Kirche dienen. In diesem Sinne haben Christen bereits von der Taufe an Anteil an der Sendung von Kirche und am Aufbau des Leibes Christi und müssen nicht eigens

---

5 Bethge/Widl, Sinn (s. Anm. 3), 105.

dafür beauftragt werden.[6] Diese Tatsache schafft eine fundamentale Gemeinschaft von Berufenen und begründet das einheitsstiftende Element in der Vielfalt der unterschiedlichen Berufungen und Charismen. In ihrer Intensität können sie sich unterscheiden; jedoch ist jede einzelne Berufung und jedes einzelne Charisma gleichermaßen wertvoll und unverzichtbar für den Aufbau des Reiches Gottes in dieser Welt. Entsprechend ist es die Aufgabe jedes Christen, die eigenen Charismen zu entdecken und sie für die Gestaltung von Kirche und Welt einzusetzen. Engagement kann in diesem Kontext eine Möglichkeit darstellen, der eigenen Berufung auf die Spur zu kommen. Viele Gläubige äußern zudem vermehrt den Wunsch, aktiv das Leben der Kirche mitzugestalten und mitzuentscheiden: In der Bereitschaft, sich aus diesem christlichen Sendungsgedanken heraus zu engagieren, drückt sich nicht nur ein erneuertes christliches Selbstverständnis aus, sondern es zeigt sich vor allem, dass Menschen sich vom Evangelium und der Liebe Gottes ergriffen fühlen.[7] Es braucht demnach vor allem offene Strukturen, die es Menschen ermöglichen, ihre Berufung zu entdecken und zu entfalten.

Von Gott gerufen – Mit Charisma begabt

Es wurde bereits deutlich, dass die Berufungsthematik und eine damit verbundene Erneuerung von Kirche unmittelbar die Frage nach den Charismen der Menschen und deren Förderung aufwirft. Die Tatsache, dass Gott Begabungen und Talente schenkt, mit deren Hilfe Menschen ihre Berufung verwirklichen können, zeigt, dass die Entdeckung von Berufungen in gleicher Weise die Entdeckung von Charismen einschließt: Indem die Getauf-

---

6 DBK, Kirche sein (s. Anm. 1), 35.

7 A.a.O., 13f.

ten ihre Charismen leben, realisieren sie ihre Berufung.[8] Gerade in Anbetracht der strukturellen und personellen Herausforderungen wird verstärkt von den deutschsprachigen Diözesen auf die Berufung jedes einzelnen Christen verwiesen und eine charismenorientierte Beteiligung aller Getauften gefordert.

Der Begriff Charisma ist griechischer Abstammung und bedeutet so viel wie Gnadengabe oder Gnadengeschenk. Aus theologischer Perspektive hat der Charismenbegriff seine Ursprünge bei Paulus, dessen Charismenlehre heute in der Regel als Basis für Begriffsbestimmungen dient. Dem paulinischen Wortsinn nach sind Charismen eine Vielfalt von unterschiedlichen Gnadengaben, die Gott den Getauften schenkt, damit sie am Aufbau des Leibes Christi mitwirken können. Charismen folgen in diesem Sinne der Logik von Beschenken und Empfangen: Gott schenkt den Menschen Charismen, ohne dass es irgendeiner Voraussetzung bedarf. Der Mensch ist lediglich Empfänger und Beschenkter. Damit geht jedoch auch einher, dass man Charismen weder planen, noch besitzen, noch machen und schon gar nicht steuern kann.[9] Charismen sind im Menschen angelegt und werden vom dynamischen Wirken des Heiligen Geistes geschenkt, aktiviert und immer wieder neu hervorgebracht. Matthias Sellmann bringt die Verbindung von Berufung und Charisma in diesem Sinne auf den Punkt: »Charismen ›hat‹ man nicht, sie sind nicht einfach verfügbar; man lebt aus ihnen und bezeugt sie.«[10] Da sich in der Entfaltung eines Charismas die eigene Berufung konkreti-

---

8 Erzbistum Paderborn, Das Zukunftsbild, Paderborn 2014, 43.

9 Elisa Kröger, Das Unplanbare einplanen. Charismenorientierung als Fundament einer pastoralen Strategie, in: Anzeiger für die Seelsorge. Zeitschrift für Pastoral und Gemeindepraxis 6/2014, 15.

10 Sellmann, Matthias, ›Niemand ist unbegabt – Kirchesein aus den Charismen der Leute‹. Vortrag in Essen am 23.11.2011, online: http://www.ehrenamt-caritas-essen.de/fileadmin/inhalte/PDF_Dateien/Doku_Sellmann-PPP.pdf, (Stand 04.11.2016).

siert, ist es von zentraler Bedeutung, Charismen zu entdecken, zu fördern und zu koordinieren, damit möglichst alle Gläubigen ihre Berufung als Christen leben können.

Einer berufungs- und charismenorientierte Pastoral liegt zugrunde, dass sie davon ausgeht, dass sie die Vielfalt von Berufungen und Charismen der Menschen nicht erst erschaffen muss, sondern sie diese bereits als vorhanden voraussetzen kann. Im Vertrauen, dass Gott der Kirche die Charismen schenkt, die aktuell für die Sendung und den Aufbau von Kirche relevant sind, muss eine derart konzipierte Pastoral den einzelnen Menschen voll und ganz in den Fokus ihrer Ausrichtung stellen. Dies erfordert von allen Beteiligten eine Kultur der Aufmerksamkeit, Anerkennung und Wertschätzung, um die vielen verschiedenen Begabungen und Talente, die Gott seiner Kirche schenkt, wahrzunehmen. Dabei kann ein Talent oder eine Fähigkeit ein Hinweis auf ein Charisma sein, das das Wirken des Heiligen Geistes entweder erkennen lässt oder selbiges ermöglicht wird, indem ein *Mehr* an Gemeinschaft erwächst und es an dieser ausgerichtet wird. Die Entdeckung von Charismen und Berufungen muss dabei in einen ekklesiologischen Prozess eingebunden sein: Werden Charismen gesucht und gefördert, müssen sie auch eine neue Art von Kirche hervorbringen und hervorbringen dürfen.[11] Versteht sich die Kirche als »Zeichen und Werkzeug für die innigste Vereinigung mit Gott wie für die Einheit der ganzen Menschheit«,[12] darf sie ihr Wirken nicht binnenkirchlich einengen. Charismen werden nicht nur in den Gemeinden, sondern auch in Gesellschaft und Welt gebraucht und dürfen nicht für den Erhalt gemeindlicher Strukturen missbraucht werden. Dies erfordert seitens der Gemeinden einen grundsätzlichen Mentalitätswandel sowie eine Öffnung

---

11 Stefan Moosburger, Charismen und Kirchenentwicklung oder: Wie geht eine Charisma-first-Strategie konkret?, in: Lebendige Seelsorge 6/2014, 405.

12 LG 1 (s. Anm. 2).

und ein Umdenken der bisherigen Denk- und Haltungsmuster: Eine Pastoral der Berufung orientiert sich radikal an den Charismen der Menschen. Es gilt, die pastorale Praxis nicht mehr von vorgefertigten Aufgaben her zu denken, sondern vielmehr diese von den Begabungen der Gläubigen her zu konstruieren. Dazu bedarf es vielfältiger Ermöglichungsräume und Experimentierfelder, die ein spontanes und unplanbares Wirken des Heiligen Geistes ermöglichen, durch das Christen ihre Berufungen und Charismen entfalten und ihren Beitrag am Aufbau des Reiches Gottes leisten können.

Berufung – Einblicke in die pastorale Wirklichkeit

Die theologische Skizzierung des aktuellen Berufungsdiskurses offenbart die Entfaltung von Charismen als grundlegende Form, die eigene Berufung zu verwirklichen. Die Berufungspastoral setzt auf die persönlichen Berufungsgeschichten der Menschen und erwartet von jedem Einzelnen ein lebendiges Glaubenszeugnis sowie die Übernahme christlicher Verantwortung. Insofern wird die Diskussion um die Frage nach einer geeigneten Strategie für eine gelingende und zielführende Berufungspastoral zunehmend auch im Kontext der Engagementförderung geführt. Dabei geht es nicht um die Rekrutierung freiwillig Engagierter für Aufgaben, die innerhalb gemeindekirchlicher Strukturen als notwendige Tätigkeiten deklariert werden, sondern vor allem um die Unterstützung und Befähigung von Menschen, um diesen eine Entfaltung ihres Christseins zu ermöglichen. Dazu gehört, die eigene Berufung zu erkennen, auskunftsfähig für den eigenen Glauben zu sein, ein Bewusstsein für diesen zu erlangen sowie die individuellen Talente für den Aufbau des Reiches Gottes einzusetzen.

Bevor jedoch Methoden, Strategien und instrumentelle Tools, die der Entdeckung und Förderung von Berufungen und Charismen dienen sollen, entwickelt und ins pastorale Spielfeld gebracht werden können, ist es sinnvoll, sich einen realistischen Überblick über die pastorale Wirklichkeit und die Situation der Menschen vor Ort zu verschaffen und diese theologisch zu deuten. Derartige Erkenntnisse können dazu beitragen, ein Gefühl und ein Bewusstsein für die Bedürfnisse, Freude und Hoffnungen, Trauer und Ängste der Menschen[13] zu bekommen, um eine Pastoral zu konzipieren, die diese ernst nimmt und ihnen gerecht wird. In diesem Sinne hat das Erzbistum Paderborn gemeinsam mit dem Zentrum für angewandte Pastoralforschung in Bochum eine repräsentative qualitative Interviewstudie durchgeführt.[14] Im Vordergrund stand das Ziel, die gegenwärtige Situation im Erzbistum Paderborn hinsichtlich der Motive und Formen persönlichen Engagements abzubilden, um Einblicke in die Berufungsgeschichten der Menschen zu erhalten. In diesem Zusammenhang wurden Engagierte auch konkret zu ihrem Berufungsbegriff befragt. Vor dem Hintergrund einer geforderten Pastoral, die auf die Berufungen und Charismen der Getauften setzt, stellte sich die grundlegende Forschungsfrage, inwiefern Engagierte ihr alltägliches Leben mit einer persönlichen Glaubensrelevanz verknüpfen und ihre Lebenseinstellungen sowie ihr individuelles Engagement mit einem Glaubensmotiv verbunden sind. Die in Form einer qualitativen Datenerhebung gewonnenen soziologischen Erkenntnisse zeigen unter anderem, dass Engagement

---

13 GS 1, Dogmatische Konstitution Gaudium et spes, online: http://www.vatican.va/archive/hist_councils/ii_vatican_council/documents/vat-ii_const_19651207_gaudium-et-spes_ge.html (Stand 04.11.2016).

14 Matthias Sellmann, Taufberufung als Referenzgröße zukunftsweisender Bistumsentwicklung, Ausführlicher Bericht online: http://www.zap-bochum.de/content/workingpaper_Zwischenbericht_Projektgruppe_Taufberufung_04.2016.pdf (Stand 14.02.2017).

starke Gefühle im Menschen auslösen kann, die wesentlich zur Motivation beitragen. Ebenfalls eröffnet Engagement vielen Menschen die Möglichkeit, sich mit ihren Talenten und Fähigkeiten zu entfalten. Deshalb überrascht es nicht, dass als grundlegende Motive für das persönliche Engagement Treiber wie das Erleben von Gemeinschaft, Spaß haben, Selbstverwirklichung oder die Übernahme von Verantwortung eine zentrale Rolle spielen. Menschen suchen demzufolge »auf Basis einer dispositionell motivierten Grundentscheidung ein subjektiv als sinnvoll erkanntes Handlungsfeld, dessen Zielsetzung attraktiv ist und individuell als erreichbar erlebt wird«[15]. Auffällig ist allerdings, dass die Beschreibung von Tätigkeiten, die im Engagement geleistet werden, durchgängig leichter fällt als die Formulierung der dahintersteckenden Beweggründe. Gerade im Hinblick auf die kirchlich Engagierten wurde deutlich, dass deren Engagement in einem engen Zusammenhang mit ihrer religiösen Sozialisation steht. Daher stellt die ehrenamtliche Tätigkeit für sie etwas Selbstverständliches und wenig Hinterfragtes dar – ein Grund, weshalb Glaube als Motiv, wenn überhaupt, nur selten offen thematisiert oder genannt wurde. Obwohl Religion und Glaube in der Regel positiv konnotiert und als tröstende Stütze im Alltag benannt wurden, wurde das Engagement aus dem Glauben heraus nur selten als Motiv genannt. Damit sinkt die Zahl derer, die als authentische Glaubenszeugen Fundamente des christlichen Glaubens weitergeben.

Insbesondere vor dem Hintergrund, dass die deutschen Bistümer verstärkt auf die Berufungen und die Charismen vertrauen und deren Entfaltung zunehmend fördern wollen, erweisen sich die prägnanten Erkenntnisse im Hinblick auf das, was die Menschen mit dem Begriff Berufung verbinden, zunächst als deut-

---

15 Dorothea Steinebach, Den Anderen begegnen. Zur Zukunft von Haupt- und Ehrenamt in der katholischen Kirche, Würzburg 2010, 305.

liche Ernüchterung: Der Berufungsbegriff ist semantisch sehr unterschiedlich geprägt und gilt als zu dauerhaft, zu statisch, zu elitär und zu fremdbestimmend. Entsprechend wird er von den Befragten nicht von selbst aufgegriffen, da er für die persönliche Lebensgestaltung keine Bedeutung hat und als Identitätskonzept für die eigene Person abgelehnt wird, wie folgende Zitate zeigen: »Nein. [Berufung] Definitiv nicht. Das mache ich aus meinem puren Interesse« oder »Ich würde jetzt nicht sagen, mit dem Glauben zusammenhängt […] und Berufung gibt es nicht.«[16]

Generell scheinen etwaige christliche Deutungen von ehrenamtlichem Engagement unbekannt, wenn nicht sogar unattraktiv zu sein. Gerade für binnenkirchlich sozialisierte Engagierte ist der Begriff Berufung oft *religiösen Experten* wie Priestern vorbehalten und wird auf das geistliche Amt enggeführt: »Ja, könnte man so erzählen, wenn ich Priester werde, ist das eine Berufung von ganz oben (von Gott). […] Ja, in der Kirche berufen, aber das Amt eben, was die Laien ausführen, da fällt es mir schwer zu sagen, dass das eine Berufung von Gott ist […].«[17] Eine kirchliche Sozialisation und das Aufwachsen in christlichen Strukturen fördern demnach nicht die Sprach- und Auskunftsfähigkeit für den eigenen Glauben. Ähnliche Erkenntnisse betreffen die Verbindung von Berufung und Taufe: Von den befragten Engagierten wurde kein Zusammenhang zwischen der eigenen Taufe und der persönlichen Berufungsgeschichte hergestellt. Das zeigt, dass die kommunikativen Schwierigkeiten sich noch verschärfen, wenn nicht von Berufung, sondern gar von Taufberufung die Rede ist.

---

16 Transkribiertes und anonymisiertes Interviewmaterial, einsehbar bei der Autorin.

17 Ebd.

Theologische Konsequenzen und pastorale Chancen

Aus der Studie geht hervor, dass es den Bistümern kaum gelingt, die Theologie der Berufung in ihrer praktischen Ausführung zu vermitteln und den Menschen einen Zugang zu dieser zu ermöglichen. Auch wenn die Erkenntnisse angesichts einer von den verantwortlichen Funktionären anvisierten Berufungspastoral auf den ersten Blick ernüchternd wirken, geben sie doch wertvolle Hinweise darauf, inwiefern eine Berufungspastoral, die den Menschen als göttliche Offenbarung in den Mittelpunkt stellt, pastoralplanerisch grundlegend fokussiert werden muss.

Ein grundlegendes Problem zeigt sich in der Verwendung und Kommunikation von Begriffen, die in der Kirchensprache gezielt gebraucht werden, die aber auf die Gläubigen an der Basis ziemlich unverständlich wirken und in Folge dessen nicht auf sich bezogen werden können oder wollen. Die Schwierigkeiten liegen allerdings mit Blick auf den Berufungsbegriff nicht in dem Begriff selbst, sondern vielmehr im semantischen Zusammenhang, der den Menschen vermittelt wird oder sich bereits im Bewusstsein festgesetzt hat. Die inhaltliche Konzeption rund um den Berufungsbegriff, wie sie oben bereits angerissen wurde, ist grundsätzlich kompatibel und hoch anschlussfähig mit den Erfahrungen, die die Menschen in ihrem Engagement und ihrem Alltag machen. Die Praxis der Interview-Gespräche ergab durchweg, dass die Menschen sehr dankbar dafür waren, dass sich jemand mit ihnen über ihr Leben, ihre Biografie und ihr Engagement unterhalten und sich dafür interessiert hat. Für viele ergab sich in diesem Rahmen das erste Mal die Möglichkeit, ihr ehrenamtliches Engagement zu reflektieren und Motive zu ergründen. Alle Teilnehmer haben die Gespräche für sich selbst als wohltuend, wertschätzend und sehr positiv erlebt. Dies zeigt, dass eine große Chance darin liegt, Menschen von ihren Erfahrungen erzählen zu lassen.

Hans Joas verweist in seiner Theorie der Wertebindungen[18] darauf, dass Menschen in ihren Erfahrungen eine Form von Selbsttranszendenz erfahren, die persönlichkeitsprägend und wertebindend wirkt und einer anschließenden Deutung und Artikulation bedarf. Es liegt viel Potenzial darin, die Basiserfahrungen, die Menschen in ihrem Engagement machen, nachträglich religiös zu deuten, um Engagierten eine Ausdrucksmöglichkeit ihrer Erfahrungen anzubieten. Dies würde abermals ein Umdenken in der Pastoral bedeuten: Anstatt Menschen in Gottesdiensten und Katechesen darauf hinzuweisen, dass sie eine Berufung haben (ohne die Bedeutung des Begriffes dabei tatsächlich verständlich zu artikulieren oder zu kommunizieren) und sie diese in den Dienst der Kirche stellen sollen, wäre es zielführender, dass Menschen diese von selbst entdecken und ein entsprechendes christliches Deutungsangebot erhalten. Die Aufgabe pastoraler Akteure wäre dann, die Menschen aufzusuchen, ihnen zuzuhören und gemeinsam mit ihnen in einem Begleitprozess Erfahrungen religiös zu deuten: »[…] mir ist aufgefallen, dass sich jetzt im Laufe, dass Sie mich haben reden lassen, äh, viele Dinge mir wieder eingefallen sind, […] und das hat mir jetzt irgendwie gutgetan. […] dass ich jetzt mal reden durfte.«[19]

Menschen deuten ihre Erfahrungen subjektiv, und sofern sie keine weiteren Deutungsangebote erhalten, bleiben gemachte Erfahrungen oft unreflektiert im Inneren des Menschen verankert. Werden allerdings neue religiöse Deutungsfiguren- oder muster angeboten, werden diese vom Einzelnen geprüft und mit den eigenen Werten abgeglichen. Häufig führt dieser Vorgang dazu, dass durch bestimmte Deutungen erst bestimmte Erfahrungen ermöglicht werden und es zu einer inneren Ergriffenheit kommt, die den Menschen prägt. Genau dort können und müs-

---

18 Hans Joas, Die Entstehung der Werte, Frankfurt a. M. 1999.

19 Transkribiertes und anonymisiertes Interviewmaterial, einsehbar bei der Autorin.

sen Glaube und Religion ansetzen: Eine wesentliche Aufgabe besteht zukünftig darin, die Sprach- und Auskunftsfähigkeit von Christen zu fördern, damit diese ihre Erfahrungen versprachlichen, deuten und ihren Glauben in die Welt tragen können. Die Engagierten, die in der Studie befragt worden sind, bestätigen, dass die Interviews die Auseinandersetzung mit den eigenen Erfahrungen gefördert haben und bisherige Deutungsmuster neu angereichert worden sind. Ebenso wurde von den Befragten das Konzept des Berufungsbegriffes interessiert geprüft. Die Herausforderung für eine Pastoral der Berufung liegt also darin, den Menschen ein verständliches Berufungskonzept anzubieten, das zu ihren Erfahrungen und ihrer Identität passt. Auf diese Weise wird es Menschen möglich, ihre eigene Berufung zu entdecken und zu begreifen. Dies erfordert eine generelle Reformulierung des Berufungsbegriffes, damit dieser anschlussfähig an die Lebenswelten und alltäglichen Erfahrungen der Menschen ist.

Ermöglichen statt Erlauben

Nimmt Kirche ihren Auftrag, den Berufungen der Menschen zu dienen, ernst, steht der Pastoral ein grundlegender Perspektivwechsel bevor, der nicht nur für die Getauften vor Ort, sondern auch für die hauptamtlichen Akteure zahlreiche Veränderungen mit sich bringt: Die Rolle der hauptamtlich Tätigen wird zunehmend darin bestehen, Menschen zu befähigen, ihr Christsein zu entfalten. Dies kann gelingen, indem sie sich gemeinsam mit den Menschen in einen Dialogprozess begeben, um ihre Begabungen, Talente und Charismen zu entdecken, diese mit ihnen im Glauben zu deuten und sie zu bestärken. Darin wird Kirche ihrem diakonischen Auftrag des Zudienstenseins gerecht, da sie den schöpfungstheologischen Grundsatz vertritt, dass jeder

Mensch ein geliebtes, wertvolles und einzigartiges Geschöpf Gottes ist, dem individuelle Fähigkeiten geschenkt worden sind, um am Aufbau von Kirche mitzuwirken. Gerade in einer Zeit, in der Glaube zunehmend an Selbstverständnis und Plausibilität verliert und zu einer privaten Angelegenheit wird, ist es umso wichtiger, gemeinsam mit den Menschen ihren Glauben zu ergründen und diesen in Worte zu fassen und damit ein verantwortbares Glaubenszeugnis zu ermöglichen. Gleichzeitig versucht die Kirche auf diese Weise die Menschen für ihre Berufung und Charismen zu sensibilisieren sowie sie zu deren Entfaltung zu ermutigen, wodurch sie ihren missionarischen Auftrag erfüllen kann. Daher braucht es keine Konzepte, mit deren Hilfe man die Menschen »ins Spiel bringen« kann, sondern vielmehr Räume, innerhalb derer diese erfahren, dass sie bereits alle »im Spiel« und an der Sendung Jesu Christi beteiligt sind.[20] Eine ernst gemeinte Berufungspastoral hat demnach nichts mit einem großzügigen Erlauben zu tun, durch das Hauptamtliche »ihren Engagierten« die Übernahme von Aufgaben zugestehen. Ein ehrlicher Paradigmenwechsel stellt eben nicht mehr die Aufgabe, die vermeintlich notwendige Tätigkeit, in den Vordergrund, sondern nimmt stattdessen den Menschen mit seiner Berufung und seinen Begabungen in den Fokus und überlegt mit diesem gemeinsam, auf welche Art und Weise sich seine Berufung entfalten kann. Da Kirche das allumfassende Heilssakrament ist, zu allen Menschen in der Welt gesandt,[21] darf und muss dieser Ermöglichungs- und Erfahrungsraum auch außerhalb bisher bekannter und gelebter Gemeindestrukturen eröffnet werden. So könnte eine Erneuerung der kirchlichen Gestalt herbeigeführt werden, denn auch die Menschen sind mit ihren Charismen zu allen Menschen gesandt und sind authentische Glaubenszeugen

---

20 Kröger, Das Unplanbare (s. Anm. 9), 16.

21 LG 1 (s. Anm. 2).

in der Welt: Dort, wo Menschen ihren Glauben leben und in dem Bewusstsein eines berufenen Christen leben, da entstehen Orte des Glaubens. Für die vielen verschiedenen Begabungen und Charismen reichen die gemeindlichen Strukturen nicht aus. Deshalb wird es Aufgabe der Hauptberuflichen sein, Charismen zu koordinieren, zu moderieren und zu vernetzen, um die vielen von Gott gewollten Berufungen zu entfalten.

Berufung – sinnstiftendes Identitätsangebot und Dienst am Reich Gottes

Es ist ein großer Gewinn, dass die Frage um Berufungen und Charismen in den aktuellen Diskussionen so theologisch, pastoralpraktisch, offensiv und lösungsorientiert behandelt wird, da das die Rückbesinnung auf die gemeinsame Berufung der Getauften und die Einheit in der Vielfalt unter den Christen fördert. Die intensive Auseinandersetzung mit dem Glauben, die man derzeit verstärkt beobachten kann, führt dazu, dass sich Menschen fragen und vergewissern, woran sie glauben und was im Leben sinnstiftend sein kann. Die Frage nach dem Sinn des Lebens und die eigene Biografie stellen wichtige Schaltstellen dar, auf die die Kirche durch den Glauben eine wesentliche Antwort geben kann. Gott möchte, dass jeder Mensch ein Leben in Fülle hat (Joh 10,10). Gott schenkt dem Menschen Charismen, damit ihr Leben gelingen kann und sie ein sinnerfülltes Leben führen können, indem sie Talente für andere in Kirche und Welt einsetzen. Berufung ist in diesem Sinne der Wunsch und das Streben nach einem erfüllenden Leben. In dieser Hinsicht reicht es nicht aus, mit den Menschen ihre Fähigkeiten und Talente zu entdecken; es bedarf eines wesentlich weiterreichenden Prozesses: Engagement bzw. die Entfaltung von Charismen ist die logische Konsequenz aus der Entdeckung von Talenten. Da Charismen für den Dienst am Aufbau des Reiches Gottes gegeben sind, ist es Aufgabe der Kirche, sensibel und aufmerksam die Charismen der Menschen wahrzunehmen und deren Entfaltung zu ermöglichen. Das Einsetzen der eigenen Fähigkeiten für andere ist nicht nur etwas, das dem Dienst an der Sendung dient, sondern ebenso zur eigenen Erfüllung und Zufriedenheit beiträgt. In vielen Interviews der Studie haben die Menschen verdeutlicht, dass sie in ihrem Engagement so viel zurückbekommen, dass sie selbst glücklich sind und völlig in ihrer Tätigkeit aufgehen: »[…] das Faszinierende war […], die Menschen stehen vor Ihnen, strahlen, […] bedanken sich mehrfach, denn die finden das ganz toll, dass man ihnen hilft, und da geht das Herz auf. Das freut einen so riesig […].«[22] Dieses Beispiel zeigt, dass Engagement eine Möglichkeit darstellt, seine Berufung durch den Einsatz der eigenen Charismen zu realisieren. Allerdings dürfen Charismen nicht für die Ehrenamtlichkeit im kirchlichen Raum instrumentalisiert werden, sondern sollen aufgespürt werden, damit Menschen ihre Berufung überhaupt finden[23], um durch ihr Handeln eine Beziehung mit Gott aufzubauen und selbst ein erfüllendes Leben zu finden.

Zusammenfassend wird es zukünftig vor allem darum gehen, Bewusstwerdungsprozesse über das eigene Leben mit den je individuellen Erfahrungen in Gang zu setzen und diese gemeinsam mit den Menschen zu deuten. Die individuellen Biografien bieten dafür die zentralen Anknüpfungspunkte, um diese auf der Folie des Glaubens zu deuten. Den Menschen wird in dieser wertschätzenden und anerkennenden Begleitung ermöglicht, den Kern ihrer ganz persönlichen Mission zu entdecken. Die Frage und Entdeckung der Fähigkeiten kann eine Stärkung und die Motivation, diese einzusetzen, herbeiführen. Das Wissen um die eigenen Fähigkeiten und die Bestärkung des eigenen Selbstbil-

22 Transkribiertes und anonymisiertes Interviewmaterial, einsehbar bei der Autorin.

23 Bethge/Widl, Sinn (s. Anm. 3), 108.

des kann zu einer Entfaltung der eigenen Potenziale führen. In ihrer Selbstverwirklichung und dem Einsetzen ihrer Talente für andere können Menschen ihre Berufung, den Sinn des Lebens und zu Gott finden. Dies verlangt im Gegenzug aber auch den Mut, tatsächlich auf den Modus einer charismen- und berufungsorientierten Pastoral umzuschalten, die Erfahrungs- und Ermöglichungsräume dafür bereitzustellen und die Entfaltung von Berufungen nicht nur zuzulassen, sondern wirklich zu wollen. Bestehende gemeindliche Strukturen würden aufgesprengt, damit die von Gott gewollte Vielfalt zutage treten kann. Zudem braucht es angemessene Deutungsmuster und Metaphern, die den Menschen ein Verstehen des Berufungskomplexes ermöglichen und ihre Sprachfähigkeit fördern, damit sie ihre Berufung erfahren und sich damit identifizieren können. Das radikale Setzen auf Berufungen und Charismen erfordert die Stärke, Verantwortung und Kontrolle abzugeben und neugierig zu beobachten, inwiefern Kirche sich neu gestaltet und entwickelt, ohne planen zu können, was daraus erwächst. Dies wiederum erfordert das Vertrauen, dass Gott weiß, was er tut, da er der Kirche die vielen unterschiedlichen und vielfältigen Charismen schenkt. Er wirkt in den Menschen selbst und auf diese Weise bietet eine ernst gemeinte und ermöglichende Berufungspastoral die Chance, sich als selbstwirksam zu erleben, *ihn* in der Welt zu erkennen und wahrzunehmen, dass sich durch die lebendigen Zeugnisse der vielen Gläubigen, die in die Welt gesandt sind, der Glaube ganz neu entzünden und der Heilige Geist wirken kann.

»God at Work«

Oder wie die »Workplace Spirituality« von Berufung spricht

Gunther Schendel

»A call to a spiritual purpose« – über die neue Rede von Berufung

»How can I integrate the values of my faith into my workaday life?«: Diese Frage nach der Verbindung von Glaubensüberzeugungen und Alltagsleben stammt vom Leiter einer großen New Yorker Vermögensverwaltung[1], und sie ist typisch für einen Trend in den USA. Danach soll auch der Arbeitsplatz zum Ort werden, wo Arbeitgeber und Arbeitnehmer ihren Glauben bzw. ihre Spiritualität nicht verstecken, sondern einbringen. Diesen Trend gibt es auch in Deutschland, wo vor einigen Jahren eine Tageszeitung unter Verweis auf den Kongress christlicher Führungskräfte und ein regelmäßiges »Bankergebet« in Frankfurt titelte: »Gott hält vermehrt Einzug ins deutsche Arbeitsleben«[2]. Aber in den USA ist diese Entwicklung deutlich stärker zu spüren, und mit der Überschrift »Workplace Spirituality« haben ihr Wissenschaftler

---

1 Peter C. Hill/Gary S. Smith, Coming to terms with spirituality and religion in the workplace, in: Robert A. Giacalone/Carole L. Jurkiewicz (Eds.), Handbook of Workplace Spirituality and Organisational Performance, London 2015, 171–184, 180.

2 Axel Gloger, Gott hält vermehrt Einzug ins deutsche Arbeitsleben, in: WELT, 27.12.2010, online: https://www.welt.de/wirtschaft/karriere/leadership/article11803438/Gott-haelt-vermehrt-Einzug-ins-deutsche-Arbeitsleben.html (Stand: 08.02.2017).

und Akteure im Management- und Beratungsbereich ein eigenes Etikett gegeben.[3]

Uns interessiert diese Bewegung deshalb, weil hier das Thema Berufung (*calling, vocation*) eine zentrale Rolle spielt. So schreibt ein US-amerikanischer Wissenschaftler, der sich dem Zusammenhang von Umweltbewusstsein und Firmenkultur widmet: »Many employees are finding a *call* to a spiritual purpose by bringing social values, such as environmental protection, into the workplace in order to serve the greater good of society. And many employers are recognizing this shift and attempting to channel this energy towards the mutual gain of employer and employee«[4]. Und zwei andere US-Forscher, die sich mit dem Zusammenhang von Management und Spiritualität befassen, beschreiben einen bestimmten Typ von Mitarbeitern, die ihre Arbeit als »ministry« verstehen, als Dienst und als Mittel, um anderen zu dienen. Den Forschern zufolge tun sie dies aus der Überzeugung: »God placed them in their workplace and position for a greater purpose«[5].

Bereits diese beiden Zitate aus der Literatur zur *Workplace Spirituality* zeigen: Berufung kann ganz verschiedene Grade an Konkretion und religiöser Prägung implizieren. Das eine Mal geht es um einen konkreten Wert wie Umweltschutz, das andere Mal um die religiöse Gewissheit, von Gott an einen bestimmten Platz gestellt worden zu sein. In der umfangreichen Literatur zur *Workplace Spirituality* kommt das Thema Berufung immer wieder vor. Manche Autoren erwähnen es nur kurz, setzen seine Bedeu-

---

3 Vgl. z. B. Giacalone/Jurkiewicz, Handbook (s. Anm. 1).

4 Andrew J. Hoffman, Reconciling Professional and Personal Value Systems. The Spiritually Motivated Manager als Organizational Entrepeneur, in: Giacalone/Jurkiewicz, Handbook (s. Anm. 1), 155–170, 155 (Hervorhebung durch den Autor).

5 David W. Miller/Timothy Ewest, The Integration Box (TIB). An Individual and Institutional Faith, Religion, and Spirituality at Work Assessment Tool, in: Judi Neal (Ed.), The Handbook of Faith and Spirituality in the Workplace. Emerging Trends and Research, New York 2013, 403–416, 410.

tung aber voraus, während andere ein ganzes Berufungskonzept entfalten und sich dabei zum Teil auch bewusst von festen religiösen Prägungen und Dogmatiken verabschieden.

In diesem Beitrag soll das Profil dieser Berufungskonzepte vorgestellt und analysiert werden. Neben dem analytischen Interesse steht dabei auch die Frage im Hintergrund, ob sich diesen Berufungskonzepten Anregungen für unseren Versuch entnehmen lassen, zu einer modernitätstauglichen und theologisch reflektierten Reformulierung des reformatorischen Konzepts von Beruf und Berufung zu kommen.

Workplace Spirituality – ein kurzer Überblick über eine Bewegung und ihre Konzepte

Bevor wir uns der Analyse dieser Berufungskonzepte zuwenden, ist ein orientierender Überblick über das weite Feld der *Workplace Spirituality* (WPS) sinnvoll. Heute gibt es Handbücher, Zeitschriften sowie Forschungs- und Fortbildungseinrichtungen, die sich diesem Thema widmen, es gibt einen Kurs für »Spirituality and Business Leadership«[6] und mehrere Messinstrumente für »Faith and Spirituality at Work«[7]; zudem sind Preise für »Spirit at Work« ausgelobt[8]. Außerdem hat die US-amerikanische Academy of Management eine Sektion für »Management Spirituality and Religion«[9]. Damit hat WPS gleich mehrere Gesichter: Sie begeg-

---

6 Neal, Handbook (s. Anm. 5), 14ff.

7 A.a.O., 383.

8 A.a.O., 16.

9 AOM/Academy of Management, Management Spirituality and Religion, 2016, online: http://aom.org/Divisions-and-Interest-Groups/Management-Spirituality-and-Religion/Management-Spirituality-and-Religion.aspx (Stand: 08.02.2017).

net als neues »Paradigma« in Management und Wissenschaft[10], ist wissenschaftliches Konzept und Programm eines bestimmten Managementansatzes. Zugleich hat die WPS aber auch Züge einer weltanschaulichen »Bewegung«[11], in der sich Gleichgesinnte versammeln und die durch Strukturen verstärkt wird.

Neues Paradigma

Dieses neue Paradigma verdichtete sich in den frühen 1990er Jahren[12] und lässt sich als Erweiterung einer älteren Managementtheorie wie dem Human-Relations-Konzept Elton Mayos bezeichnen[13]. Mayo hatte ja die Mitarbeitenden als soziale Wesen in den Blick genommen und sie – anders als der Taylorismus – nicht mehr nur als Anhängsel der Maschinen betrachtet. Mit der WPS gerät nun auch die spirituelle Dimension der Mitarbeitenden, ihre »spiritual energy« und ihre Werthaltungen[14], in den Blick. Die Integration solcher »weiche[r] Elemente« prägt inzwischen auch die Selbstdarstellung großer Konzerne[15], wenn im Rahmen der *Corporate Social Responsibility* (CSR) auf ethische Grundorientierungen und gesellschaftlich-ökologische Verantwortung verwiesen wird.[16] WPS ist damit Teil einer umfassenden Entwick-

---

10 Giacalone/Jurkiewicz, Handbook (s. Anm. 1), 10.

11 Neal, Handbook (s. Anm. 5), 4.

12 Giacalone/Jurkiewicz, Handbook (s. Anm. 1), 3.

13 Neal, Handbook (s. Anm. 5), 5; Jörg Schneider, Spiritualität und spirituality in der Welt der Arbeit und der Welt der Gesundheit, International Journal of Practical Theology, 2012, Bd. 16, Heft 1, 124–155, 152.

14 Neal, Handbook (s. Anm. 5), 5.

15 Schneider, Spiritualität (s. Anm. 13), 152.

16 Für die deutsche Situation vgl. Klaus Kairies/Ernst Schrott, Zur Relevanz der Entwicklung von Spiritualität für die Realisierung von »Corporate Social Responsibility (CSR)«, Arbeitspapier Hannover 2008, online: https://serwiss.bib.hs-hannover.de/files/307/CSR_Arbeitsbericht_2008.pdf (Stand: 08.02.2017).

lung, bei der Mitarbeitende – zum Beispiel im Rahmen der Einführung flacher Hierarchien – zur Effektivitätssteigerung mehr Eigenverantwortung erhalten oder Firmen sich zur Gewinnung, Motivation und Bindung ihrer Mitarbeitenden als »gute Arbeitgeber« präsentieren. Die positiven Effekte, die die Einbeziehung von »Spiritualität«[17] und Wertorientierung in die Betriebskultur hat, sind seit den 1980er Jahren in vielen internationalen Studien empirisch belegt. So leisten individuelle Spiritualität und eine spiritualitätsfreundliche Organisationskultur einen Beitrag zur Arbeitszufriedenheit[18]; außerdem gibt es Zusammenhänge zur »Sinnfindung«, zur Reduzierung von Fehltagen und zu einer erhöhten »Produktivität«[19]. Diese »Workplace benefits«[20] tragen dazu bei, dass WPS aus Managementperspektive ein neues Thema der Organisationskultur wird.[21]

Wertewandel und »Workplace benefits«

Zugleich lässt sich das verstärkte Interesse an WPS als Ergebnis eines Wertewandels interpretieren, nämlich hin zu einer postma-

---

17 In der WPS-Literatur zum Beispiel definiert als »optimism, an orientation toward giving, acceptance of diversity«, (Giacalone/Jurkiewicz, Handbook [s. Anm. 1], 9).

18 A.a.O., 9.

19 Tim Hagemann, Arbeit, Gesundheit, Spiritualität & Religiosität. Forschungsbericht, Fachhochschule der Diakonie 2012, online: https://www.si-ekd.de/download/Hagemann_Vortag_Pflege.pdf (Stand: 08.02.2017), 3.

20 Schneider, Spiritualität (s. Anm. 13), 147.

21 Für Deutschland vgl. die Diskussion um die spirituellen Ressourcen im Pflegeberuf und die diakonische Identität, vgl. Diakonisches Werk der EKD/Johannes Stockmeier/Astrid Giebel/Heike Lubatsch, Geistesgegenwärtig pflegen. Existenzielle Kommunikation und spirituelle Ressourcen im Pflegeberuf, 2 Bde., Neukirchen-Vluyn 2012/2013; Heike Lubatsch, Führung macht den Unterschied – Arbeitsbedingungen diakonischer Pflege im Krankenhaus. Arbeitsbedingungen diakonischer Pflege im Krankenhaus, Münster 2012 (= SI konkret 5).

teriellen Haltung, wie sie Ronald Inglehart bereits in den 1970er Jahren beschrieben hat.[22] Für die USA wird hier von einer wachsenden Zahl von Menschen mit einer postmateriellen Orientierung gesprochen. Als Kerngruppe gelten die *Cultural Creatives*, die an Selbstverwirklichung, einer spirituellen Ausrichtung, sozialem Engagement und/oder an einer ökologischen Orientierung interessiert sind.[23] Für sie gilt das in der WPS-Literatur oft genutzte Bild, dass die eigenen Werte nicht am Eingang zur Arbeitsstätte abgegeben werden sollen[24], in besonderer Weise.[25] Stattdessen verfolgen sie das Ziel: »to bring their whole self to work«[26]. Ein Teil der WPS-Literatur stammt von solchen postmateriell ausgerichteten *Cultural Creatives*; zum Beispiel spricht Judi Neal, die Herausgeberin eines voluminösen »Handbook of Faith and Spirituality in the Workplace«, begeistert von Marilyn Fergusons »Aquarian Conspiracy«, einem Schlüsselwerk der New-Age-Bewegung[27]. In Neals Handbuch äußern sich neben Vertretern der drei abrahamitischen Religionen Judentum, Christentum und Islam auch Repräsentanten östlicher und indigener Glaubensrichtungen (zum Beispiel tibetischer Buddhismus, Joga, Aborigines und Maori) zum Thema »Faith at Work«.

---

22 Giacalone/Jurkiewicz, Handbook (s. Anm. 1), 14.

23 A.a.O., 15.

24 Kelly Phipps/Margaret Benefiel, Spirituality and Religion. Seeking a Juxtaposition That Supports Research in the Field of Faith and Spirituality at Work, in: Neal, Handbook (s. Anm. 5), 33–46, 34.

25 Nach einer Gallup-Umfrage aus den USA der späten 1990er Jahren hatten 48 Prozent der Befragten in den letzten 24 Stunden Gelegenheit, an ihrem Arbeitsplatz über ihren religiösen Glauben zu sprechen (nach Judi Neal, Creating Enlightened Organizations: Four Gateways to Spirit at Work, New York 2013, 18).

26 David W. Miller/Timothy Ewest, Faith at Work (Religious Perspectives) Protestant Accents in Faith and Work, in: Neal, Handbook (s. Anm. 5), 69–84, 76.

27 Neal, Handbook (s. Anm. 5), 4.

Das unterstreicht einmal mehr die Breite des Phänomens WPS. Diese Bedeutung zeigen auch die in den USA bereitgestellten Dienstleistungen: So gibt es mehrere tausend *Corporate Chaplains*, die bei entsprechenden Agenturen für »hope« und »caring« am Arbeitsplatz gebucht werden können[28], aber auch einen selbsternannten *Corporate Shaman*, der bereit ist, »zu heilen und den Geist in Organisationen wiederherzustellen« (»heal and restore spirit to organizations«)[29]. Damit zeigt die WPS in Theorie und Praxis ein sehr buntes Bild, und das Anliegen ist keineswegs nur auf die Postmaterialisten beschränkt: Auch die theologisch konservative *Southern Baptist Convention* entsendet *Corporate Chaplains*[30] – zwischen ihrem Wertegerüst und dem Postmaterialismus besteht ein deutlicher Unterschied.[31]

Je mehr wir uns dieses Feld vergegenwärtigen, desto dringender stellt sich die Frage: Was ist WPS eigentlich? Ist die WPS ein »Containerbegriff« wie die Spiritualität[32], von dem man sagt: Sein Vorzug bestehe darin, »nicht genau sein zu müssen«[33]? Tatsächlich gibt es auch in Sachen WPS einen verbreiteten »›soft‹ approach«, in dem aus persönlicher Perspektive über Zuwendung, Mitgefühl und gegenseitige Unterstützung am Arbeitsplatz

---

28 Corporate Chaplains of America, 2016, online: http://chaplain.org/ (Stand: 08.02.2017).

29 The Corporate Shaman, 2017, online: http://corpshaman.com/ (Stand: 09.02.2017).

30 North American Mission Board, Corporate Chaplaincy, 2016, online: https://www.namb.net/chaplaincy/corporate (Stand: 08.02.2017).

31 Detlef Pollack/Gergely Rosta, Religion in der Moderne. Ein internationaler Vergleich, Frankfurt a. M. 2015, 381.

32 Thomas Klie nach Evelyn Finger, Die Renaissance der Unvernunft: Sehnsucht nach dem Selbst, DIE ZEIT, 16. Mai 2013, http://www.zeit.de/2013/21/esoterik-vernunft-verteidigung/komplettansicht (Stand: 08.02.2017).

33 Michael Beintker, Christliche Spiritualität – Versuch einer Kriteriologie, in: Hans Krech/Udo Hahn (Hrsg.), Lutherische Spiritualität – lebendiger Glaube im Alltag, Hannover 2005, 39–61, 39.

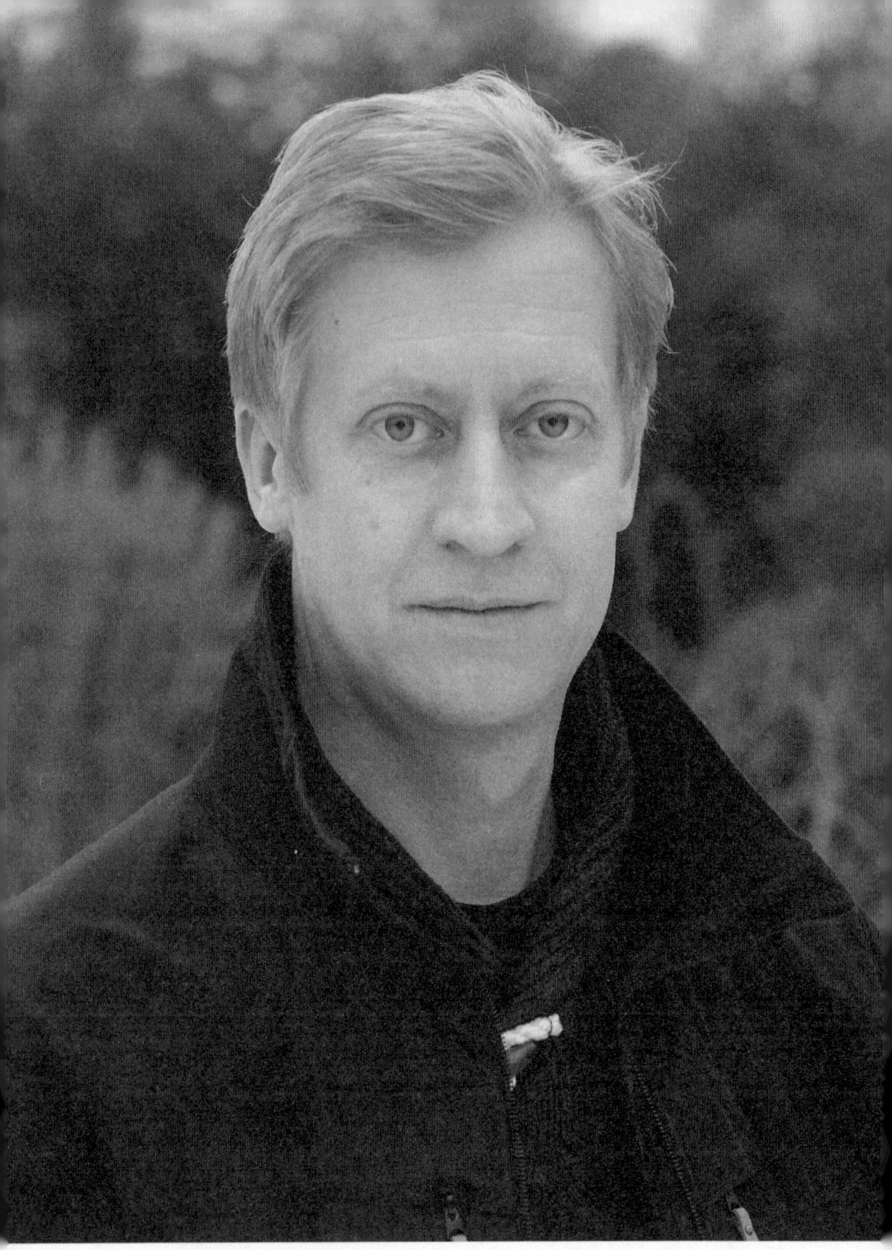

Michael

selbstständiger Tischlermeister
und Gestalter

»Meine Arbeit ist für mich ein Teil meines Lebens. Ich habe Freude daran, Dinge zu erschaffen und etwas Bleibendes zu hinterlassen.«

»Seit ich denken kann, habe ich in der Werkstatt meines Vaters, der selbst Tischler war, irgendwas mit Holz zusammengenagelt – Schiffe gebaut, Eichelgewehr, Schwerter und so weiter. Und als Handwerkersohn habe ich ja von Anfang an mit dem Beruf Kontakt gehabt. Ich glaube nicht, dass ich in einem anderen Bereich so erfüllt oder ausgelastet oder zufrieden wäre.«

»Am meisten Spaß macht es mir, wenn ich zu Leuten komme, die etwas verändert haben möchten, und es dann hinterher so wird, wie sie es sich vorgestellt haben. Ich finde an meinem Beruf interessant, dass man über die Zeit so viel dazulernt und dass man eigentlich nur als Selbstständiger die Möglichkeit hat, in allen Bereichen zu arbeiten, nicht nur Fenster montieren oder Trockenbau.«

»Belastend ist für mich, wenn ich mich als Ein-Mann-Firma mit der Zeit vertue oder krank werde, dass sich dann die Arbeit staut. Außerdem muss man aufpassen, dass man seine Kompetenzen nicht überschätzt. Dass man nur das macht, bei dem man sich sicher ist. Aber wenn es etwas Neues ist, muss man sich halt Rat holen und dann zusehen, dass es gut wird.«

»Wenn Geld keine Rolle spielen würde, würde ich Traumhäuser bauen, von vorne bis hinten. Grundstücke suchen, Häuser planen und bauen und die an Leute verkaufen, die es zu schätzen wüssten. Oder Baumhäuser bauen. Ich würde etwas schaffen wollen, zu dem ich selbst stehe.

»Für meine berufliche Zukunft wünsche ich mir, dass ich immer genug Arbeit habe und gesund bleibe.«

gesprochen wird[34]. Daneben bietet die wissenschaftliche Literatur aber auch präzise ausgearbeitete Konzepte und Definitionen.

Zwischen Containerbegriff und handfesten Definitionen

Ein wesentlicher Diskussionspunkt ist das Verhältnis von Spiritualität und Religion. In der WPS-Literatur lassen sich alle möglichen Formen einer Verhältnisbestimmung finden: Sie reichen von Definitionen, die WPS gänzlich ohne religiöse Anklänge formulieren, bis zur (reflektierten oder unreflektierten) Identifizierung von Spiritualität und Religion. Ein Differenzierungsvorschlag von Brian J. Zinnbauer u.a. macht die Rede von Spiritualität bzw. Religion von der jeweiligen Ebene abhängig: Danach soll von Spiritualität die Rede sein, wenn es um die Mikroebene der individuellen Erfahrungen mit der Transzendenz geht, während es bei der Religion um die institutionalisierte Mesoebene geht, zum Beispiel um die Theologie und die Rituale.[35]

Das Interesse an einer Unterscheidung von Spiritualität und Religion verdankt sich nicht nur dem Bestreben nach wissenschaftlicher Genauigkeit, sondern es spiegelt auch die Besonderheiten der US-amerikanischen Situation wider: Auf der einen Seite ist das Interesse an WPS groß, auf der anderen Seite soll vor dem Hintergrund der verfassungsrechtlichen Trennung von Staat und Kirche und angesichts der weltanschaulichen Pluralisierung wenigstens qua definitionem eine einseitige oder gar exklusive konfessionelle Festlegung vermieden werden: »Models of workplace spirituality aligned with particular religious expres-

34 Giacalone/Jurkiewicz, Handbook (s. Anm. 1), 11f.

35 Phipps/Benefiel, Spirituality (s. Anm. 24), 34–36. Dagegen trifft Robert Wuthnow die Unterscheidung »dwelling/seeking spirituality« und unterscheidet damit eine an Gewissheit und Sicherheit orientierte Haltung von einer experimentellen (nach Hill/Smith, Spirituality [s. Anm. 1], 176ff.).

sions would rightly be rejected by industry«[36]. Dazu kommt, dass eine wachsende Zahl von US-Amerikanern auch in ihrer eigenen Überzeugung zwischen Religion und Spiritualität unterscheiden: Neun Prozent beschreiben sich »zwar als nicht religiös, wohl aber als spirituell«[37]. Trotzdem plädieren Forscher wie Kelly Phipps und Margaret Benefiel für ein Modell, das nicht nur die Unterscheidung, sondern auch einen Übergangsbereich zwischen Spiritualität und Religion kennt (»distinct but overlapping«[38]). Sie verweisen auf empirische Ergebnisse zu hochreligiösen Menschen: Diesen Menschen kommt es nicht darauf an, zwischen Spiritualität und Religion säuberlich zu unterscheiden, während diese Unterscheidung für weniger religiöse Menschen wichtig ist.[39]

Eine wissenschaftlich sehr anschlussfähige Definition von WPS stammt von Robert A. Giacalone und Carole L. Jurkiewicz: Sie definieren WPS als »aspects of the workplace, either in the individual, the group, or the organization, that promote individual feelings of satisfaction through transcendence«[40]. Damit bieten sie eine Definition, die offen ist für ein substanzielles, aber auch für ein funktionales Verständnis von WPS.[41] So steht »Trans-

---

36 Phipps/Benefiel, Spirituality (s. Anm. 24), 37. In der Literatur der einflussreichen *Academy of Management* »one sometimes senses a thinly veiled disdain for religion and a preference for spirituality, the former seen as restrictive and inappropriate and the latter seen as welcoming and more inclusive« (Miller/Ewest, Faith [s. Anm. 26], 75). Zur Entwicklung des Verhältnisses von Religion bzw. WPS und Arbeitsrecht im öffentlichen Dienst der USA vgl. Richard D. White, Drawing the Line. Religion and Spirituality in the Workplace, in: Giacalone/Jurkiewicz, Handbook (s. Anm. 1), 185–196, 187ff.

37 Pollack/Rosta, Religion (s. Anm. 31), 355. Vgl. auch Mark Oppenheimer, Examining the Growth of the ›Spiritual but Not Religious‹, New York Times 18.07.2014, online: https://www.nytimes.com/2014/07/19/us/examining-the-growth-of-the-spiritual-but-not-religious.html (Stand: 08.02.2017).

38 Phipps/Benefiel, Spirituality (s. Anm. 24), 39.

39 A.a.O., 36; 39.

40 Giacalone/Jurkiewicz, Handbook (s. Anm. 1), 13.

41 Ähnlich unterscheidet ja auch die Religionssoziologie zwischen einem substanziellen und einem funktionalen Religionsbegriff (Gert Pickel, Religionssoziologie. Eine Einführung in zentrale Themenbereiche, Wiesbaden 2011, 21).

zendenz« für eine Minimaldefinition dessen, was die verschiedenen Richtungen aus Weltanschauung und Forschung inhaltlich mit Spiritualität am Arbeitsplatz verbinden. Und die »Förderung von Arbeitszufriedenheit« verweist auf die funktionalen Effekte, die von dieser Form von Spiritualität erwartet werden. Ein weiterer Vorteil dieser Definition ist, dass sie sich keineswegs nur auf das Individuum beschränkt, sondern auch Gruppen und Organisationen in den Blick nimmt. Damit wird sie der ganzen Breite der Phänomene gerecht, die wir oben geschildert haben: WPS ist ja nicht nur eine Sache von Einzelnen, die ihre Werte und Transzendenzbezüge in die Arbeitswelt einbringen, sondern auch eine Frage der Organisationskultur und der Teamleitung.

Besonders wichtig ist diese Relativierung einer bloß individualistischen Perspektive dann, wenn wir über den Kontext der westlichen Gesellschaften hinausschauen. So bezieht sich der südafrikanische Theologe Thabo Makgoba auf das Ubuntu-Konzept, das das Zusammenspiel von Individuum und Gemeinschaft betont, und kommt von daher zur Kritik an einer WPS, die sich lediglich am individuellen Wohlergehen und an einer rein innerlichen Transzendenz orientiert.[42] Damit geht Makgoba über die zitierte Definition hinaus und leitet aus dem Ubuntu-Konzept normativ eine »spirituality of compassion and social justice« ab, die einem transformativen, an Veränderung der Arbeitswelt interessierten Spiritualitätsverständnis entspricht.[43] Eine reine Funktionalisierung der WPS zur Steigerung der Arbeitsleistung oder in einem bloß palliativen, nur die Innerlichkeit des Individu-

42 Thabo Makgoba, Workplace Spirituality. In a South African Mining Context – A Reflection from a perspective of spinal cord injured mine workers, Saarbrücken 2011, 220f.

43 Thabo Makgoba/Kurt April/Akram Al Ariss, Understanding Spirituality at Work, Organizations and in Management, in: Academy of Taiwan Business Management Review, 2014, online: http://www.kurtapril.co.za/index.php?option=com_docman&task=doc_download&gid=100&Itemid= (Stand: 08.02.2017), 41–52, 46.

ums bestärkenden Verständnis lehnt er ab.[44] Dieses Beispiel zeigt, dass das Konzept der WPS durchaus auch jenseits der westlichen Gesellschaften rezipiert wird, in einem postkolonialen Kontext aber noch einmal eine sozialethische Zuspitzung erfährt.

»Find your Calling«[45]– Berufungskonzepte in der Workplace Spirituality

Doch kommen wir nun zur Frage, welche Verständnisse von Berufung in der WPS-Literatur vertreten werden. Der US-amerikanische Soziologe Robert J. Wuthnow stellte 1993 bei der Befragung von Arbeitnehmern in den Vereinigten Staaten fest: »they did not think of their work as a calling nor did they understand the concept of stewardship«[46]. Wie geschildert, gibt es aber auch eine Gegenbewegung gegen diese Form von Säkularisierung, ein wiedererwachendes Interesse (»resurgent interest«) an der Verbindung von Arbeit und Spiritualität bzw. Religion.[47]

---

44 Makgoba, Workplace Spirituality (s. Anm. 42), 231; Makgoba/April/Al Ariss, Understanding Spirituality (s. Anm. 43), 48. Makgoba und seine Mitautoren unterscheiden in Sachen Spiritualität drei Richtungen: »palliative«, »via media« und »transformative trend« (Makgoba/April/Al Ariss, Understanding Spirituality [s. Anm. 43], 45f.). Beim »palliative trend« steht die Perspektive des Einzelnen im Vordergrund; neben ihrer Innerlichkeit (»interiority«) nennen die Autoren auch Mitleidsfähigkeit (45). Am anderen Ende der Skala orten sie den »transformative trend«, nach dem die Einzelnen prophetisch zu »agents of change in the world« werden; die Bindung von Spiritualität an bestimmte Religionen wird hier problematisiert (46). Der »via media trend« bewegt sich dazwischen, indem er Spiritualität programmatisch nicht auf Innerlichkeit beschränkt, sondern ihn auch für »community« und die Anliegen der Menschenrechte und der Befreiungstheologie öffnet (45). Für diesen »via media trend« stehen einflussreiche Autoren aus den USA oder aus Großbritannien wie Philipp Sheldrake oder Rowan Williams. Besonders anschlussfähig für »African spirituality« ist Makgoba und seinen Mitautoren zufolge allerdings der »transformative trend« (45).

45 Neal, Creating (s. Anm. 25), 24.

46 Hill/Smith, Spirituality (s. Anm. 1), 179.

47 Ebd. Zu den »Prozesse[n] der Entdifferenzierung«, die Religionssoziologen für die USA konstatieren, vgl. Pollack/Rosta, Religion (s. Anm. 31), 378.

Die Berufungskonzepte sind hier ein wesentliches Scharnier, ein Verbindungsstück zwischen Arbeitswelt und Transzendenz, und darum lohnt es sich, den verschiedenen Formen dieser Verbindung nachzugehen.

Im Folgenden wenden wir uns zwei sehr unterschiedlichen Typen von Berufungskonzepten zu: Zunächst stellen wir zwei Konzepte vor, die sich mit ihrer Orientierung an der evangelischen Tradition dezidiert religiös verankern. Danach kommen wir auf ein Konzept zu sprechen, das mit seiner eklektizistisch-synkretistischen Haltung bewusst als »spirituell« ausgerichtet ist.

Protestantische Konzepte – jenseits des klassischen Arbeitsethos?

Der einflussreiche US-amerikanische Literaturwissenschaftler Leland Ryken hat das klassische protestantische Konzept von »vocation« bzw. »calling« als »Bündel miteinander verwandter Ideen« (»cluster of related ideas«) bezeichnet. Zu diesem »Bündel« gehören nach Ryken: der Glaube an Gottes fürsorgliches Handeln in der Arbeitswelt (»providence [...] in arranging human work«), die Würdigung der Arbeit als Chance, auf Gott als sein Treuhänder zu antworten (»response of a steward to God«) und die Zufriedenheit mit der jeweiligen Aufgabe (»contentment in one's tasks«)[48].

In dieser Definition kommen drei wesentliche Punkte zusammen, die auch nach der aktuellen WPS-Literatur typisch für das protestantische Berufsverständnis sind:

---

48 Leland Ryken, Redeeming the Time. A Christian Approach to Work and Leisure, Grand Rapids 1995, 106, nach Hill/Smith, Spirituality (s. Anm. 1), 178.

erstens die Wertschätzung der Arbeit (Hill und Smith sprechen mit Blick auf Luther und Calvin sogar von einer »Sakralisierung aller Berufe«)[49]

zweitens eine persönliche Identifizierung mit der Arbeit als Gottes Aufgabe

und drittens eine bestimmte Berufsethik, die nicht nur nach dem persönlichen Vorteil bei einer Arbeit fragt (dass dies durchaus mit Gewinnstreben verbunden sein konnte, zeigen historische Beispiele aus den Reihen der Herrnhuter oder Quäker, die den Gewinn ihrer Unternehmen auch für Missionszwecke oder die Gemeinschaft zur Verfügung stellten)[50].

Dabei spielt die Berufung (»vocation« bzw. »calling«) in aktuellen protestantischen Konzepten vor allem in zwei Zusammenhängen eine Rolle: Ein erstes Thema ist tatsächlich die *Berufung als Aufgabe*, wobei es um die inhaltliche Füllung dessen geht, *wozu* Christenmenschen in dieser Welt berufen sind. Das zweite Thema ist die *Berufung als persönliche Entdeckung*, also die Frage, wie Christenmenschen die jeweils eigene Berufung finden.

Berufung als Aufgabe

Zu welcher Aufgabe sind Christenmenschen in dieser Welt berufen? David W. Miller und Timothy Ewest, zwei Managementwissenschaftler und Theologen von der *Faith & Work Initiative* an der Universität Princeton,[51] fassen den Auftrag wie folgt zusammen: »Protestants believe that individual Christians are called

---

49 Hill/Smith, Spirituality (s. Anm. 1), 178.

50 Miller/Ewest, Faith (s. Anm. 26), 74.

51 Die Denomination der beiden Autoren ließ sich nicht eindeutig ermitteln. Ewest lehrt an einer baptistischen Universität (Houston Baptist University 2016: Personalseite Timothy Ewest, online: https://www.hbu.edu/contact/timothy-ewest/, Stand: 08.02.2017).

to participate in God's creation, even in fallen state, through the already completed redemption in Jesus Christ, by cocreating and helping restore the fallen world and reform it afresh in God's image«[52]. Miller und Ewest knüpfen hier an die Vorstellung von der Mitschöpferschaft des Menschen an, die heute auch in der lutherischen Theologie vertreten werden kann.[53] Hier geht die Mitschöpferschaft über die Erhaltung der Welt hinaus und ist als ganz konkrete »Hilfe« an der Umsetzung von Gottes Heilswerk gedacht: »There is a sense of duty to complete God's creative work«, »a call to heal and repair the broken or fallen aspects of the material world«[54].

Die Berufung führt die Christenmenschen also in eine umfassende Weltgestaltung. Dass ein solcher Ansatz über die Grenzen der Denominationen Anklang findet, zeigt ein Blick auf das Konzept des südafrikanischen Theologen und methodistischen Pastors Dion Forster: Er spricht direkt von einer »social transformation« mit dem Ziel »for the good of humanity and the establishment of the Kingdom of God«[55]. Kennzeichnend für diese beiden repräsentativen Konzepte ist ein bestimmter Umgang mit der Eschatologie: Während die von Max Weber klassisch dargestellte protestantische Arbeitsethik von einer klaren Jenseitigkeit des

52 Miller/Ewest, Faith (s. Anm. 26), 82.

53 Der US-amerikanische Lutheraner Philipp J. Hefner nennt die Menschen »created cocreators« (Stefan Schütze, Heute glaubwürdig von Gott reden. ›Gott‹, ›Mensch‹ und ›Welt‹ im 21. Jahrhundert, Hamburg 2014, 35). Luther hat die Rede vom Menschen als »cocreator« abgelehnt, weil er auf die Geschaffenheit des Menschen verweisen wollte, und lieber von »Mitarbeitern« in der geschaffenen Welt gesprochen (Bernhard Lohse, Luthers Theologie, Göttingen 1995, 259). Insofern nimmt Hefner Luthers Anliegen auf.

54 Miller/Ewest, Faith (s. Anm. 26), 79.

55 Dion Forster, Called to work. A descriptive analysis of Call 42's research on faith and work in South Africa, in: Koers – Bulletin for Christian Scholarship, vol. 79/2 (2014), 1–9, online: https://www.researchgate.net/publication/273455780_2143-5901-5-PB_Koers_Final_Galleys_21_November_2014 (Stand: 08.02.2017), 7.

Gottesreiches ausging (sieht man von der indirekten göttlichen Bestätigung der Erwählten durch wirtschaftlichen Erfolg einmal ab), konstatieren Miller und Ewest im gegenwärtigen Protestantismus »a move away from eschatological thought«[56]. Für das von ihnen vorgestellte Konzept protestantischer Weltgestaltung verweisen sie u.a. auf Reinhold Niebuhrs »Christian Realism«[57], während sich Forster zur Begründung seines transformationalen Ansatzes auf den evangelikalen Dritten Lausanner Kongress für Weltevangelisation von 2010 bezieht[58] und auch das Konzept der *Missio dei* entsprechend interpretiert.[59]

Interessant ist nun noch, welche sozialethischen Konkretionen Miller und Ewest sowie Forster anführen. Wie wird die Berufung als Aufgabe zur Weltgestaltung konkret? Miller und Ewest nennen mehrere Kennzeichen einer aktuellen protestantischen Arbeitsethik. Neben dem Ausleben der Berufung im täglichen Leben und der Rolle als »cocreator« spielen die Orientierung an einem gerechten Wirtschaften und an Wirtschaftsethik (»economic justice and business ethics«) genauso eine Rolle wie ein bestimmter Lebensstil und das Bezeugen des Glaubens auch am Arbeitsplatz (»evangelism/expression«). Als gutes Beispiel für das Selbstverständnis als »cocreator«, für die »stewardship« des Christenmenschen nennen sie Robert Greenleafs Management-Konzept der »servant leadership«, das Leitung als Dienst und als Befähigung versteht (»enabling them to do their jobs

---

56 Miller/Ewest, Faith (s. Anm. 26), 78.

57 Ebd.

58 Forster, Called (s. Anm. 55), 8. Die Tagung fand in Kapstadt statt; das Abschlussdokument unter Lausanne Movement, Die Kapstadt-Verpflichtung. Eine Erklärung des Glaubens und ein Aufruf zum Handeln, 2010, online: https://www.lausanne.org/de/kapstadt-verpflichtung/die-kapstadt-verpflichtung (Stand: 08.02.2017).

59 A.a.O., 6. Zum Konzept der *Missio dei* vgl. Andreas Grünschloss, Missio Dei, in: RGG, Bd. 5, Tübingen 2002, 1271–1272, 1271f.

better«)[60]. Beim gerechten Wirtschaften geht es nach Miller und Ewest um ein verantwortliches Handeln auf allen Ebenen: Ehrlichkeit und Integrität sollen hier genauso eine Rolle spielen wie gerechte Rahmenbedingungen globalen Wirtschaftens und ein Blick für die Auswirkungen des eigenen wirtschaftlichen Handelns auf die Schwächeren. Der individuelle Lebensstil soll durch eine Mischung aus »lifestyle modesty« und dem »spirit of radical generosity« geprägt sein[61]; das Geben des Zehnten wird positiv hervorgehoben »as a minimum way of thanking God for His generosity and helping those less fortune«[62]. Das Bezeugen des Glaubens am Arbeitsplatz kann verbal, aber auch durch das Beispiel geschehen (»charity« und »willingness to suffer for the other«)[63].

Damit bieten Miller und Ewest ein umfassendes Konzept der Berufung, dem Forster aus seinem südafrikanischen Kontext vor allem eine Konkretion hinzufügt, nämlich die Korruptionsbekämpfung.[64] Bei beiden Ansätzen ist deutlich, dass sie bei ihrer Aktualisierung der protestantischen Arbeitsethik vor allem die Berufs- und Lebenswirklichkeit von Managern und anderen Leitungspersonen im Blick haben.[65] Die Erfahrungswelt von Arbeitenden mit weniger Entscheidungsspielräumen spielt eine geringere Rolle.

---

60 Miller/Ewest, Faith (s. Anm. 26), 79–81.

61 A.a.O., 80.

62 A.a.O., 81.

63 Ebd.

64 Forster, Called (s. Anm. 55), 7.

65 Forster kritisiert das auch an der bestehenden WPS-Literatur (Forster, Called [s. Anm. 55], 7).

Berufung als persönliche Entdeckung

Wie und wo finden Christenmenschen ihre Berufung? In der protestantischen Tradition wurde diese Frage unter den Stichworten *Vocatio specialis* bzw. *Vocatio externa* thematisiert.[66] In der aktuellen WPS-Literatur gibt es hier zwei Konzepte, die kirchengeschichtlich eine lange Tradition haben: die Berufung als Bruch und die Berufung als neue Zuwendung zum vorfindlichen Ort. Die Vorstellung vom Bruch wird eher selten vertreten; eine Rolle spielt sie aber im pfingstlerischen Bereich: So wird die Gründung eines bis heute erfolgreichen christlichen Verlagshauses auf das Gebet zweier Pastoren zurückgeführt, die regelmäßig nach Gottes Berufung für ihr Leben fragten (»to pray about God's calling for them«). Nachdem sie eine Klarheit über ihren Weg gefunden hatten, verkauften sie ihre Häuser und organisierten den Umzug in eine andere Stadt.[67]

Forster weist die Frage nach dem richtigen Ort für das Leben aus der Berufung nicht völlig ab. Er zitiert den evangelikalen anglikanischen Theologen Miroslav Volf mit der Aufforderung, nicht jede Tätigkeit auszuüben: Sexarbeit, Drogenhandel und die Beteiligung an Verbrechen seien weniger erstrebenswert (»desirable«) als *Care* oder die Beteiligung an der Transformation unterdrückerischer Strukturen[68]. Hier bezieht er sich auf moralische Normen und ethische Werte. Prägender ist für seine Argumentation aber die Gewissheit, dass Gott jeden Menschen mit einem einmaligen, göttlichen Design (»unique design«, »divine

---

66 Falk Wagner, Berufung III. Dogmatisch, in: TRE, Bd. 5, Tübingen 1980, 688–713, 691f.

67 Laura Allison Akin, A Business Case Study of DaySpring Cards, Inc., in: Neal, Handbook (s. Anm. 5), 535–564, 538.

68 Forster, Called (s. Anm. 55), 8.

design«) versehen hat[69], das es im Gebet zu erkennen und aus dem es in »radikalem Gehorsam« (»radical obedience«) zu leben gilt[70]. Hier steht eine bestimmte Vorstellung von den göttlichen Gnadengaben (»spiritual gifts«) im Hintergrund, die zu Gottes Lob und zum Dienst der Nächsten zur Entfaltung kommen sollen; nur so könne die menschliche Sehnsucht nach Sinn (»longing for meaning«)[71] Erfüllung finden. Führt dieses Konzept notwendigerweise zum Bruch mit dem bisherigen Leben? Nach Forster ist dies nicht der Fall: Meist sei der entscheidende Einsatzort für die Gnadengaben der Ort, an dem wir leben (»[…] it is fairly likely that God will want to use you where you are«)[72]. Das gilt auch deshalb, weil Gott wertvolle Beziehungen oder entwickelte Fähigkeiten nicht wegwirft, sondern nutzen will.[73]

Damit steht Forsters Berufungskonzept eher im Zeichen der Kontinuität: Es geht nicht unbedingt um einen veränderten Ort, um einen neuen Beruf,[74] sondern um eine neue Haltung, die den Gaben und Begabungen zum Nutzen der Menschen und zur Ehre Gottes »Ausdruck« (»expression«) gibt.[75] Dieses Berufungskonzept knüpft an bestimmte Elemente der reformatorischen Tradition an: Das gilt für den Vorrang der Kontinuität, für den Dienst am Nächsten und für die Ausrichtung an der Ehre Gottes (die ja gerade in der reformierten Berufsethik eine wichtige Rolle spielt). Allerdings werden diese Elemente im Sinne

---

69 A.a.O., 28; 33.

70 A.a.O., 36; 116.

71 A.a.O., 7.

72 Graham Power/Dion Forster, Transform your Life. Turn an ordinary day into an extraordinary calling, Petaling Jaya 2010, 35.

73 Ebd.

74 Forster schließt allerdings berufliche Veränderungen auch nicht aus, um die »passion« zu leben (Power/Forster, Transform [s. Anm. 72], 35).

75 Forster, Called (s. Anm. 55), 6.

einer missionarischen Weltgestaltung zugespitzt: Nach Forster soll die Kluft zwischen Glauben und Arbeit, zwischen Sonntag und Alltag überwunden werden, weil es darum geht, auch am Arbeitsplatz Gottes Reich zu etablieren (»establishing God's kingdom in Your workplace«)[76].

Zwischenbilanz

Was an den vorgestellten Berufungskonzepten beeindruckt, ist der klare Wille zur Integration von Glaube und Arbeit. Dazu trägt die Rahmung durch eine Arbeitsethik bei, die durch den massiven Wunsch nach Weltgestaltung geprägt ist – gerade darum hat das Finden und Ausleben der Berufung hier eine derart große Bedeutung. Die umfassende soziale Wirksamkeit, der das Berufsleben des Einzelnen dienen soll, ist eindrucksvoll. Sie erinnert an das »freiheitlich-sozialreformerische« Ethos, das Ernst Troeltsch schon vor hundert Jahren den neucalvinistisch-angelsächsisch geprägten Kirchen attestiert hatte und das er von der »Innerlichkeit« des Luthertums unterschied.[77] Auch der »asketische« Grundzug, den Troeltsch dem damaligen »Neucalvinismus« bescheinigte, findet sich in der Aufforderung zur »modesty« wieder. Sie lässt sich allerdings durchaus mit einer aktuellen postmateriellen Orientierung in Verbindung bringen.

»Modern« ist der Hinweis auf die Sehnsucht nach Sinn sowie die Vorstellung von individuellen Gnadengaben; hier wird an die Selbsterfahrung von Menschen im Zeitalter der Individualisie-

76 Power/Forster, Transform (s. Anm. 72), 69.

77 Ernst Troeltsch, Die Soziallehren der christlichen Kirchen und Gruppen, Teilband II, Tübingen 1912 (= Reprint Tübingen 1994), 790. Auf den Zusammenhang von Weltgestaltung, einem personalen Gottesbild und der »Entdifferenzierung«von Religion und anderen Lebensbereichen in der Religiosität in den heutigen USA verweisen Pollack/Rosta, Religion (s. Anm. 31), 378f.

rung angeknüpft. Allerdings ist Gott hier – so jedenfalls Forsters Konzept – ein eindeutiges Gegenüber, dessen berufender Wille klar zu erkennen ist. Diese Eindeutigkeit wäre zu problematisieren – genauso wie die Fokussierung der genannten Konzepte auf Personen aus dem Management oder aus dem Mittelstand. Was ist mit der Berufung von Menschen, die primär an die materielle Absicherung denken müssen, denen nicht genug Mittel zur Verfügung stehen, um für die Verfolgung ihrer »passion« frei zu sein?[78] Und wie passen fragmentierte, diskontinuierliche Arbeitsbiografien zu diesem Konzept?[79]

Berufung jenseits der konfessionellen Traditionen – das spirituell-verflüssigte Konzept von Judi Neal

Nach diesem Blick auf evangelische Berufungskonzepte soll es jetzt noch um einen Ansatz gehen, der das Thema Berufung gerade *nicht* vor dem Hintergrund einer bestimmten konfessionellen Tradition thematisiert. Die bereits mehrfach zitierte Judi Neal, eine ehemalige Firmenberaterin und Universitätsdozentin für Management, die jetzt unter anderem als Coach arbeitet[80], hat ein Konzept von »calling« entwickelt, das über die protestantischen Wurzeln dieser Idee hinausgehen und die »universale Sehnsucht nach Sinn« in den Mittelpunkt stellen möchte (»a much more universal longing for meaning and purpose in work«).[81]

---

78 Power/Forster, Transform (s. Anm. 72), 35.

79 Graham Power und Dion Forster thematisieren unter der Überschrift »What if I am not the Boss?« nur das Beispiel einer Sekretärin, die für ihren Chef betet – materielle Problemen oder prekäre Arbeitsbedingungen sind hier kein Thema (a.a.O., 157; 162).

80 Judi Neal, Bio, 2007, online: http://www.judineal.com/pages/corporate/nealbio.htm (Stand: 08.02.2017).

81 Neal, Creating (s. Anm. 25), 23.

Obwohl sie verschiedene religiöse Traditionen heranzieht (neben den drei abrahamitischen Religionen auch den Buddhismus und den Hinduismus), geht es ihr primär um »spirituality«, nämlich um die Frage nach dem menschlichen Lebenssinn.[82] Ganz ähnlich wie Forster geht sie davon aus, dass jeder Mensch eine Berufung, eine Mission hat (»There is a growing consensus that each of us has a mission and purpose in this lifetime«[83]), bei der die jeweiligen Gaben eine Rolle spielen.[84] Diese Bestimmung nennt sie den »call«[85], das, »was uns nicht in Ruhe lässt« (»which won't let you go«[86]) und Menschen zu »größerer Authentizität« (»greater authenticity«[87]) ruft.

Fünf Schritte der Berufung – die »Spiritual career evolution«

Was ihren Ansatz von dem Forsters unterscheidet, ist – neben der religiösen Offenheit – die Systematisierung der Berufung: Idealtypisch spricht sie von fünf Schritten einer »Spiritual career evolution«[88] und beruft sich dabei auf die Ergebnisse einer eigenen Studie zu Menschen, die schließlich zu einer Integration von Glauben und (Berufs-)Leben gelangt sind. Die erste Stufe ist die »segmentation«, die Trennung von Spiritualität und Leben: Der Glaube ist hier nur »Tradition«, hat mit dem übrigen Leben

82 A.a.O., 32.

83 Ebd.

84 A.a.O., 24.

85 A.a.O., 32.

86 Ebd., nach Finney.

87 A.a.O., 25.

88 A.a.O., 29.

nichts zu tun.[89] Die zweite Stufe nennt Neal »spiritual crisis«: Das bisherige Leben wird fraglich, entweder aufgrund einschneidender äußerer oder auch spiritueller Erfahrungen. Die Rolle, die Arbeit bisher gespielt hat, »stimmt« nicht mehr, Verunsicherung macht sich breit. Diese spirituelle Krise kann dann in eine »dunkle Nacht der Seele« (»Dark Night of the Soul«) münden, nach Neal die dritte Stufe. Das sind Zeiten der Depression, in denen auch die bisherigen Quellen der Spiritualität noch einmal auf dem Prüfstand stehen und neu befragt werden. Bei der vierten Stufe, die Neal nennt, geht es um den rechten Lebenserwerb (»right livelihood«). Hier kommt es zu einer neuen Perspektive auf die Arbeit oder auch zu einer neuen Work-Life-Balance. Diese neue Perspektive erschließt sich nach Neal in einem »moment of grace« und wird von Christen und Anhängern anderer Religionen oft als Berufung beschrieben (»receiving a call«[90]); das Ergebnis *kann* ein Wechsel der Arbeitsstelle sein, auch unter freiwilliger Inkaufnahme finanzieller Einbußen. Die fünfte und letzte Stufe bezeichnet Neal als »beneficial presence«, als wohltätiges Dasein: Hier steht nicht mehr die Aktivität im Vordergrund, sondern die innere Entwicklung (»inner development and working with the spiritual world for the good of mankind«[91]). Bei dieser Stufe denkt sie an den Ruhestand oder an *Sabbaticals*: Es geht um die Vereinfachung des Lebens, und die Arbeit (»work«) konzentriert sich hier auf die Steigerung des Bewusstseins (»to raise their level of consciousness«[92]). – So weit diese fünf Schritte, wobei die Autorin betont, dass sie weder »linear« zu verstehen sind noch chronologisch aufeinander folgen müssen.[93]

---

89 A.a.O., 29f.

90 A.a.O., 31.

91 Ebd.

92 Ebd.

93 A.a.O., 32.

Ein bewusst synkretistisches Konzept

Mit diesem Konzept einer »Spiritual career evolution« möchte Neal einen idealtypischen Weg zur Berufung »in einer säkularen Welt« beschreiben (»in today's secular world«[94]). Ihr Anspruch ist, eine religiös offene Konzeption vorzulegen, obwohl der von ihr aufgezeigte Weg deutliche Anklänge an bestimmte mystische Konzepte aufweist. Ihre vierte Stufe (»right livelihood«) ist – worauf Neal selbst hinweist – eine Übernahme aus dem buddhistischen Achtfachen Pfad: Der rechte Lebenswandel stellt hier den höchsten Ausdruck der Sittlichkeit dar (5. Teil des Pfades).[95] Allerdings geht die Autorin hier über das buddhistische Konzept hinaus, indem sie das »right livelihood« um das Element der Erleuchtung anreichert. Von daher zeigt sich hier auch der Einfluss der christlichen Mystik, und zwar der klassischen Trias Reinigung – Erleuchtung – Einigung (*purgatio – illuminatio – unio*)[96]. Die »spirituelle Krise« und die »dunkle Nacht der Seele« lassen sich mit der Reinigung in Verbindung bringen, was auch deshalb plausibel ist, weil Neal mit der Bezeichnung »dunkle Nacht der Seele« auf den frühneuzeitlichen Mystiker Johannes vom Kreuz anspielt. Die Stufe des »rechten Lebenserwerbs« erinnert mit ihrem »call« an die Erleuchtung. Und die wohltätige Präsenz hat gewisse Parallelen zur Einigung mit dem Göttlichen, wobei Neal hier nicht-theistisch von der »spirituellen Welt« und einer Art von Allverbundenheit spricht, die sich zum Beispiel im Gebet ausdrückt.

---

94 A.a.O., 32.

95 Ian S. Markham/Christy Lohr (Eds.), A World Religions Reader, Malden et al. 2009, 95.

96 Heinrich Stirnimann, Unio-communio. Dimensionen mystischer Erfahrung, Bd. 2, Freiburg/Schweiz 1996, 192.

Synkretistische Anklänge an konkrete religiöse Traditionen finden sich auch in den vier »Grundthemen der Berufung« (»themes of calling«[97]), die Neal aufgrund ihrer Untersuchungen skizziert. Sie zitiert den benediktinischen Grundsatz »Labor[ar]e e[s]t orare«, »Arbeiten ist Beten« als Beleg dafür, dass Arbeit eine Möglichkeit zur Verbundenheit »mit etwas Größerem«(»something greater«) bietet.[98] An christliche und buddhistische Traditionen knüpft sie an, wenn sie als Zeichen eines spirituell geprägten Managements neben dem Verzicht auf die Anhaftung an das Selbst (»attachment to ego«) auch von »humility«, Demut spricht: Das Ziel ist »selfless service«, worunter der Dienst am Unternehmenserfolg und an den Mitarbeitenden verstanden werden kann[99] – als ein erster Schritt vom »me« zum »we«.[100] Letztlich geht die Aufgabe aber darüber hinaus: Es geht um das »Making a difference«, »to implement change and leave the world a better place«[101]. Hier kommt Neal wieder auf die jeweiligen Begabungen, »gifts« zurück, die sie allgemein-religiös deutet: Menschen bewirken dann etwas, wenn sie in diesen Gaben das »Göttliche« (»the divine«) sehen und sie in den Dienst anderer Menschen stellen, zum Beispiel zugunsten ihrer spirituellen Entwicklung.[102] Letztlich geht es Neal aber darum, nicht nur am Arbeitsplatz ein neues Bewusstsein für Spiritualität zu ermöglichen, sondern auch einen weltweiten Bewusstseinswandel (»global conscious shift«) zu fördern, als dessen Träger sie »conscious capitalists« und »social entrepeneurs« ausmacht.[103]

---

97 NEAL, Creating (s. Anm. 25), 25.

98 A.a.O., 25f.

99 A.a.O., 28.

100 A.a.O., 27.

101 A.a.O., 28.

102 Ebd.

103 A.a.O., XVI.

Zwischenbilanz

Judi Neals Berufungskonzept ist ausdrücklich religionsübergreifend-eklektizistisch formuliert. Mit seiner Tendenz zur »spiritualistischen Verflüssigung«[104] steht es im Gegensatz zur dezidiert christlich-theologischen Bestimmtheit, die zum Beispiel das Konzept von Dion Forster kennzeichnet. Neals Konzept entspricht einer zunehmenden »Verflüssigung von Transzendenzvorstellungen«, die Religionssoziologen als ein »Muster des religiösen Wandels in der Moderne« ausmachen.[105] Damit knüpft Neal bewusst an einen aktuellen Trend an.

Wenn man von dieser Tendenz zur Verflüssigung einmal absieht, sind die Ähnlichkeiten zu den präsentierten evangelischen Berufungskonzepten deutlich: Die Berufung begegnet in den Begabungen, ist etwas objektiv Feststehendes, hat Verpflichtungscharakter in Richtung auf Einsatz zum Dienst an anderen. Ähnlichkeiten bestehen auch in der eher postmateriellen Ausrichtung und im klaren Willen zu einem globalen Wandel, wobei dieser Wandel bei Neal vor allem bei einem neuen Bewusstsein ansetzt, der die »interconnectedness with all things«[106] und die Überwindung einer bloß materiellen Orientierung betont.[107] Dagegen hatten die Protestanten Miller und Ewest auch objektive Faktoren wie gerechte Rahmenbedingungen fürs Wirtschaften in den Blick gerückt.

Hier schlägt sich die mystische Ausrichtung von Neals Konzept nieder, die auch in ihrem idealtypischen Stufenmodell von Berufung Ausdruck findet. Die Leistung dieses Stufenmodells ist es, an den Wunsch nach Authentizität und die Erfahrung von

---

104 Pollack/Rosta, Religion (s. Anm. 31), 477.

105 A.a.O., 475.

106 Neal, Creating (s. Anm. 25), XV.

107 A.a.O., 18.

Sinnkrisen in Leben und Arbeit anzuknüpfen, das Thema Life-Work-Balance aufzugreifen und gegenüber einem normativen Aktivitätsparadigma auch den Wert der *Vita passiva* zu betonen. Die Möglichkeit eines Berufswechsels wird deutlicher als bei Forster angesprochen.

Grenzen dieses Konzeptes werden an mehreren Stellen deutlich: Sein bewusst eklektizistischer Charakter gibt der Berufung etwas Beliebiges. Die mystische Ausrichtung vernachlässigt strukturelle Rahmenbedingungen; genauso wie bei Forsters Konzept wird die Bedeutung von Bildungsprozessen für die Gewissheit der eigenen Berufung nicht erwähnt. Außerdem spiegelt auch dieses Konzept wieder nur die Erfahrungen von Geschäftsleuten und Unternehmern, hier ergänzt um die Erfahrungen von *Social Entrepeneurs*. Erfahrungen von Menschen mit weitaus engerem Entscheidungsspielraum, mit weniger Ressourcen und geringerer formaler Bildung spielen in diesem Konzept keine Rolle. Außerdem fällt bei Neal auf, dass der von ihr vorgestellte Weg zur spirituellen Karriere fast ausnahmslos ein hoch individualisierter, fast elitärer Weg ist: Sie erwähnt zwar auch Strukturen, wie regelmäßige Gottesdienstteilnahme oder Klöster und Ashrams, und auch besondere Personen, die auf dem geistlichen Weg helfen können, werden genannt (eine Begegnung mit Mutter Theresa). Aber der Eindruck eines hoch individualisierten Weges bleibt (auch wenn er letztlich in ein »we« führen soll). Das entspricht der Berufswirklichkeit und vor allem dem Selbstverständnis von »Entscheidern«.[108] Der Südafrikaner Thabo Makgoba hat aber zu Recht auf die kulturelle Prägung und damit auch auf die Begrenztheit eines solchen Menschenbildes hingewiesen.

---

108 Nassehi weist daraufhin, wie Individualität sich in der persönlichen Zurechnung bestimmter Entscheidungen konstituiert bzw. ausdrückt (Armin Nassehi, Soziologie. Zehn einführende Vorlesungen, Wiesbaden 2011, 133ff.).

»Für alle Menschen gleich relevant«? – Kriterien und Herausforderungen für eine aktuelle Rede von der Berufung

Unsere Entdeckungsreise durch die weite Welt der WPS hat uns zu einem ihrer Kernpunkte geführt: der Rede von der Berufung (*Vocation/Calling*). Dabei hat der Überblick über explizit christliche und bewusst religionsübergreifende Konzepte noch einmal die ganze Spannbreite von WPS verdeutlicht. Sie bewegt sich zwischen »Religion« und »Spiritualität« und versucht, persönliche Sinnfragen sowie Werte und Überzeugungen mit der Arbeitswelt in Verbindung zu bringen. Beides macht die Ansätze der WPS auch für unseren deutschen Kontext interessant.

Das gilt zunächst für die Verbindung zwischen Spiritualität und Arbeit: Auch in unserem deutschen Kontext sind die Sinnerwartungen an den Beruf hoch, gerade wenn die Grenzen zwischen »Beruf« und »Leben« fließend werden. Der Beruf wird von Arbeitnehmern verstärkt als Ort der Selbstverwirklichung gesehen – ein Engagement, das sich auch Arbeitgeber zunutze machen. Wertorientierung und Offenheit für Diversität werden zu positiven Merkmalen im Wettbewerb. Das zeigt: Das Verhältnis von Spiritualität und Arbeit ist auch im deutschen Kontext längst kein Nischenthema mehr, sondern ein Thema mit erheblichem Potenzial.

Dazu kommt, dass das Verhältnis von Spiritualität und Religion eine neue Bedeutung gewinnt: Zwar findet Spiritualität (noch?) nicht dieselbe Verbreitung wie den USA, aber auch in Deutschland sind es mehr als 17 Prozent der Deutschen, die sich eher als spirituell denn als religiös bezeichnen.[109] Das hat auch Folgen für die Kirche, wenn sie sich zum Themenfeld Sinn, Werte

109 Heinz Streib, Abgelehnte Religion. Spiritualität – und die Frage nach der verlorenen Dimension, in: DtPfBl 11/2016, 626–629, 628.

und Arbeitsleben äußert: Sie steht vor der Herausforderung, ihre Positionen so zu formulieren, dass sie sich weniger an Traditionen und stärker an Erfahrungen, weniger an Gewissheiten und stärker an Suchbewegungen orientiert.

Was die Rede von der Berufung angeht, so wurden in der WPS bestimmte Stärken und Schwächen dieser Ansätze deutlich. Daraus sollen zum Schluss einige *Kriterien* für eine aktuelle Rede von Berufung abgeleitet werden:

1. Ein Konzept von Berufung ist dann relevant, wenn es bei konkreten Erfahrungen und Bedürfnissen ansetzt. Dazu gehört das Bedürfnis nach Sinn und Authentizität, die Freude daran, bestimmte Begabungen auszuleben und zum Nutzen anderer einzusetzen, aber auch die Erfahrung von Diskontinuität und Scheitern.
2. Unzureichend ist ein Berufungskonzept, wenn es nur die Erfahrungen von privilegierten, gut ausgebildeten Unternehmern widerspiegelt. Irreführend ist es dann, wenn es bloß einlinig einen biografischen Fortschritt suggeriert. Nicht nur christologisch, sondern auch empirisch gilt: Das Fragment-Sein gehört zur menschlichen Existenz.[110] Die Rede von Berufung wird erst dann relevant, wenn sie auch an die Erfahrungen von weniger privilegierten Menschen anknüpft.
3. Sinnvoll erscheint die Erweiterung des Berufungsbegriffs über einen einmaligen und völlig eindeutigen »call« hinaus. Zwar gibt es das eindeutige Gewisswerden der eigenen Berufung. Aber Dirk Kaesler hat zu Recht darauf hingewiesen: Neben solchen »endogenen«, sich im eigenen Bewusstsein (ab)bildenden Gewissheiten spielen bei der Berufswahl (und Gleiches gilt auch für Sonstiges, zum Beispiel ehrenamtliches Engagement) auch noch andere Bedingungen eine Rolle,

---

110 Henning Luther, Religion und Alltag. Bausteine zu einer Praktischen Theologie des Subjekts, Stuttgart 1992, 160ff., bes. 173.

nämlich »exogene[.]« (»gesellschaftliche[.]«) und »situative« Faktoren[111]. Zu nennen wären hier Bildungsprozesse, Arbeitsmarktchancen oder auch Gelegenheitsstrukturen. Berufung sollte differenziert und auch in biografischer Dynamik gedacht werden. Das gilt gerade in Zeiten diskontinuierlicher Beschäftigung und des lebenslangen Lernens. Nötig ist es, nicht nur »Berufsumsteiger«, sondern auch »Berufseinsteiger«[112] in den Blick zu nehmen.

4. Damit ist auch eine Kritik an einer allzu vollmundigen Rede von »der« Berufung verbunden, die es für jeden Menschen gibt und die er nur finden muss. Dieser Wunsch nach Klarheit ist in Zeiten gesellschaftlicher und wirtschaftlicher Dynamik sowie äußerer »Unsicherheit« verständlich.[113] Problematisch ist nur, wenn der Wunsch zu einem einengenden »Identitätszwang« ohne biografische und situative Offenheit führt.[114] Nach reformatorischem Verständnis besteht die Bedeutung der Rede von der Berufung gerade darin, auf konkrete Situationen mit derjenigen »Freiheit und Liebe« zu antworten, die Gott den Menschen schenkt.[115] Im Vordergrund steht nicht der Blick auf eine abstrakte Berufung, sondern der Blick auf konkrete Situationen, in denen die eigenen Gaben und Begabungen sinnvoll eingesetzt werden können. Im Zweifel ist die Berufung genau in solchen Situationen zu finden und zu erfahren.

---

111 Dirk Kaesler, Wie finde ich meine Berufung? Warum es immer noch besser ist, Max Weber zu lesen als Tarot-Karten zu legen. In: Literaturkritik.de, 09.11.2011, online: http://literaturkritik.de/id/15890 (Stand: 07.02.2017).

112 Ebd.

113 Ebd.

114 Adorno nach Luther, Religion (s. Anm. 110), 171.

115 Wagner, Berufung (s. Anm. 66), 712. Nach Wagner hängen gerade so die geistliche bzw. universale Berufung und die spezielle bzw. interne Berufung zusammen (ebd.).

5. Eine wesentliche Bedeutung der Rede von Berufung liegt in der Betonung der Subjektivität jedes Menschen. In der Berufung geht es um das, was einen »nicht in Ruhe lässt« oder was die persönliche Erfahrung von Sinn ermöglicht. Allerdings kann die ausschließliche Orientierung am Individualismus auch zu einer falschen Reduzierung führen: Das zeigt der interkulturelle Vergleich, das zeigt aber auch der Blick auf die berufliche Wirklichkeit: Arbeit kann heute sinnvoll nur als »kooperatives Gemeinschaftswerk« gelingen, die eine entsprechende »kommunikative Arbeitsmoral« erfordert.[116]
6. Dass die Berufungskonzepte die Sinnerwartungen an die Arbeit in den Mittelpunkt stellen, ist zu begrüßen. Das betont nicht nur die Zusammengehörigkeit der Lebensbereiche, sondern impliziert auch bestimmte ethische Erwartungen an das Verhalten in Arbeitswelt und Wirtschaft. Nötig ist aber die Erweiterung der Berufskonzepte über die Berufsarbeit hinaus. Wenn sich die Berufung nach reformatorischem Verständnis auf konkrete Situationen bezieht, dann rücken potenziell alle Lebensbereiche in den Blick. Sie können alle »places of responsibility«[117] werden. Damit ist ein umfassendes Konzept von Berufung sinnvoll, das ehrenamtliches Engagement genauso wie Familien- oder Pflegetätigkeit umfasst. Das Thema Berufung ist bestimmt nicht »für alle Menschen gleich relevant«[118]. Aber ein Berufskonzept sollte immerhin die Chance bieten, dass es für alle relevant sein *kann*.

---

116 Kirchenamt der EKD (Hrsg.), Solidarität und Selbstbestimmung im Wandel der Arbeitswelt. Eine Denkschrift des Rates der Evangelischen Kirche in Deutschland zu Arbeit, Sozialpartnern und Gewerkschaften, Gütersloh 2015, 31.

117 Douglas J. Schuurman, Vocation. Discerning Our Callings in Life, Cambridge 2004, 26.

118 Kaesler, Berufung (s. Anm. 111).

Freiwilliges Engagement

Berufung außerhalb von Erwerbsarbeit?

Anika Füser

Wieso Berufung im freiwilligen Engagement?

Die sprachliche Nähe des Wortes *Beruf* führt dazu, *Berufung* innerhalb der Arbeitswelt zu verorten: Menschen üben ihren jeweiligen Beruf aus und erkennen in diesem Arbeitsumfeld ihre Berufung. Der Gedanke ist so weit richtig, weil diese Option möglich ist, greift jedoch möglicherweise zu kurz. Denn was ist mit der Studentin, die in ihrer Freizeit für ihre hochbetagte Nachbarin einkauft und Asylsuchenden Deutsch beibringt? Was ist mit dem Vater, der abends das Fußballtraining leitet? Was ist mit der Kollegin, die sich in ihrem Urlaub um herrenlose Katzen kümmert? Was ist mit dem Verwaltungsmitarbeiter, der aufspringt, wenn sich sein Piepser von der freiwilligen Feuerwehr meldet? Und was ist mit den unzähligen anderen Menschen, die sich außerhalb ihrer Erwerbsarbeit freiwillig engagieren? Möglichkeiten, sich aktiv in unsere Gesellschaft einzubringen, gibt es viele und mindestens ebenso viele Gründe dafür.

Die Sinnfrage wird im Arbeitsumfeld schon seit mehreren Jahren vermehrt gestellt. Zeitungsartikel mit Titeln wie »Wo finde ich einen Job mit Sinn?«[1] oder »Arbeit muss Sinn und Spaß machen«[2] suggerieren, dass Erwerbsarbeit als wesentlicher

---

1 Svenja Hofert, Frag die Karriereberaterin. Wo finde ich einen Job mit Sinn? In: Spiegel Online, 14.07.2016. Online: http://www.spiegel.de/karriere/karriere-wo-finde-ich-jobs-mit-sinn-a-1101541.html (Stand: 14.07.2016).

2 Christine Demmer, Erwartungen der Generation Y. Arbeit muss Sinn und Spaß machen. In: Süddeutsche Zeitung, 13.04.2013. Online: http://www.sued-

Sinnträger im Leben herhalten muss.[3] Demgegenüber steht der stetig wachsende Bereich des freiwilligen Engagements, welcher sich als Gegenbild zur entfremdeten Arbeitswelt verstehen lässt, aber deshalb ebenfalls als Sinnlieferant fungieren kann. Im Rahmen des Deutschen Freiwilligensurvey 2014[4] wurden rund 30.000 Menschen interviewt, um repräsentative Einblicke in Entwicklungen in den Bereichen Ehrenamt, Freiwilligenarbeit und Bürgerengagement in Deutschland zu geben. Seit 1999 zeigt der Freiwilligensurvey eine immer weiter ansteigende Zunahme von freiwillig engagierten Menschen in Deutschland. Es scheint also einen wachsenden Bedarf an Engagement außerhalb der Erwerbstätigkeit zu geben.

Wie sieht es mit Ihnen aus? Engagieren Sie sich freiwillig? Wenn Sie sofort mit *Ja* antworten können, gehören Sie zur knappen Hälfte (43,6 %) der deutschen Wohnbevölkerung ab 14 Jahren, die sich freiwillig engagiert[5] – das entspricht etwa 30,9 Millionen Menschen.

Der Sozialhistoriker Jürgen Kocka stellte vor einigen Jahren fest, dass sich der Begriff der Arbeit im 19. und 20. Jahrhundert auf Erwerbsarbeit eingeengt hatte, sich aber dann wieder erweiterte: »Eigenarbeit, Hausarbeit, ehrenamtliche Arbeit gewinnen

---

deutsche.de/karriere/erwartungen-der-generation-y-arbeit-muss-sinn-und-spass-machen-1.1647812 (Stand: 14.11.2016).

3 Siehe dazu auch den Beitrag von Antje Bednarek-Gilland in diesem Buch.

4 Der Freiwilligensurvey gilt seit Jahren als Basis der Sozialberichterstattung zum freiwilligen Engagement in Deutschland. Er wurde 1999 das erste Mal durchgeführt und seitdem alle fünf Jahre wiederholt. Damit bietet er besonderes Potenzial für die Analyse der Veränderung des freiwilligen Engagements in Deutschland (Bundesministerium für Familie, Senioren, Frauen und Jugend (Hrsg.), Freiwilliges Engagement in Deutschland – Der Deutsche Freiwilligensurvey 2014, Wiesbaden [im Druck]. Online: http://www.springer.com/de/book/9783658126438 (Stand: 06.02.2017).

5 Julia Simonson/Claudia Vogel/Jochen P. Ziegelmann/Clemens Tesch-Römer, Einleitung. Freiwilliges Engagement in Deutschland, in: Bundesministerium für Familie, Senioren, Frauen und Jugend (Hrsg.), Freiwilligensurvey 2014 (s. Anm. 4), 25–44, 25.

an Boden, ohne die Erwerbsarbeit zu verdrängen.«[6] Thomas Kurtz führt die Entwicklung des Berufs in einem Beitrag dieses Buches noch weiter aus und stellt die Frage, inwieweit neben Erwerbsarbeit auch freiwilliges Engagement sinnstiftend sein kann. Vor diesem Hintergrund und mit den Ergebnissen aktueller Untersuchungen soll in diesem Beitrag ergründet werden, welche Motivation hinter dem freiwilligen Engagement von Menschen stehen kann. Damit soll die Frage beantwortet werden, ob es auch außerhalb von Erwerbsarbeit die Möglichkeit geben kann, seine Berufung zu finden. Lässt sich also der Begriff der *Berufung* über Erwerbsarbeit hinaus erweitern? Und welche Konsequenzen ergeben sich daraus für die Aktualität des reformatorischen Berufsverständnisses?

Freiwilliges Engagement

Margot Käßmann, Botschafterin für das Reformationsjubiläum 2017, hält das Engagement in Kirche und Gesellschaft aus christlicher Sicht für »eine Selbstverständlichkeit«[7]. Gott habe den Menschen die Erde anvertraut, darum seien die Menschen verantwortlich dafür, diese zu erhalten. Eine Verantwortung für die Erde kann also laut Käßmann in freiwilligem Engagement sichtbar werden.

Unterschiedliche Studien konnten zeigen, dass sich Menschen, die einer Religionsgemeinschaft angehören, häufiger freiwillig engagieren als Konfessionslose.[8] Auch der Freiwilli-

---

6 Jürgen Kocka, Thesen zur Geschichte und Zukunft der Arbeit, in: Neue Arbeitswelt. Themenheft. Aus Politik und Zeitgeschichte 21/2001, 8–13,13.

7 Margot Kässmann, Ehrenamt als Reformatorisches Erbe. Vortrag auf dem Württembergischen Kirchengemeinderatstag, Fellbach 23.03.2013, 5.

8 Gert Pickel, Sozialkapital und zivilgesellschaftliches Engagement evangelischer Kirchenmitglieder als gesellschaftliche und kirchliche Ressource, in: Heinrich

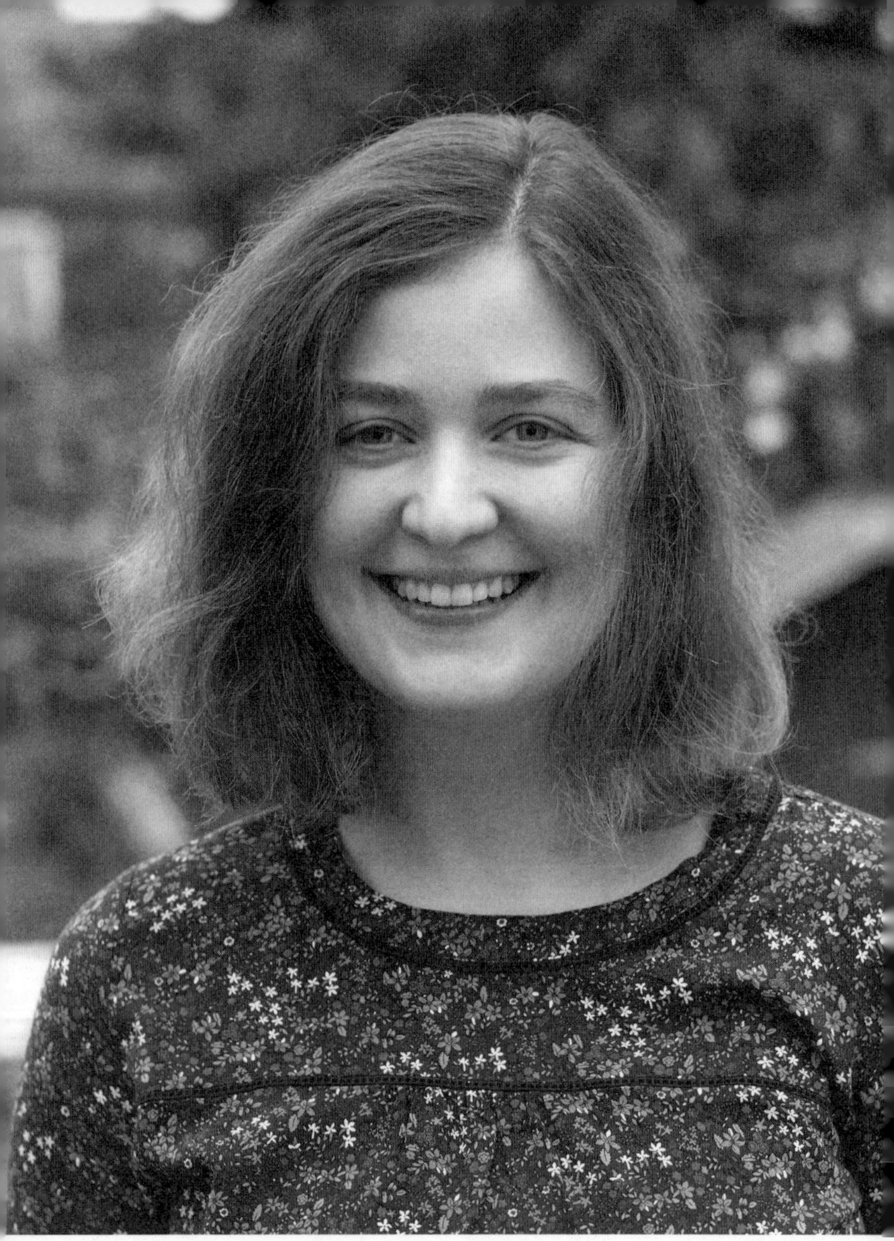

Hannah

hat Deutsch und Musik auf Lehramt studiert
und ist Klassenlehrerin einer 3. Klasse

»Meine Arbeit ist für mich sehr erfüllend, in dem Sinne, dass sie mich, aber auch mein Leben ausfüllt, manchmal sehr belastend und oft sehr Freude bringend.«

»Ich bin Grundschullehrerin geworden, weil ich mit Kindern arbeiten und irgendwas mit Musik machen wollte. Das war die Chance, beides zu verbinden.«

»Es macht mir ganz viel Spaß, den Tag mit Kindern zu verbringen, die einfach so viele Ideen haben und die einem so viel zurückgeben. Sei es mit Worten oder dass sie einen umarmen. Oder dass sie einfach etwas verstanden haben und Sachen machen, die sie eigentlich noch gar nicht können müssen. Ich gebe ihnen dabei die nötige Freiheit, unterstütze und begleite sie, um ihre Interessen und Stärken herauszufinden.«

»Es gibt Schüler, die es nicht einfach haben in ihrem Leben, und diese Geschichten belasten mich. Daneben gibt es immer Schwierigkeiten oder Uneinigkeiten im Kollegium und mit Eltern und eben auch Kinder, die sich im Unterricht schwierig verhalten. Außerdem kann man wenig abschalten, weil es keinen genauen Feierabend gibt. Man ist gedanklich fast immer bei den Kindern.«

»Wenn Geld keine Rolle spielen würde, würde ich das Gleiche machen. Den ganzen Tag am Schreibtisch sitzen oder irgendetwas Handwerkliches machen, kann ich mir überhaupt nicht vorstellen.«

»Ich wünsche mir, dass das Schulsystem in Bezug auf mehrere Punkte revolutioniert wird. So, dass die Kinder Freude daran haben, zu lernen. Dann kann ich so sein, wie ich als Lehrerpersönlichkeit sein will. Dann kann ich beraten, unterstützen und Hilfestellungen geben, aber muss nicht von oben reintrichtern. Zum Glück geht es an der Schule, an der ich unterrichte, immer mehr in diese Richtung.«

gensurvey 2014 stellte fest, dass Mitglieder der katholischen Kirche (48,6 %) und der evangelischen Kirche (49,4 %) überdurchschnittlich häufig engagiert sind, wenn man sie mit Konfessionslosen vergleicht (36,2 %).[9] Erklärungsversuche dieser Unterschiede beziehen sich auf zwei Aspekte. Zum einen wird durch die Mitgliedschaft in einer Kirche die Möglichkeit zum freiwilligen Engagement geboten, beispielsweise im karitativen oder edukativen Bereich, in dem häufig und gern auf freiwillige Unterstützung zurückgegriffen wird. Zum anderen kann man davon ausgehen, dass sich Personen mit Konfessionszugehörigkeit deshalb von Konfessionslosen unterscheiden, weil sie unterschiedliche Werte und Weltanschauungen vertreten.[10] Es wäre also möglich, dass sich freiwilliges Engagement aus einer christlichen Weltanschauung heraus ergibt, vor deren Hintergrund es für die Betreffenden wichtig sein kann, sich im Sinne der Nächstenliebe bzw. gemeinwohlorientiert zu engagieren.

Säkular ausgedrückt kann man diesen Sachverhalt *Altruismus* nennen. Engagement ist nämlich nachweislich nicht nur innerkirchlich ein bedeutsames Thema. In den letzten Jahrzehnten ist das freiwillige Engagement in Deutschland zunehmend in den Fokus des öffentlichen Interesses gerückt.[11] Unterschiedliche

---

Bedford-Strohm/Volker Jung (Hrsg.), Vernetzte Vielfalt. Kirche angesichts von Individualisierung und Säkularisierung. Die fünfte EKD-Erhebung über Kirchenmitgliedschaft, Gütersloh 2015, 279–301, 285; Wilhelm Haumann, Motive des bürgerschaftlichen Engagements. Kernergebnisse einer bevölkerungsrepräsentativen Befragung durch das Institut für Demoskopie Allensbach im August 2013, Berlin 2014, online: http://www.ifd-allensbach.de/uploads/tx_studies/Engagement_Motive_Bericht.pdf (Stand: 06.02.2017), 8.

9 Claudia Vogel/Nicole Hameister, Mitgliedschaft in Religionsgemeinschaften, in Vereinen und gemeinnützigen Organisationen und freiwilliges Engagement, in: Bundesministerium für Familie, Senioren, Frauen und Jugend (Hrsg.), Freiwilligensurvey 2014 (s. Anm. 4), 233–249, 239.

10 A.a.O., 234.

11 Vgl. zum Beispiel Bundesministerium für Familie, Senioren, Frauen und Jugend (Hrsg.), Freiwilligensurvey 2014 (s. Anm. 4); Deutscher Bundestag (Hrsg.), Erster Engagementbericht. Für eine Kultur der Mitver-

Autoren sind sich einig: Die Qualität einer modernen Zivilgesellschaft bemisst sich unter anderem daran, wie stark sich deren Bürger an demokratischen Prozessen beteiligen und inwieweit sie zu freiwilligem Engagement bereit sind.[12]

So lässt sich als erste Erkenntnis festhalten: Das freiwillige Engagement von Menschen in Deutschland wirkt sich über kirchliche Bezüge hinaus auf unsere Gesellschaft aus. Es ist daher notwendig, Bereitschaft zum Engagement auch überkirchlich zu betrachten. Aus diesem Grund steht im Folgenden nicht ausschließlich das freiwillige Engagement von Kirchenmitgliedern im Fokus. Die Frage nach einer Berufung im freiwilligen Engagement muss sich auch über innerkirchliche Bezüge hinaus stellen lassen.

Was versteht man unter freiwilligem Engagement?

Um schließlich eine Antwort auf die Frage finden zu können, ob sich *Berufung* auch im freiwilligen Engagement – also abseits der Erwerbsarbeit – finden lässt, soll im Folgenden geklärt werden, was unter freiwilligem Engagement zu verstehen ist.

Begriffe wie Ehrenamt, Freiwilligenarbeit (»neudeutsch« *Volunteering*), bürgerschaftliches Engagement und freiwilliges Engagement werden häufig als Synonyme verwendet. In allgemeiner Übereinstimmung dieser Begriffe zeichnet sich *Engagement*

---

antwortung. Bericht der Sachverständigenkommission und Stellungnahme der Bundesregierung. Bundestagsdrucksache 17/10580, Berlin 2012; ENQUETE-KOMMISSION »ZUKUNFT DES BÜRGERSCHAFTLICHEN ENGAGEMENTS« DES DEUTSCHEN BUNDESTAGES, Bericht Bürgerschaftliches Engagement. Auf dem Weg in eine zukunftsfähige Bürgergesellschaft, Opladen 2002, (der Bericht ist inhaltlich identisch mit der Bundestagsdrucksache 14/8900 vom 03.06.2002).

12 SIMONSON/VOGEL u. a., Einleitung (s. Anm. 5), 26; THOMAS GENSICKE, Bürgerschaftliches Engagement in Deutschland, in: Aus Politik und Zeitgeschichte. Beilage zur Wochenzeitung Das Parlament vom 20. März 2006, 9–16, 9.

durch Freiwilligkeit, fehlende materielle Gewinnausrichtung und Gemeinwohlorientierung aus und findet im öffentlichen Raum statt.[13]

Die Enquete-Kommission »Zukunft des bürgerschaftlichen Engagements«, ergänzt diese Aufzählung um die in der Regel gemeinschaftliche und kooperative Ausübung der Tätigkeit.[14] Damit definiert sie *bürgerschaftliches Engagement* wie folgt: »Bürgerschaftliches Engagement ist eine freiwillige, nicht auf das Erzielen eines persönlichen materiellen Gewinns gerichtete, auf das Gemeinwohl hin orientierte, kooperative Tätigkeit. Sie entfaltet sich in der Regel in Organisationen und Institutionen im öffentlichen Raum der Bürgergesellschaft. Selbstorganisation, Selbstermächtigung und Bürgerrechte sind die Fundamente einer Teilhabe und Mitgestaltung der Bürgerinnen und Bürger an Entscheidungsprozessen. Bürgerschaftliches Engagement schafft Sozialkapital, trägt damit zur Verbesserung der gesellschaftlichen Wohlfahrt bei und entwickelt sich, da es von den Bürgerinnen und Bürgern ständig aus der Erfahrung ihres Lebensalltags gespeist wird, als offener gesellschaftlicher Lernprozess. In dieser Qualität liegt ein Eigensinn, der über den Beitrag zum Zusammenhalt von Gesellschaft und politischem Gemeinwesen hinausgeht.«[15]

Dass der Begriff *bürgerschaftliches Engagement* überhaupt entstanden ist und so populär wurde, ist in engem Zusammenhang mit der Arbeit der Enquete-Kommission »Zukunft des bürgerschaftlichen Engagements« zu sehen. Diese Kommission wurde vom Deutschen Bundestag eingesetzt, um auf Grundlage einer

---

13 Siehe Rolf Wortmann, Ehrenamtliches Engagement. Ein Überblick, in: Andreas Gourmelon (Hrsg.), Personalressourcen sichern. Eine Zukunftsaufgabe für den öffentlichen Sektor, Heidelberg 2012, 123–138, 125.

14 Enquete-Kommission, Bericht (s. Anm. 11), 86.

15 A.a.O., 90.

Bestandsaufnahme konkrete Handlungsvorschläge für die Politik zu erstellen. Die Mitglieder machen mit der Begriffswahl den engen Zusammenhang von Engagement, Bürgerschaft und Bürgersinn deutlich und knüpfen damit an ein republikanisches Verständnis von Bürgerschaft an: Bürger bringen sich auf vielfältige Weise und selbstorganisiert in das Gemeinwesen ein und bestimmen so auch über die Zukunft von Staat und Gesellschaft.

Mit ihrer Begriffswahl grenzt sich die Enquete-Kommission von einer Tradition ab, die ein gemeinwohlorientiertes Engagement primär mit dem Begriff der »Ehre« verbindet.[16] Die neue Begrifflichkeit betont, dass vor allem das Engagement »von unten«, die Selbstorganisation der Bürger gemeint ist, und akzentuiert zusätzlich die politische Komponente, »die Grundlage und Voraussetzung eines Engagements in Vereinigungen, Selbsthilfegruppen und Kirchen, Unternehmen und öffentlichen Einrichtungen ist«[17].

Der Begriff des bürgerschaftlichen Engagements, den die Enquete-Kommission erstmals verwendete und der sich inzwischen in der Politik und in öffentlichen Diskussionen etabliert hat, wurde in wissenschaftlichen Kreisen vor allem in Abgrenzung zu anderen Begriffen kritisch diskutiert.[18] Priller betont, der Begriff hebe vor allem die »Teilhabe und Demokratisierungsfunktion«[19]

---

16 Annette Zimmer, Bürgerschaftliches Engagement in Deutschland. Definitionen, Potenziale und Grenzen. Vortrag, 2005, online: http://www.aktive-buergerschaft.de/fp_files/Zimmer_Vortrag_2005.pdf (Stand: 06.02.2017), 2.

17 Enquete-Kommission, Bericht (s. Anm. 11), 99.

18 Vgl. zum Beispiel Eckhard Priller, Dynamik, Struktur und Wandel der Engagementforschung. Rückblick, Tendenzen und Anforderungen, in: Eckhard Priller/Mareike Alscher/Dietmar Dathe/Rudolf Speth (Hrsg.), Zivilengagement. Herausforderungen für Gesellschaft, Politik und Wissenschaft, Berlin 2011, 11–40; Ansgar Klein, Zivilgesellschaft/Bürgergesellschaft, in: Thomas Olk/Birger Hartnuß (Hrsg.), Handbuch Bürgerschaftliches Engagement, Weinheim 2011, 29–40.

19 Priller, Dynamik (s. Anm. 18), 25.

hervor und werde damit der Vielfalt des Engagements nicht gerecht. Er schlägt den Begriff *Zivilengagement* vor, der in der öffentlichen Diskussion häufig synonym zum Begriff *bürgerschaftliches Engagement* verwendet, aber von anderen Autoren ebenfalls beanstandet wird. Auch der Begriff des *Ehrenamtes* wird häufig gleichbedeutend gebraucht.[20] Stricker weist jedoch darauf hin, dass das Ehrenamt lediglich einen Teilaspekt des bürgerschaftlichen Engagements beschreibe, nämlich die Übernahme von Funktionen in formalen Organisationen. Engagement wiederum könne auch informell ausgeübt werden.[21] Neben der Kritik, dass eine unscharfe Begriffskontur differenzierte Analysen des Engagements erschwere, werden auch Vorteile dieser Unschärfe erkannt – beispielsweise, dass das Konzept in unterschiedlichen Zusammenhängen anschlussfähig bleibt.[22]

Die Sachverständigenkommission des Ersten Engagementberichtes[23] der Bundesregierung nimmt für ihre Engagement-Definition die Kriterien der Enquete-Kommission auf.[24] Während die Enquete-Kommission aber vor allem die Tätigkeiten von Per-

---

20 Marcel Erlinghagen, Ehrenamt, in: Steffen Mau/Nadine M. Schöneck (Hrsg.), Handwörterbuch zur Gesellschaft Deutschlands, Wiesbaden 2013, 199–212.

21 Michael Stricker, Ehrenamt, in: Olk/Hartnuss (Hrsg.), Engagement (s. Anm. 18), 163–171.

22 Roland Roth, Bürgerschaftliches Engagement. Formen, Bedingungen, Perspektiven, in: Annette Zimmer/Stefan Nährlich (Hrsg.), Engagierte Bürgerschaft. Traditionen und Perspektiven, Opladen 2000, 25–48.

23 Den Herausforderungen, die durch den demografischen Wandel in Bezug auf freiwilliges Engagement zutage treten, widmet sich auch der Zweite Engagementbericht »Demografischer Wandel und bürgerschaftliches Engagement. Der Beitrag des Engagements zur lokalen Entwicklung«. Der Zweite Engagementbericht wurde von der Bundesregierung in Auftrag gegeben, sollte im Oktober 2016 mit der Stellungnahme der Bundesregierung dem Bundeskabinett vorgelegt und anschließend dem Deutschen Bundestag übergeben werden, um danach als Bundestagsdrucksache veröffentlicht zu werden (http://www.zweiterengagementbericht.de/). Zum Redaktionsschluss dieses Buches lag der Bericht leider noch nicht vor.

24 Deutscher Bundestag (Hrsg.), Engagementbericht (s. Anm. 11), 33.

sonen in den Blick nimmt, zielt die Definition der Sachverständigenkommission sowohl auf Personen als auch auf zivilgesellschaftliche Organisationen ab.

Der Deutsche Freiwilligensurvey wiederum unterscheidet bei seiner Befragung zwischen *gemeinschaftlich ausgeübten Aktivitäten* und *freiwilligem Engagement*. Dabei geht es bei Aktivitäten um das Mitmachen, Engagement dagegen ist durch konkrete Aufgaben und Arbeiten charakterisiert.[25] Die abgestufte Unterscheidung zwischen öffentlichen gemeinschaftlichen Aktivitäten und freiwilligem Engagement verdeutlichen die Autoren am Beispiel eines Sportfestes: »Eine öffentlich gemeinschaftlich aktive Person nimmt im Rahmen des Sportfestes an Wettkämpfen teil und trägt so zum Gelingen des Festes bei, das jedoch nur stattfinden kann, weil eine freiwillig engagierte Person das Fest vorbereitet und organisiert hat.«[26] Bei der Entscheidung, ob die von der befragten Person genannten Aufgaben und Arbeiten als freiwilliges Engagement bezeichnet werden können, kommen die fünf Kriterien der Enquete-Kommission zum Einsatz. Die Tätigkeit muss freiwillig, unentgeltlich, öffentlich und gemeinschaftlich mit anderen ausgeübt werden. Beim Freiwilligensurvey 2014 wurde auf die Überprüfung der Indikatoren Freiwilligkeit und Gemeinwohlorientierung verzichtet. In den Interviews wurde allerdings ausdrücklich nach freiwillig übernommenen Aufgaben und Arbeiten gefragt, sodass man von einer Freiwilligkeit des Engagements ausgehen kann. Eine Gemeinwohlorientierung der Tätigkeiten muss vorausgesetzt werden, da die Prüfung von Nutzen und Kosten im Rahmen der Interviews nicht möglich war.[27]

---

25 Simonson/Vogel u. a., Einleitung (s. Anm. 5), 30–31.

26 A.a.O., 31.

27 Ebd.

Im Zweifel galt die Selbsteinschätzung der Befragten.[28]

Die weite Definition, die der Freiwilligensurvey verwendet, ist mit den Definitionen der Enquete-Kommission und der Ersten Engagementberichtskommission kompatibel. Der Begriff *freiwilliges Engagement* dient als Oberbegriff für unterschiedliche Formen des Engagements wie Ehrenamt, Freiwilligenarbeit, Selbsthilfe oder Tätigkeiten in selbstorganisierten Initiativen und Projekten.[29] Hinsichtlich des Formalisierungsgrades kann das freiwillige Engagement ganz unterschiedlich ausgeprägt sein und von selbstorganisierten Tätigkeiten bis zu Freiwilligendiensten reichen, die sich durch gesetzlich geregelte Organisationsformen und feste Einsatzzeiten auszeichnen.[30]

Eine weite Definition von freiwilligem Engagement soll auch in diesem Beitrag zum Tragen kommen, da weniger die spezifischen Unterschiede in der Art des Engagements im Fokus stehen, sondern vielmehr, *dass* und *weshalb* sich Menschen engagieren. Freiwilliges Engagement wird also als eine Tätigkeit verstanden, die ein Individuum freiwillig, unentgeltlich, gemeinnützig, im öffentlichen Raum und gemeinschaftlich mit anderen ausübt. In Hinblick auf eine mögliche Berufung im freiwilligen Engagement spielen sicherlich die Aspekte der Freiwillig- und Gemeinnützigkeit eine besondere Rolle.

---

28 Julia Simonson/Nicole Hameister/Claudia Vogel, Daten und Methoden des Deutschen Freiwilligensurveys, in: Bundesministerium für Familie, Senioren, Frauen und Jugend (Hrsg.), Freiwilligensurvey 2014 (s. Anm. 4), 45–81, 72.

29 Siehe bereits im ersten Deutschen Freiwilligensurvey 1999: Bernhard von Rosenbladt (Hrsg.), Freiwilliges Engagement in Deutschland. Freiwilligensurvey 1999. Ergebnisse der Repräsentativerhebung zu Ehrenamt, Freiwilligenarbeit und bürgerschaftlichem Engagement. Band 1: Gesamtbericht, Stuttgart 2001.

30 Simonson/Vogel u. a., Einleitung (s. Anm. 5), 31.

Welche Motive gibt es, sich freiwillig zu engagieren?

Wenn man sich anschaut, warum sich Menschen freiwillig engagieren, kann man Motive auf zwei verschiedenen Ebenen feststellen. Zum einen können äußere Faktoren wie Geschlecht, Alter und Bildung bei der Aufnahme einer freiwilligen Tätigkeit eine Rolle spielen,[31] zum anderen gibt es dafür häufig einen konkreten Anstoß sowie Motive auf individueller Ebene.[32] Äußere Anstöße, sich freiwillig zu engagieren, müssen auf eine begünstigende innere Motivlage treffen, damit sie fruchten können. Doch was macht diese Motivlage aus? In der Literatur finden sich verschiedene Möglichkeiten, Motive zu kategorisieren. So unterscheidet beispielsweise die Pädagogin Barbara Moschner auf Basis psychologischer Studien zwischen altruistischen und egoistischen Motiven,[33] also dem Handeln für den Nutzen anderer und dem Handeln für einen persönlichen Nutzen. Ebenfalls häufig verwendet wird die Kategorisierung in intrinsische Motivation (aus dem Selbst heraus) und extrinsische Motivation (von außen in Form einer Belohnung).[34] Einige Autoren weisen darüber hinaus auf die Vielfältigkeit von Motiven hin. Ihnen zufolge liegt bei der Aufnahme eines freiwilligen Engagements in den seltensten Fällen nur *ein* Motiv zugrunde – vielmehr können

---

31 Claudia Vogel/Christine Hagen/Julia Simonson/Clemens Tesch-Römer, Freiwilliges Engagement und öffentliche Aktivität, in: Bundesministerium für Familie, Senioren, Frauen und Jugend (Hrsg.), Freiwilligensurvey 2014 (s. Anm. 4), 85–119 sowie Kapitel 3.

32 Doreen Müller/Nicole Hameister/Katharina Lux, Anstoß und Motive für das freiwillige Engagement, in: Bundesministerium für Familie, Senioren, Frauen und Jugend (Hrsg.), Freiwilligensurvey 2014 (s. Anm. 4), 407–426, 408.

33 Barbara Moschner, Altruismus und Egoismus. Was motiviert zum Ehrenamt? In: Zeitschrift für Politische Psychologie 10 (2002) 1/2, 25–40, 28–32.

34 Anne Hacket/Gerd Mutz, Empirische Befunde zum bürgerschaftlichen Engagement, in: Aus Politik und Zeitgeschichte 9/2002, 39–46, 45.

mehrere Motive aufeinandertreffen. So ist für viele Menschen die Freude am Engagement ähnlich wichtig wie der Wunsch, anderen zu helfen.[35] Die Motive für Engagement werden deshalb häufig als *Motivbündel*[36] bzw. ehrenamtliches Engagement als *multimotiviert*[37] bezeichnet. Moschner betont außerdem, dass nicht alle Motive den Engagierten bewusst sein müssen und sich Werte, Motive und Erwartungen im Zeitverlauf verändern können.[38] Hacket und Mutz unterscheiden fünf verschiedene übergreifende Aspekte, welche die Motive freiwilligen Engagements zusammenfassen:[39] *altruistische* (Pflichterfüllung und Gemeinwohlorientierung), *gemeinschaftsbezogene* (Kommunikation und soziale Integration), *gestaltungsorientierte* (aktive Partizipation und Mitbestimmung), *problemorientierte* (Bewältigung eigener Probleme und Veränderung gesellschaftlicher Missstände) und *entwicklungsbezogene* Gründe (*personal growth*, Selbstverwirklichung). Betrachtet man diese Motive aus dem Blickwinkel einer möglichen Berufung, scheinen altruistische sowie entwicklungsbezogene Aspekte besonders entscheidend zu sein. Erklären Menschen etwas zu ihrer Motivation, geht es ihnen darum, etwas für andere zu tun oder sich (möglicherweise auch gleichzeitig) selbst zu verwirklichen.

Dass Forscher eine Verknüpfung von altruistischem Antrieb und zugleich selbstbezogenen Motiven beim freiwilligen Engagement feststellen können, ist sicherlich einer gewandelten Perspektive der letzten Jahrzehnte geschuldet. Noch in den 1950er oder 1960er Jahren kam kaum jemand auf die Idee, nach dem

---

35 HAUMANN, Motive (s. Anm. 8), 3.

36 HACKET/MUTZ, Befunde (s. Anm. 34), 44.

37 MOSCHNER, Altruismus (s. Anm. 33), 32.

38 A.a.O., 27.

39 HACKET/MUTZ, Befunde (s. Anm. 34), 44.

Spaß beim freiwilligen Engagement zu fragen.[40] Anders ist es jedoch im Freiwilligensurvey 2014 – dort wurden die Motive und persönlichen Gründe des Engagements über die Zustimmung der Befragten zu bestimmten Items erhoben. Angeführt wird die Liste der Top-Motive von »Spaß haben« (93,9 % »stimme voll zu« und »stimme eher zu«). Es folgen »Mit anderen Menschen zusammenkommen« (82 % »stimme voll zu« und »stimme eher zu«) und »Gesellschaft mitgestalten« (81 % »stimme voll zu« und »stimme eher zu«).[41]

In der Diskussion wird »Spaß haben« häufig mit Egoismus, Unzuverlässigkeit und mangelnder Hingabe in Verbindung gebracht.[42] Der Freiwilligensurvey deutet »Spaß haben« als Motiv, das sich auf das eigene Wohlbefinden auswirkt. Interpretiert man »Spaß haben« aber darüber hinaus nicht als rein hedonistische Äußerung, sondern als »Zufriedenheit und innere Erfüllung bei der Bewältigung einer Aufgabe«[43], bekommt das Motiv als Spitzenreiter einen deutlich positiveren Beigeschmack und zugleich einen Bezug zum Thema Berufung. Hacket und Mutz betonen die hohe Kontextabhängigkeit des Begriffs »Spaß« und weisen darauf hin, dass der Begriff mit verschiedenen Bedeutungen belegt werden kann sowie moralisch unterschiedlich bewertet wird. Sie kritisieren, dass bislang in keiner Studie untersucht wurde, welchen Sinn Menschen mit »Spaß« verbinden, sodass offenbleiben muss, was diese Formulierung für die Befragten bedeutet und welche gesellschaftliche Relevanz sie damit hat.[44] Zimmer geht davon aus, dass in einem freiwilligen Engagement individuelle Vorlieben und Präferenzen mit Gemeinschaftsorien-

---

40 A.a.O., 45.

41 Müller u. a., Anstoß (s. Anm. 32), 419.

42 Hacket/Mutz, Befunde (s. Anm. 34), 43.

43 Ebd.

44 Ebd.

tierung verbunden werden, und nennt die Engagierten »solidarische Individualisten«[45].

Für den Freiwilligensurvey 2014 lässt sich festhalten: Für die große Mehrheit der Befragten steht im Mittelpunkt, dass ihre Tätigkeit ihnen Freude bereitet, dass sie etwas mit anderen Menschen zusammen tun und dabei einen kleinen Beitrag für die Gesellschaft leisten können.[46] Die hohen Prozentzahlen bei »stimme voll zu« und »stimme eher zu« bei jeder der Top-Antworten bestätigen darüber hinaus die These der *Motivbündel* – es ist scheinbar nicht nur *ein* Motiv dafür verantwortlich, sich freiwillig zu engagieren. Gemeinwohlorientierung und Eigeninteresse sind dabei keine Gegensätze und werden von den Engagierten auch nicht als solche empfunden. Die freiwillig Engagierten können Gutes tun und gleichzeitig die eigenen Bedürfnisse verwirklichen.

Ist es nun also so, dass die Menschen, die sich aus altruistischen oder entwicklungsbezogenen Motiven heraus für das Gemeinwohl anderer engagieren, aufgrund einer Berufung handeln? Diese Frage lässt sich sicherlich nicht eindeutig beantworten. Keine der aktuell vorliegenden Untersuchungen beinhaltet das Wort *Berufung.* Allerdings finden sich an manchen Stellen Aspekte, die zu einer Berufung gehören können, so beispielsweise im Freiwilligensurvey im Item »Gesellschaft mitgestalten«[47]. Auch in einer bevölkerungsrepräsentativen Umfrage durch das Institut für Demoskopie Allensbach, worin nach Motiven für Engagement gefragt wurde, fanden sich neben egoistischen gehäuft altruistische Motive, wie der Wunsch, anderen zu helfen (von insgesamt 86 % der Befragten als bedeutsam für ihre Aktivität benannt); etwas für bestimmte Gruppen oder Anliegen tun (82 %) oder

45 Zimmer, Engagement (s. Anm. 16), 9.

46 Müller u. a., Anstoß (s. Anm. 32), 419.

47 Ebd.

aktiv werden, weil man sich gebraucht fühlt (82 %).[48] Gleichzeitig geben nur 25 Prozent der Befragten an, religiöse Überzeugungen seien der Grund für ihr freiwilliges Engagement.[49]

Nun muss man an dieser Stelle erkennen, dass zugrundeliegende altruistische Motive, die zu einem Handeln für den Nutzen anderer oder zugespitzt formuliert zum Dienst am Nächsten führen können, von den Engagierten nicht zwingend religiös konnotiert sind. Eine Gemeinwohlorientierung muss von den Aktiven nicht als Form der Nächstenliebe, freiwilliges Engagement nicht als Berufung verstanden werden. Aber, und das lässt sich als Zwischenergebnis festhalten: Sie kann es – und das ist entscheidend. Freiwilliges Engagement kann multimotiviert als Berufung erlebt werden. Menschen können also auch außerhalb der Erwerbsarbeit ihre Berufung finden und dabei ihr Tun als sinnvoll erleben.

Wie verhalten sich freiwilliges Engagement und Erwerbsarbeit zueinander?

Untersucht man freiwilliges Engagement als eine eigenständige Tätigkeit im gesamtgesellschaftlichen Kontext, stößt man zwangsläufig auf das Verhältnis von freiwilligem Engagement und Erwerbsarbeit. Bei Befragungen wird immer wieder deutlich, dass die Engagierten selbst den Unterschied zwischen Erwerbsarbeit und ihrem Engagement betonen und ablehnen, dass freiwilliges Engagement der Erwerbsarbeit ähnlich wird. Freiwilliges Engagement müsse – so die Befragten selbst – eigenständig und unterscheidbar bleiben, damit es nicht seinen eigenständigen Sinngehalt verliert.[50]

48 Haumann, Motive (s. Anm. 8), 13.

49 A.a.O., 14.

50 Enquete-Kommission, Bericht (s. Anm. 11), 409.

Darüber hinaus sagt freiwilliges Engagement nicht nur etwas über die individuellen Motive der Engagierten aus, sondern auch über die Verbindung dieser Menschen zur Erwerbsarbeit. Trivial sei dies insofern, als sich freiwillig Engagierte ihr Engagement *leisten* können müssen, was meistens aufgrund von (im besten Fall ausreichend) entlohnter Erwerbsarbeit der Fall ist. Weniger trivial sei aber, danach zu fragen, welches Betätigungsfeld und warum genau dieses von Freiwilligen gewählt wird und was dies über das Verhältnis von Engagement und Erwerbsarbeit aussagt.[51]

Der Arbeits- und Organisationspsychologie Theo Wehner und seine Kollegen schreiben, dass freiwilliges Engagement aus dem Bedürfnis entsteht, sich zugehörig zu fühlen, sich sinnvoll zu betätigen und sich selbstbestimmt einzusetzen. Das machen die Forscher mit dem Begriff *Handeln* von Hannah Arendt deutlich: Im Vergleich zum *Arbeiten* oder *Herstellen* werden im Handeln Werte deutlich.[52] Wenn sich Menschen jenseits der Erwerbsarbeit einsetzen, offenbaren sie Aspekte ihrer Einzigartigkeit als Person und verwirklichen ihre eigenen Vorstellungen. Das mache zufrieden.[53]

Eine länderübergreifende Studie beim Roten Kreuz[54] zeigte, dass das Autonomieerleben der Engagierten im freiwilligen Engagement fehlendes Autonomieerleben in der Erwerbsarbeit teilweise ausgleichen kann. Freiwilliges Engagement kann damit

---

51 Theo Wehner/Stefan T. Güntert/Max Neufeind/Harald A. Mieg, Frei-gemeinnützige Tätigkeit. Freiwilligenarbeit als Forschungs- und Gestaltungsfeld der Arbeits- und Organisationspsychologie, in: Theo Wehner/Stefan T. Güntert (Hrsg.), Psychologie der Freiwilligenarbeit. Motivation, Gestaltung und Organisation, Berlin/Heidelberg 2015, 4–22,11.

52 Mehr zum Zusammenhang von Werten und freiwilligem Engagement siehe auch Kapitel 18 des Deutschen Freiwilligensurvey 2014: Wertehaltungen und freiwilliges Engagement.

53 Wehner u. a., Tätigkeit (s. Anm. 51), 16.

54 Max Neufeind, Volunteering. Exploring activities at the interface of work, leisure, and civic engagement. Dissertation an der ETH Zürich 2013.

Raum für Motive und Sinnerfüllung bieten, welche die Erwerbsarbeit nicht leisten kann.[55] Darüber hinaus wurde in der Untersuchung deutlich, dass gut gestaltetes freiwilliges Engagement Belastungen aus der Erwerbsarbeit abfedern kann. Freiwilliges Engagement nimmt hier also eine kompensierende Funktion ein.

In den Auswertungen des Freiwilligensurveys 2014 ist zu erkennen, dass sich Erwerbstätige sowie Personen in Ausbildung zu deutlich höheren Anteilen engagieren als Rentner, Arbeitslose und sonstige Nichterwerbstätige.[56] Teilzeit- sowie geringfügig Beschäftigte sind dabei engagierter als Vollzeitbeschäftige, was sich vermutlich auf die größeren Zeitressourcen der Teilzeiterwerbstätigen zurückführen lässt. Erwerbsarbeit und freiwilliges Engagement können also nicht gänzlich voneinander abgegrenzt betrachtet werden. Vielmehr beeinflussen sich beide Bereiche in einem wechselseitigen Verhältnis.

Eines soll an dieser Stelle aber betont werden: Freiwilliges Engagement ist kein vollwertiger Ersatz für Erwerbsarbeit – etwa in Phasen der Arbeitslosigkeit. Zwar muss sich auch freiwilliges Engagement den Sinndimensionen der Erwerbsarbeit stellen und an ihnen messen lassen, »es bleibt aber *Engagement* – das eben Arbeit macht«.[57]

Wie ist es mit der Berufung in der Familienarbeit?

An dieser Stelle soll ein kurzer Ausflug in einen Bereich unternommen werden, der nicht direkt etwas mit freiwilligem Engage-

---

55 WEHNER u. a., Tätigkeit (s. Anm. 51), 11.

56 JULIA SIMONSON/NICOLE HAMEISTER, Sozioökonomischer Status und freiwilliges Engagement, in: BUNDESMINISTERIUM FÜR FAMILIE, SENIOREN, FRAUEN UND JUGEND (Hrsg.): Freiwilligensurvey 2014 (s. Anm. 4), 429–454, 440.

57 HACKET/MUTZ, Befunde (s. Anm. 34), 46.

ment zu tun hat, aber für die Frage der Berufung außerhalb von Erwerbsarbeit durchaus eine Rolle spielen kann – die Familienarbeit.

Im Gegensatz zum freiwilligen Engagement äußert sich Luther höchstpersönlich zu diesem Thema und stellt für seine Zeit außerordentlich modern fest: »Nun sage mir: Wenn ein Mann hinginge und wüsche die Windeln und täte sonst am Kinde ein verächtliches Werk und jedermann spottete seiner und hielte ihn für einen Maulaffen und Frauenmann, sofern er's täte in solchem obgesagten Sinn und christlichen Glauben: Lieber, sage, wer spottet hier des andern am feinsten? Gott lacht und freut sich mit allen Engeln und Kreaturen, nicht darüber, daß er die Windeln wäscht, sondern darüber, daß er's im Glauben tut. Jener Spötter aber, die nur das Werk sehen und den Glauben nicht sehen, spottet Gott mit aller Kreatur als der größten Narren auf Erden. Ja, sie spotten nur sich selbst und sind des Teufels Maulaffen mit ihrer Klugheit.«[58] Männer machen sich also nicht lächerlich, wenn sie Windeln waschen. Luther betont vielmehr, dass die Familienarbeit im Glauben – in Freiheit und Verantwortung aus Gottvertrauen heraus – geschieht. Damit konnte Familienarbeit für Luther Gottesdienst und damit auch Berufung sein.

Die Schrift *Vom ehelichen Leben*, in der der eben zitierte Text zu finden ist, geht auf Predigten zurück, die Luther nach seiner Rückkehr von der Wartburg hielt. Luther greift damit – noch vor den Erfahrungen seiner eigenen Ehe – in das Eheverständnis seiner Zeit ein. Er verweist auf das Kaiserliche Recht gegenüber dem Kirchlichen Recht und erklärt die Ehe als *weltlich Ding*, nicht mehr als Sakrament. Den Ehestand setzt er über das klösterliche Leben. Luther und auch weitere Reformatoren machen deutlich: Weltliches Leben ist nicht weniger wert als priesterliches oder

---

58 WA 10 II, 296–297.

klösterliches. Es geht darum, im Alltag der Welt seinen Glauben zu leben.

Die EKD setzt in der heutigen Zeit an und macht in ihrer Denkschrift *Solidarität und Selbstbestimmung im Wandel der Arbeitswelt* deutlich, dass Familienarbeit bislang nicht nur finanziell geringer bewertet wird als Erwerbsarbeit und deshalb gesellschaftlicher Aufwertung bedarf. Familienarbeit erfordere zudem Empathie und setze eine höhere Identifikation der Beschäftigten mit ihrer Arbeit voraus. Weil dabei die ganze Person in Anspruch genommen wird, sollte auch in der Familienarbeit durchgängig von *Berufen* gesprochen werden.[59] Es liegt damit also nahe, dass es auch im Bereich der Familienarbeit möglich sein kann, die eigene Berufung zu finden.

Berufung außerhalb von Erwerbsarbeit – ein Fazit

Berufen sein – das heißt in der heutigen Zeit konkret: Ein Mensch entdeckt eine persönliche Herausforderung, die ihn dazu bewegt, Verantwortung für eine Aufgabe zu übernehmen. Ob das im Arbeitsleben, im freiwilligen Engagement oder in der Familienarbeit stattfindet, ist zunächst zweitrangig. Weder Größe noch Ansehen einer Aufgabe sind dafür wichtig, sondern lediglich die Entscheidung: »Das mache ich jetzt zu meiner Sache.« Das tätige Leben ist dabei zentraler Ort der Bewährung christlichen Glaubens. Die alltägliche Wirklichkeit wird zum Begegnungsfeld von Gott und Mensch, in dem der Mensch seinem Nächsten dient.

Eine Engführung des Berufungsbegriffs auf Erwerbsarbeit ist dabei nicht impliziert. Vielmehr sollten unter *Beruf* alle For-

---

59 Kirchenamt der EKD (Hrsg.), Solidarität und Selbstbestimmung im Wandel der Arbeitswelt. Eine Denkschrift des Rates der Evangelischen Kirche in Deutschland zu Arbeit, Sozialpartnern und Gewerkschaften, Gütersloh 2015, 106.

men menschlicher Tätigkeit verstanden werden, wenn sie im Dienst am Nächsten geschehen. Allerdings wird die Frage, was unter *Berufen* zu fassen ist, heutzutage nach anderen Kriterien beurteilt, als sie Luther zur Verfügung standen. Rahmenbedingungen zur Berufswahl, Arbeitswirklichkeit und Gesellschaft sind völlig andere als zu Luthers Zeiten. Es ist deshalb legitim, sich erstens damit zu beschäftigen, welche Aktualität das reformatorische Berufskonzept heute noch hat, aber zweitens eben auch das Verständnis von Berufung über Erwerbsarbeit hinaus zu erweitern.

Beschäftigt man sich mit den Motivlagen von Engagierten, ist es in der Konsequenz gleichgültig, ob diese *Altruismus* oder *Nächstenliebe* als Grund für ihr freiwilliges Engagement angeben. Schon in der Definition von freiwilligem Engagement ist *Gemeinnützigkeit* als ein Kriterium zu finden. Wichtig ist doch der Output des Engagements – nämlich eine Tätigkeit, die über das hinausgeht, was ausschließlich mir selbst guttut. Eine Tätigkeit, in der ich mich als Mensch für andere Menschen und ihre Bedürfnisse einsetzen kann, ist Dienst am Nächsten und kann subjektiv als Berufung empfunden werden. Dass für die Engagierten dabei auch der Spaß an der Sache nicht zu kurz kommt, sei unbenommen. Es schadet sicherlich niemandem, Freude dabei zu haben, etwas Gutes zu tun. Folgen wir den Erkenntnissen der Motivationsforschung, ist es auch völlig selbstverständlich, multimotiviert zu agieren. So schließen sich egoistische und altruistische Motive keinesfalls aus.

Abschließend lässt sich festhalten: Ja, der Begriff der *Berufung* lässt sich über Erwerbsarbeit hinaus erweitern. Es ist für Menschen auch in den Bereichen des freiwilligen Engagements und der Familienarbeit möglich, darin ihre Berufung zu erkennen, für sich eine sinnvolle Aufgabe zu entdecken und sich gemeinwohlorientiert zu engagieren. Es wird eine der Aufgaben für die kommenden Jahre sein, freiwilliges Engagement sowie Familienarbeit noch stärker als bisher gesellschaftlich aufzuwerten. Freiwilliges

Engagement und Familienarbeit sind dabei nicht als Gegensatz zur Erwerbsarbeit zu sehen, sondern als weitere Option für Menschen, ihr Leben sinnvoll zu gestalten. Unter den aktuellen Bedingungen der modernen Arbeitswelt sollte die Sinnfrage der Arbeit wieder neu gestellt werden. In der heutigen hoch arbeitsteiligen Arbeitswelt und Gesellschaft braucht es Transparenz, damit sich Menschen ihres eigenen Beitrags für das große Ganze bewusst werden. Nur so können sie selbst beurteilen, ob es sich bei ihrer Tätigkeit um eine sinnvolle Tätigkeit und vielleicht sogar um einen Dienst am Nächsten handelt.

Bei der Analyse der Aktualität des reformatorischen Berufsverständnisses sollte der Blick auf die kirchenfernen Engagierten nicht verloren gehen. Konnte Luther 1517 noch von der Taufe als »Standard« bei allen Menschen ausgehen, ist dies in der heutigen Zeit nicht mehr der Fall. Dieser Fakt erfordert ein erweitertes Taufverständnis, bei dem die Taufe nicht am Beginn der Berufung stehen muss. Darüber hinaus zeigt das derzeit existierende, unglaublich große Angebot an säkularer Berufungs-Literatur, dass Berufung nicht mehr ein ausschließlich innerkirchliches Thema ist. Eine Reformulierung des Berufungsbegriffs könnte die Brücke schlagen zwischen einer von Spiritualität ausgehenden Berufung, wie sie zu Luthers Zeiten gedacht war, und einer rein säkularen Berufung, wie sie heute in einschlägiger Ratgeberliteratur proklamiert wird.

Sinn und Sinnlosigkeit im Leben von Langzeitarbeitslosen

Empirische Ergebnisse und kritische Anregungen

Antje Bednarek-Gilland

Inwiefern kann man davon ausgehen, dass das Leben von langzeitarbeitslosen Menschen in ihrer eigenen Wahrnehmung ein sinnentleertes ist, das an ihrer »eigentlichen« Berufung vorbeiläuft? Allgemeiner gefragt: Sind Sinnerwartungen in unserer Gesellschaft zwangsweise mit Erwerbsarbeit verknüpft oder gibt es Sinnhorizonte außerhalb des Erwerbslebens, die man sich erschließen kann, wenn es zum Erwerbsleben keinen Zugang gibt? Dieses Kapitel windet sich anhand von empirischem Material, das ich in einer Studie zu den Alltagserfahrungen und berufsbezogenen Kompetenzen von langzeitarbeitslosen Menschen erhoben habe, um diese beiden Fragen.

Es ist keine Frage, dass sich langzeitarbeitslose Menschen zu ihrem Leben ohne Arbeit nur in den seltensten Fällen berufen fühlen. Langzeitarbeitslos sein – das wollte schon keiner, als Hartz IV noch nicht das allseits drohende Stigma war, mit dem man sich konfrontiert sehen musste. Ein sinnvolles Leben zu führen schließt den selbstständigen Erwerb des Lebensunterhalts für viele wie selbstverständlich mit ein. Man kann nur nach dem Sinn in einem Leben unter der Bedingung der lang anhaltenden Arbeitslosigkeit fragen, wenn man davon ausgeht, dass diese entgegen den Wünschen der Betroffenen eingetreten ist und anhält. Wenn die Sinnquelle Erwerbsarbeit verschlossen bleibt, welche alternativen Sinnquellen tun sich dann auf? Tun sich überhaupt welche auf? Und kann man, unter bestimmten Vorzeichen, eine neue Berufung finden, wenn man langzeitarbeitslos ist?

Diese wichtigen Fragen sollen in diesem Aufsatz fokussiert auf Sinnfragen diskutiert werden. Eingangs möchte ich einige kurze Überlegungen anstellen, was eigentlich gemeint ist, wenn von dem Sinn einer Sache die Rede ist, und warum man annehmen könnte, dass nur ein Leben mit Erwerbsarbeit als zentralem Gestaltungselement sinnvoll sein kann. Hierzu werden die Aspekte aufgeschlüsselt, die das Leben mit Erwerbsarbeit sinnvoll machen. Anschließend wird geprüft, ob sich diese Sinnaspekte auch im Alltag von langzeitarbeitslosen Menschen finden lassen.

Der Sinn des Lebens

Der Sinn einer Sache besteht nicht objektiv. Er ergibt sich immer erst aus der eigenen subjektiven Position heraus, denn »der Sinn wird einer Sache vom Menschen beigelegt und gehört deshalb nicht zur Sache selbst«[1]. Dinge, die Menschen als sinnvoll definieren, sind deswegen so verschieden, weil Sinn im Erleben eines Individuums entsteht, das zu der (sinnvollen) Sache in einer definierbaren Beziehung steht, nicht *in abstracto* und in reiner Kontemplation der verschiedenen Optionen, etwas sinnvoll zu finden. Sinn stellt sich im Lebensvollzug, das heißt im Handeln dar.[2] Erst dann, wenn ich aktiv mit einer Sache in Verbindung trete, sind ihre Verwendungsweisen und Dimensionen (Was kann ich mit der Sache tun? In welcher Beziehung steht sie zu mir?) entscheidend.

Diese weit gefasste Definition von Sinn ist eine von zwei möglichen. Sie setzt ihn dem gleich, was man sonst häufig als Bedeu-

---

1 Norbert P. Nüchter, Über die Bedeutung der Arbeit für das menschliche Leben, Marburg 2009, 24.

2 Pierre Bourdieu, Outline of a Theory of Practice, Cambridge 1977; George Herbert Mead, Mind, Self and Society, Chicago 1934.

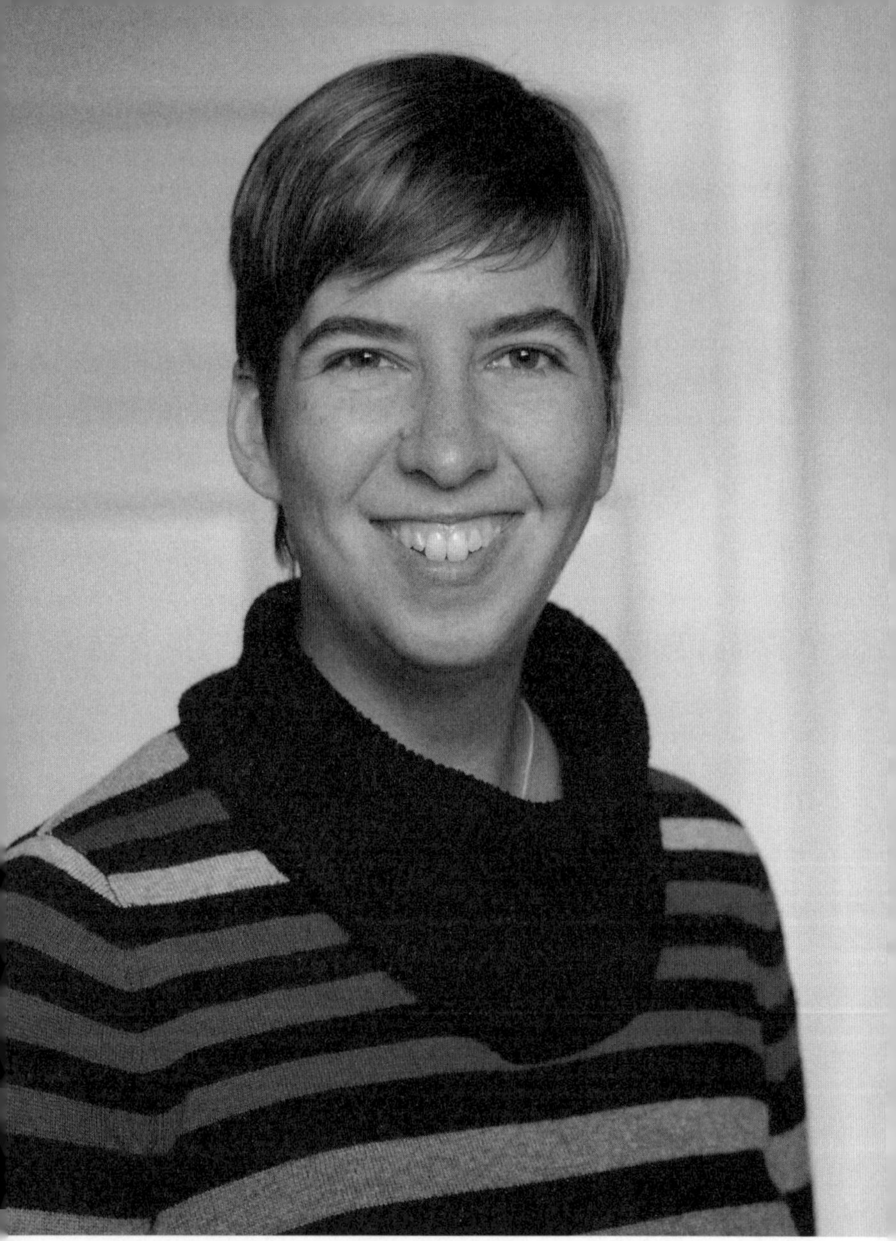

Mirja

hat Theologie studiert, ist momentan Vikarin (Pastorin in Ausbildung)

»Meine Arbeit ist für mich zurzeit ein ziemlich großer Lebensinhalt. Sie ist so etwas wie eine Berufung, weil ich sie nie ganz abschalten kann. Aber das stört mich auch nicht.«

»Ich möchte Pastorin werden, weil das ein Beruf ist, bei dem ich das, was mir total wichtig ist, machen kann und dafür bezahlt werde: in den wichtigen Momenten im Leben Ansprechpartner sein. Natürlich spielt auch die Komponente Gott mit rein. Für mich ist der Glaube etwas Wichtiges, und ich darf den Leuten davon erzählen und ihnen dabei helfen, ihren Glauben zu leben.«

»Ich feiere wirklich gerne Gottesdienst. Aber genauso gerne sitze ich auch ganz alleine zu Hause und beschäftige mich in Ruhe mit dem Bibeltext und bereite Gottesdienst vor. Aber so richtig große Freudenmomente sind immer, wenn auch andere dabei sind, also zum Beispiel bei den feierlichen Anlässen wie Taufen oder Trauungen. Dabei habe ich ganz besonders viel Spaß. Ich bin diejenige, die alles vorbereitet und zusammenhält und kann deshalb den anderen sagen: ›Ihr dürft euch jetzt freuen und müsst euch keine Sorgen machen, denn dafür, dass es läuft, sorge ich.‹«

»Trauergespräche können mich dann belasten, wenn mir eine Geschichte sehr nah kommt, weil sie etwas bei mir persönlich triggert. Und im Moment empfinde ich es auch als belastend, immer noch geprüft und bewertet zu werden. Man weiß, wie abhängig man in dem ganzen System ist.«

»Wenn Geld keine Rolle spielen würde, wäre ich auch Pastorin. Man macht das nicht, weil man Geld verdienen will.«

»Ich wünsche mir eine Gemeinde, in der ich gut Pastorin sein kann, und ich möchte die Herausforderung meistern, die Faktoren Beruf und Privates ausgeglichen zu halten.«

tung definiert. In der engeren Definition kann man Sinn als den hohen Wert oder *positiven* Bedeutungsgehalt einer Sache sehen, die im Handeln zur Erhöhung oder wenigstens zum Erhalt des Wohlbefindens beiträgt. Diese engere Definition folgt in Teilen auch dem üblichen Sprachgebrauch, wie man beispielsweise in der gängigen Formulierung fragt: Macht das Sinn? Damit ist oft gemeint: Ist das gut? Die beiden Definitionen von Sinn sind nicht trennscharf; sie sollen daher in den nachfolgenden Ausführungen beide nebeneinander mitgedacht werden.

Welche Dinge als sinnvoll gesehen werden und welche nicht, ist in vielerlei Hinsicht eine individuelle Frage, die jedoch im Rahmen der zur Verfügung stehenden finanziellen Möglichkeiten und der herrschenden Werte entschieden wird. Die Werte und Einstellungen wiederum stehen in Korrespondenz zu dem »Feld«, zu dem man gehört, oder dem »Milieu«, dem man entstammt.[3] Um ein kurzes Beispiel zu geben: In meiner direkten Nachbarschaft bin ich die Einzige, die regelmäßig laufen geht; auf der Arbeit hingegen gibt es eine etablierte Laufgruppe. Das häufige Laufen erscheint in dem einen Feld als unnötig anstrengende Freizeitbeschäftigung und im anderen als körperliche Betätigung, die eine willkommene und gesundheitsfördernde Abwechslung zur Schreibtischarbeit bringt. Das Bestehen dieser Gruppe ermutigt mich, im Training zu bleiben, an meiner Lauftechnik zu feilen etc. Das alles sind relativ zu meiner jeweiligen Bezugsgruppe sinnvolle oder weniger sinnvolle Anstrengungen.

Über das soziale Umfeld hinaus spielt ein letzter Faktor eine Rolle. Sinnfragen werden nicht zuletzt durch politische Aspekte

---

3 Pierre Bourdieu, Die feinen Unterschiede. Kritik der gesellschaftlichen Urteilskraft, Frankfurt a. M. 1987; Michael Vester, Zwischen Prekarität und sozialer Gerechtigkeit. Der Wandel der deutschen Gesellschaftsstruktur, in: Andrea Gawrich/Wilhelm Knelangen/Jana Windwehr (Hrsg.), Sozialer Staat – soziale Gesellschaft? Stand und Perspektiven deutscher und europäischer Wohlfahrtstaatlichkeit, Opladen 2009, 41–91.

mitgestaltet. Die Opportunitätsstrukturen, die durch die sozialpolitische Infrastruktur eröffnet werden, stecken die Optionen zur subjektiven Sinngebung für den Einzelnen ab.[4] Gäbe das Gesetz zur Stärkung der Gesundheitsförderung und der Prävention (PrävG), um beim Beispiel des Laufens zu bleiben, einen hohen Richtwert für wöchentliche sportliche Betätigung (zum Beispiel nach Altersgruppen gestaffelt) vor, so wären die Einstellungen des Einzelnen dazu, ob man sich der Laufgruppe anschließen soll oder nicht, um einiges weniger bedeutsam. Die Bewertung des Laufens oder anderer Sportarten wäre dann eine gesamtgesellschaftlich normative Angelegenheit, so wie die Erwerbsarbeit es ist.

Sinnfragen in der Leistungsgesellschaft

In unserer Gesellschaft, die sich als »Leistungsgesellschaft« versteht, ist »Leistung« durch Erwerbsarbeit als hochgradig sinnvoll definiert. Das bedeutet, dass Festlegungen sozialer und kultureller Art sich bei der Erwerbsarbeit in verstärktem Maß finden lassen und individuelle Einstellungen eine weniger wichtige Rolle spielen. Sinngebungsprozesse haben zwar auch in Bezug auf die Arbeit subjektive Komponenten, doch sie folgen bereits festgelegten Wegen, die unter anderem durch die Anerkennungsstrukturen vorgegeben sind.[5] Sich zur harten und ausdauernden Arbeit berufen zu fühlen, ein gutes Leben durch Leistung möglich zu machen – diese Einstellung erfährt fast ungebrochenen Zuspruch. Dabei ist dem Leistungsbegriff in der Art und Weise,

---

4 Martha C. Nussbaum, Creating Capabilities. The Human Development Approach, Boston 2011.

5 Axel Honneth, Integrität und Missachtung. Grundmotive einer Moral der Anerkennung, in: Merkur, 44 (501, December 1990), 1043–1054.

wie er heute in öffentlichen Diskursen verwendet wird, eigentlich »nichts zu entnehmen, was über die Aufforderung, sich anzustrengen, hinausginge«[6]. Strengt man sich an – ungeachtet der Ergebnisse – erfährt man Anerkennung. Dieses Denkmuster ist dominant in den Jahrgängen, die vor 1980 geboren sind. Deshalb findet man es auch bei Menschen, die seit Jahren aus der Erwerbsarbeit ausgeschlossen sind.[7] Sie schließen sich Verleumdungen von »faulen Arbeitslosen« und »Sozialschmarotzern« an und haben einerseits über die Bekräftigung des Leistungsideals an der dominanten Leistungskultur teil (Stichwort: gerechte Teilhabe), andererseits stellen sie sich ihren Gesprächspartnern durch derartige Aussagen zugleich als »gute (d.h. leistungsbereite) Arbeitslose« dar, die mit den anderen Arbeitslosen nicht zu verwechseln sind.[8]

Wie soll man sich das auch anders vorstellen? Um auf der Ebene stereotypischer Vorannahmen zu bleiben: Aussteiger aus der Leistungsgesellschaft verfügen über eine hohe Bildung, besitzen aber wenig Geld; sie sehen ihre Erfüllung nicht ausschließlich in der Arbeit, sondern haben tatsächlich ein Verständnis von Berufung zu einem guten Leben; und sie finden Anerkennung zumindest unter ihresgleichen, denn sie leben nicht isoliert. Wie passen erwerbslose Menschen und Hartz-IV-Empfänger in dieses Bild? Wie können sie ihr Leben mit einem Mangel an Anerkennung dennoch als bedeutungsvoll und sinnvoll empfinden? Dass es gelänge, wäre zu wünschen, denn mehr als eine Million Bundesbürger sind langzeitarbeitslos und mit großer Wahr-

---

6 Lars Distelhorst, Leistung. Das Endstadium der Ideologie, Bielefeld 2014, 51.

7 Antje Bednarek-Gilland, Fragiler Alltag. Lebensbewältigung in der Langzeitarbeitslosigkeit, Hannover 2015.

8 Daher muss man sagen, dass das Leistungsparadigma kein sozialintegratives, sondern ein exkludierendes ist. Siehe auch Distelhorst, Leistung (s. Anm. 6), 51f.

scheinlichkeit permanent von Erwerbsarbeit ausgeschlossen.[9] Dies legen Berechnungen des Institutes für Arbeitsmarkt- und Berufsforschung (IAB) zu Arbeitslosen mit mehreren Vermittlungshindernissen nahe.[10]

Der Sinn der Arbeit

Um den Antworten auf die angerissenen Fragen auf die Spur zu kommen, ist es sinnvoll, sich der Entstehung von Sinn im Leben von Erwerbstätigen zuzuwenden. Arbeit ist deswegen ein so wichtiger Garant von Sinn, weil sie über die Generierung von Einkommen hinaus mannigfaltige externe Ansprüche an Individuen stellt. Fragen, Aufforderungen, unerwartete Ereignisse und sogar die immer gleiche Routine auf der Arbeit bringen Erwerbstätige dazu, sich fortwährend zu verhalten, sich subjektiv zu positionieren. Auf diese Weise sind Sinnfragen mit Wertfragen und emotionalem Erleben untrennbar verschlungen. Über das Arbeitshandeln hinaus nehmen Erwerbstätige handelnd am emotionalen Leben ganzer Gesellschaftsschichten teil – zum Beispiel aller GdL-Mitglieder und Berufspendler im Bahnstreik, aller Erzieherinnen bei Diskussionen zu Veränderungen der Kita-Gesetzeslage oder bei Kita-Streiks. Aufgrund des Wertes, der der Arbeit normativ zugesprochen wird, ist die Wahrscheinlichkeit groß, dass alles Arbeitshandeln als sinnvoll erlebt wird. Sich zu einer Tätigkeit berufen zu fühlen, ist letztlich einfacher,

---

9 Tim Obermeier/Stefan Sell/Birte Tiedemann, Messkonzept zur Bestimmung der Zielgruppe für eine öffentlich geförderte Beschäftigung. Methodisches Vorgehen und Ergebnisse der quantitativen Abschätzung (No. 14/2013), Remagen 2013.

10 Juliane Achatz/Mark Trappmann, Arbeitsmarktvermittelte Abgänge aus der Grundsicherung. Der Einfluss von personen- und haushaltsgebundenen Arbeitsmarktbarrieren. IAB Discussion Paper 2/2011, Nürnberg 2011.

wenn der Ruf gesellschaftlich allerorts wiederholt und gespiegelt wird.

Aber kulturelle Werte der Arbeit sind nicht der einzige sinngebende Faktor. Mit dem Ziel, die auf die einzelne Person wirkenden Einflussfaktoren für als befriedigend empfundene Erwerbsarbeit zu identifizieren, führt der Arbeitspsychologe Peter Warr mit Kollegen empirische Studien zur Arbeitszufriedenheit durch. Laut Warr summieren sich die wichtigsten Einflussfaktoren – wohlgemerkt für Wohlbefinden *und* gute Arbeit gleichermaßen – auf neun:[11]

- Möglichkeit, Einfluss und Kontrolle auszuüben
- Einsatz der eigenen Fähigkeiten
- passende Ansprüche und Ziele
- Abwechslung
- klare Anforderungen und Zukunftsperspektiven
- soziale Kontakte
- Einkommen
- adäquate Umgebungsfaktoren (Räumlichkeiten)
- Anerkennung

Diese neun Merkmale vereinen in sich die manifesten (zum Beispiel Einkommen) sowie latenten (zum Beispiel soziale Kontakte) psychischen Funktionen der Arbeit.[12] Allgemeiner gesprochen, stellen diese neun Faktoren die essenziellen externen Quellen für Glück dar.[13] Kommen alle neun Faktoren günstig zusammen, dann empfindet sich ein Arbeitnehmer zu der Arbeit, die er ausübt, berufen, und zwar auch in seinen anderen sozialen Rollen (zum Beispiel als Elternteil, Mitglied eines Sportvereins usw.),

---

11 Peter Warr/Guy Clapperton, The Joy of Work? Jobs, happiness and you, London 2010, 51–56.

12 Marie Jahoda, Wieviel Arbeit braucht der Mensch? Arbeit und Arbeitslosigkeit im 20. Jahrhundert, Weinheim 1995 [1982].

13 Warr/Clapperton, Joy (s. Anm. 11).

die zusammen ein stimmiges Bild ergeben. Arbeit, die diese neun Merkmale aufweist, ist sinnvoll in beiden Bedeutungsschattierungen, die oben eingeführt wurden: Sie verleiht dem Leben Bedeutung und trägt zum Wohlbefinden bei. Analog zur körperlichen Gesundheit wird das Modell, das Warr dazu entworfen hat, zuweilen als »Vitamin-Modell« bezeichnet.[14] Jedes der »Vitamine« ist wichtig; fehlt eines, besteht ein Mangel, und Erwerbsarbeit unter »Vitaminmangel« ist dem körperlichen und seelischen Wohlbefinden eher abträglich.

Darüber hinaus strukturiert, das ist seit der Marienthal-Studie bekannt, Erwerbsarbeit den Tagesablauf.[15] Die Tagesstruktur ohne Erwerbsarbeit aufrechtzuerhalten, stellt sich als schwierig dar. Michael Mehlichs Studie zur Langzeitarbeitslosigkeit zeigt, dass viele langzeitarbeitslose Menschen die Zeit einfach »totschlagen«, wenn die fremdbestimmte Zeitstruktur wegfällt.[16] Ziellosigkeit, Passivität im Umgang mit den Behörden und Langeweile im Alltag sind die Folgen von einem Mangel an Tagesstruktur.[17] Die psychische Gesundheit von langjährig erwerbslosen Menschen ist unter anderem deswegen schlechter als die von kurzzeitig Erwerbslosen und Erwerbstätigen.[18]

---

14 Thomas Kieselbach/Gert Beelmann, Arbeitslosigkeit und Gesundheit. Stand der Forschung. In: Alfons Hollederer/Helmut Brand (Hrsg.), Arbeitslosigkeit, Gesundheit und Krankheit, Bern 2006, 13–31, 16.

15 Marie Jahoda/Paul F. Lazarsfeld/Hans Zeisel, Die Arbeitslosen von Marienthal. Ein soziographischer Versuch über die Wirkungen langandauernder Arbeitslosigkeit, Frankfurt a. M. 1975 [1933].

16 Michael Mehlich, Langzeitarbeitslosigkeit. Individuelle Bewältigung im gesellschaftlichen Kontext, Baden-Baden 2005, 175.

17 Marie Jahoda, Wieviel Arbeit braucht der Mensch? Arbeit und Arbeitslosigkeit im 20. Jahrhundert, Weinheim 1983; Mehlich, Langzeitarbeitslosigkeit (s. Anm. 16).

18 Lars Eric Kroll/Thomas Lampert, Arbeitslosigkeit, prekäre Beschäftigung und Gesundheit, in: GBE kompakt 3 (1/2012), Berlin 2012.

Sinnerfahrungen in der Arbeitslosigkeit

Ohne Erwerbsarbeit ist der Erlebnishorizont von Menschen eingeschränkt. Wie können Langzeitarbeitslose ihr Leben dennoch als sinnvoll erleben? Tun sie das überhaupt? Ein genauer Blick auf die Lebenserzählungen von zufällig ausgewählten langzeitarbeitslosen Menschen zeigt, dass es mindestens drei Möglichkeiten gibt, auf diese Frage zu antworten. Erstens: Die Betroffenen leiden tatsächlich an der unstrukturierten Sinnlosigkeit ihres Daseins. Zweitens: Die Betroffenen werten die Bedeutung von Arbeitslosigkeit in einer Weise um, die es ihnen erlaubt, bedeutungsvolle Erfahrungen in anderen Lebensbereichen zu machen. Drittens: Die Annahme, ein Leben ohne Erwerbsarbeit sei sinnlos, ist falsch; die Betroffenen haben keinen eingeschränkten Erlebnishorizont, es gibt ausreichend sinnvolle Erfahrungen, die in anderen Lebensbereichen gemacht werden.

Das Material, aus dem ich im Folgenden zitieren werde, wurde in problemzentrierten Interviews mit 22 langzeitarbeitslosen Männern und Frauen in der Studie »Anerkennen – Ermutigen – Befähigen« erhoben und in »Fragiler Alltag. Lebensbewältigung in der Langzeitarbeitslosigkeit« erstmalig ausgewertet.[19] Der Fokus lag auf den besonderen Herausforderungen, die das Leben in der Arbeitslosigkeit stellt, auf den Fähigkeiten, die zur Bewältigung dieser Herausforderungen entwickelt werden, und letztlich auf der Rolle, die arbeitsmarktpolitische Instrumente in Bewältigungsvorgängen spielen können. In ein- bis zweistündigen Gesprächen haben die Forschungsteilnehmer umfassend Einblick in ihre Lebenserfahrungen zu diesen Themen gegeben. Ersichtlich wurde in der Analyse der Lebensgeschichten, dass arbeitsmarktpolitische Maßnahmen für Sinnschöpfungsprozesse von großer Wichtigkeit sind. Weil sie von den Teilnehmern,

---

19 BEDNAREK-GILLAND, Alltag (s. Anm. 7).

die sich als vom ersten Arbeitsmarkt abgekoppelt betrachten, häufig als »Arbeit« betrachtet werden – die einzige »Arbeit«, die sie bekommen können – werden diese Passagen in den folgenden Abschnitten keine Berücksichtigung finden. Das Ziel ist, zu ergründen, wie und ob unter den Bedingungen der langjährigen Arbeitslosigkeit das Leben als sinnvoll empfunden werden kann.

Was das Geschlecht der in Folge zitierten Personen angeht, so ist anzumerken, dass das Zufallssample in der Studie zugunsten der Männer gewichtet war. 14 der 22 Forschungsteilnehmer sind Männer. Erlebnisse von männlichen Betroffenen werden häufiger zitiert, weil von männlichen Teilnehmern mehr Material vorliegt.

Leiden an der Sinnlosigkeit des Alltags

Erst, wenn die Erwerbsarbeit nicht mehr zum Alltag gehört, stellen viele Betroffene fest, wie sehr sie die sinnhafte Strukturierung des Tages bestimmt hat. In Abwesenheit von externen Vorgaben kann es passieren, dass ein Sich-treiben-Lassen geschieht. Aus der Forschungsliteratur ist dies bekannt; dennoch möchte ich in dem folgenden Zitat eine meines Erachtens sehr einleuchtende Beschreibung dieses Prozesses vorstellen.

Das war eine Phase _ja, irgendwie habe ich dann auch das Zeitgefühl total verloren gehabt. _ Bin morgens aufgestanden, was machst du heute? Voll motiviert: Heute machst du dieses, jenes. Dann: Okay, machst du dir erst einmal einen Tee und setzt dich an den Computer und surfst ein bisschen rum. _ Naja, dann waren so drei, vier Stunden schon mal vorüber und ich war immer noch nicht geduscht. Dann äh: Okay, mach mal Fernseher an, mal gucken, was da kommt. Irgendwann Nachrichten, dann noch irgend so ein Schwachsinn dann auf den Privaten, so diesen Daily-Krempel da. Und dann war natürlich schon 16, 17 Uhr, ich war immer noch nicht geduscht. Na okay, was machst du jetzt? Duschst du jetzt wirklich, oder lässt du es ganz, lässt du es heute bleiben? Und das war auch manchmal so: Okay, dann machst du es morgen. _ Habe mich dann abends- ich war dann vom Nichtstun quasi total erschöpft, habe abends auch wieder mich total schwarz geärgert, dass ich die Zeit verschwende. Hast nichts zu tun _ das war das eine, _ also die Aufgabenlosigkeit.[20]

In dieser Passage wird implizit von der Abwesenheit der ersten fünf Einflussfaktoren nach Warr erzählt. Er fehlt die Möglichkeit, die Welt zu gestalten, Einfluss zu nehmen, denn es werden keine Anforderungen an einen gestellt. Anders gesagt: Da der »Ruf«, sich aufzuraffen, einzubringen, zu beteiligen, ausbleibt, werden auch keine Ziele formuliert. Die eigenen Fähigkeiten und Kompetenzen werden ergo nicht zum Einsatz gebracht und verkümmern. Abwechslung in Form von Familienmitgliedern gibt es für den Erzähler der obenstehenden Passage, Herrn Löw, auch nicht, denn er lebt allein und hat wenige soziale Kontakte. Das Leiden an der »Aufgabenlosigkeit« erschöpft ihn, ohne dass Dinge erledigt wurden, die er für wichtig erachtet. Insgesamt gibt es wenig Handeln in dieser Art von Alltag und daher auch wenig Sinn. Für Herrn Löw war dies lange Zeit ein Teufelskreis, aus dem er sich nicht befreien konnte. Der Sprachduktus dieser Passage und das chronologische Darlegen der Verschleppung von so essenziellen Handlungsabläufen wie dem Duschen machen nachvollziehbar, wie es zu der frustrierten Grundstimmung kommt, auf die der Sprecher am Ende der Passage hinweist.

In dieser Frustration ist möglicherweise auch ein Quäntchen Scham enthalten. Gerade bei Männern ist die Erwerbsarbeit zentral mit dem Selbst- und Weltverständnis verbunden.[21] Werte, die man vertritt, im eigenen Handeln nicht bestätigen zu können,

---

20 Herr Löw, Abs. 119, in: a.a.O.

21 Sylka Scholz, Das Geschlecht der Arbeit(enden) und die Zukunft der Männlichkeit, in: Jörn Ahrens (Hrsg.), Jenseits des Arbeitsprinzips? Vom Ende der Erwerbsgesellschaft, Tübingen 2000, 134–148.

macht eben gerade das Gefühl der Scham aus. Dabei ist es egal, ob andere Menschen, die einen direkt verurteilen oder abwerten könnten, anwesend sind. Die subjektive Selbstwahrnehmung ist nicht von sozialen Aspekten abgekoppelt, sondern denkt diese kontinuierlich mit. Die Gesellschaft und ihre Werte ruhen deswegen im Kleinen in jedem von uns.

Sehr gut kann man die Verknüpfung von Sinn zu sozialen Bezügen und dem Gefühl der Scham bei Herrn Grün sehen. Er empfindet sein Leben als sinnlos, seit er nicht mehr das Sorgerecht für seine Kinder innehat. Seitdem ist er auch ein sogenannter »Messie«. Er räumt nicht mehr auf, »weil wenn alles weggeräumt ist, dann sieht man die Einsamkeit noch mehr«[22]. Und Herr Grün sagt sich: »Warum räume ich das auf? Ist doch eh niemand da. Welchen Sinn macht das? Das ist doch egal. Das sieht sowieso niemand. Und für dich brauchst du es nicht, für was also?«[23] Dafür, arbeitslos zu sein und in so einem »Chaos«, wie er es nennt, zu leben, schämt er sich jedoch. Dass dies aufgrund von gesellschaftlichen Normen zur Erwerbsarbeit insbesondere bei Männern der Fall ist, kann man diesem Zitat gut entnehmen:

Also normalerweise geht ein Mann arbeiten. Morgens früh geht er arbeiten und nachmittags kommt er wieder. (Int.: Und wenn man tagsüber zu Hause ist, dann ist das nicht so gut?) Nein, ich schäme mich. Ich habe keinen Kontakt, ich bin [EU-Ausländer], ich schäme mich, arbeitslos zu sein. Und ich fühl mich unwürdig.[24]

Die Abwesenheit von anderen erlebt Herr Grün einerseits wirklich als Misere: So allein, wie er ist, braucht er nicht einmal aufzuräumen, denn es kommt sowieso niemand zu ihm in die Wohnung. Andererseits versteckt er sich, motiviert durch Scham-

22 Herr Grün, Abs. 128, in: Bednarek-Gilland, Alltag (s. Anm. 7).

23 A.a.O., Abs. 138.

24 A.a.O., Abs. 66–68.

ängstlichkeit, in der Wohnung vor den Blicken der anderen.[25] Er vermutet, dass sie ihn als »behindert«[26] betrachten, weil er arbeitslos ist; »so komme ich mir selbst vor«, sagt er[27].

Diese negative Selbstbewertung mag den einen überraschen und den anderen trösten. Auch arbeitslose Menschen glauben daran, dass Leistung durch Arbeit und ein gutes monatliches Einkommen zusammengehören. Stigmatisierende Einstellungen gegenüber Arbeitslosen, wie sie laut einer Umfrage der Friedrich-Ebert-Stiftung von ungefähr der Hälfte der deutschen Bevölkerung angegeben werden, werden auch von ihnen vertreten.[28] Den Sinn in Verrichtungen und Aufgaben zu sehen, die nichts mit der Erwerbsarbeit zu tun haben, wie beispielsweise Hausarbeit, ist daher nicht einfach. Kommen Probleme bei der Bewältigung von Lebenskrisen hinzu, kann das Leben nicht nur sinnlos erscheinen, sondern auch zu einer Belastung werden. Frau Herder, die seit mehreren Jahren arbeitslos ist, hat genau damit zu kämpfen. Nachdem sie ihre Mutter durch eine plötzliche Krebskrankheit verloren hat, geht es ihr sehr schlecht. Sie sagt, sie hat »keinen Bock auf gar nichts«[29]. Seit geraumer Zeit gäbe es in ihrem Leben das Phänomen der »Sonntage, Samstage, da hocke ich einfach nur im Bett. Ich esse, ich schlafe, ich esse, ich schlafe.«[30] In diesen Aussagen kommt die sehr reduzierte Lebenswelt zum Ausdruck. Die Sinnlosigkeit, die diese Zeilen umweht, findet sich so ähnlich in vielen anderen Lebensgeschichten.

---

25 Micha Hilgers, Scham. Gesichter eines Affekts. Göttingen 2013.

26 Herr Grün, Abs. 166, in: Bednarek-Gilland, Alltag (s. Anm. 7).

27 A.a.O., Abs. 168.

28 Anna Klein/Eva Gross/Andreas Zick, Menschenfeindliche Zustände, in: Andreas Zick/Anna Klein/Ralf Melzer (Hrsg.), Fragile Mitte – feindselige Zustände. Rechtsextreme Einstellungen in Deutschland 2014, Berlin 2014, 61–84.

29 Frau Herder, Abs. 58, in: Bednarek-Gilland, Alltag (s. Anm. 7).

30 A.a.O., Abs. 58 u. 318.

Sinnlosigkeit ertragen zu müssen, mag an sich nicht gefährlich erscheinen, jedoch besteht in Situationen, in denen Schlafen und Essen die einzigen Verrichtungen des Alltags darstellen, ein großes Suchtpotenzial. Damit hat sich Frau Herder zu ihrer eigenen Überraschung auseinandersetzen müssen. Ihr fiel eines Tages auf: »Ich vertrage einen Sechserträger, da bin ich gerade mal ein bisschen angeheitert – nein, jetzt ist vorbei. Ich war dann echt nur ein *bisschen* angeheitert, und ich so: Nein, das geht so nicht.«[31] So ähnlich erzählt es auch Herr Sölle, der unmittelbar zu Beginn der Arbeitslosigkeit seinen Alkoholkonsum, der vorher schon im riskanten Bereich lag, steigerte. »Dann wurde ja eben auch tagsüber schon angefangen mit Trinken, weil man hat ja nichts mehr zu tun gehabt«, sagt er.[32] Anders als Frau Herder hat Herr Sölle allerdings keine Kontrolle mehr über sein Trinkverhalten gewinnen können. Angetroffen habe ich ihn in einer arbeitsmarktpolitischen Maßnahme für alkoholkranke, langzeitarbeitslose Menschen.

Umwertung der Bedeutung von Arbeitslosigkeit

Menschen, die nicht arbeiten, leiden darunter und driften durch ihren Alltag – so weit, so stereotyp. Doch nicht immer und nicht bei jedem wird das Leben in der Arbeitslosigkeit als dauerhaft sinnlos erlebt und erzählt.[33] Gerade bei Menschen, für die ihre frühere Arbeitstätigkeit mit vielen Zumutungen verbunden war und die seit langer Zeit ohne Erwerbsarbeit leben, erfolgen Anpas-

---

31 A.a.O., Abs. 284.

32 Herr Sölle, Abs. 28, a.a.O.

33 Douglas Ezzy, Narrating Unemployment, Burlington 2001; Monika Ludwig, Armutskarrieren. Zwischen Abstieg und Aufstieg im Sozialstaat, Opladen 1996.

sungsprozesse an die neue Art der Alltagsgestaltung schneller. Diese tragen dazu bei, dass sich das Wohlbefinden im Laufe der Zeit wieder erhöht. Zum Teil kann dies die Betroffenen in eine Lebenswelt führen, die sich als Gegenentwurf zur Leistungsgesellschaft versteht. Das passiert nicht häufig; in dieser Studie wie auch in Mehlichs trifft es zu, dass »trotz eines verschlossenen Arbeitsmarktes […] alternative Leben- oder Tätigkeitsformen außerhalb von Erwerbsarbeit eine untergeordnete Rolle [spielen] bei den Betroffenen«[34]. Das Leben in einer »Wagenburg«, also in einer Ansammlung von Bauwagen als permanenter Behausung innerhalb kollektiver Gemeinschaftsstrukturen, bildet da die Ausnahme. Erlebt und erzählt wurde dies von Herrn Lang:

Irgendwann wurden zwei Bauwagen frei, und dann habe ich halt gemeint, ich würde da auch mal ein Probewohnen machen. Das war damals haargenau Winter, das war, äh, Februar 1999, das war ein dermaßen kalter Winter. Da hatte, ich weiß nicht, es war einer der kältesten Winter in diesem Zeitraum, ich glaub minus fünfzehn Grad, sogar gegen minus zwanzig Grad, und ich bin aber damit gut klargekommen. […] wir mussten zum Beispiel so Holz organisieren, oder es mussten bestimmte Sachen gebaut werden oder repariert werden, und da hatten wir auch immer regelmäßig unser Plenum, und da wurden dann die ganzen Sachen besprochen. Also, wir hatten auch einen Küchenwagen, also einen Wagen, der von allen getragen wurde, und gut, dann gibt es natürlich immer Diskussionen, wie ordentlich soll die Küche sein.[35]

In dieser Passage wird implizit die Umdeutung von Arbeitslosigkeit als Auskommen mit wenig Geld in einem alternativen kommunalen Setting vorgenommen. Der Ausschluss aus der Konsumgesellschaft, der mit der Erwerbslosigkeit verbunden ist, verliert somit an Bedeutung bzw. wird sogar aufgewertet als Kennzeichen eines anderen Lebensstils.

---

34 Mehlich, Langzeitarbeitslosigkeit (s. Anm. 16), 209.

35 Herr Lang, Abs. 52 u. 62, in: Bednarek-Gilland, Alltag (s. Anm. 7).

Eine weitere Möglichkeit des Umgangs mit der potenziellen Sinnlosigkeit des Alltags ist es, sich kleine »Sinninseln« zu schaffen. Herr Löw, der im vorherigen Abschnitt als unter der »Aufgabenlosigkeit« seines Lebens leidend eingeführt wurde, erwähnt mehrere Dinge, die ihm nach und nach wieder Kraft geben. Da ist einerseits die klassische Musik, »was dann bei mir wirklich das Gefühl von absoluter Freiheit entwickelt«[36]; er geht regelmäßig in die Sauna, und er hat eine »kleine Vorliebe für Pflanzen«[37] und züchtet Peperonis. Trotz dieser Lichtblicke im Alltag leidet er weiterhin unter depressiven Zuständen. Seit kurzer Zeit hilft ihm ehrenamtliches Engagement dabei, mit ihnen besser zurechtzukommen. Auf die Idee, sich zu engagieren, brachte ihn ein Geistlicher in einem Seelsorgegespräch:

Da war ich emotional in einem derartig tiefen Loch, also wozu überhaupt aufstehen, interessiert ja eh keinen und so weiter. Und habe mich dann noch mit einem mit mir befreundeten Priester unterhalten – ich mach doch Nachbarschaftshilfe – (Int.: Ah ok.) und dann habe ich mich an meinen Gemeindepfarrer gewandt, und der sagte: »Naja, Löw, was willst du machen, was mit Senioren oder mit Kindern?«[38]

Herr Löw ist dem seelsorgerlichen Rat gefolgt und hat angefangen, sich um ein älteres Ehepaar zu kümmern. Dazu gehört, die beiden einzeln oder gemeinsam zu Arztterminen zu fahren oder beim Einkaufen behilflich zu sein. Das Gefühl, gebraucht zu werden, ist für ihn sinnstiftend. Dass das ehrenamtliche Engagement einen tagesstrukturierenden Effekt hat, wird in der folgenden Passage ebenfalls deutlich:

Und ich hab dann festgestellt, das macht mir verdammt viel Spaß, die so – da hatte ich seit langem endlich mal wieder gemerkt, ich muss aufstehen, denn der andere wartet auf mich und verlässt sich auf mich.

---

36 Herr Löw, Abs. 237, a.a.O.

37 Ebd.

38 A.a.O., Abs. 109.

Ja, und wenn ich da hinfahre, die freuen sich, wenn ich komme _ die bedanken sich, dass ich sie abhole, bedanken sich, wenn ich sie wieder zu Hause abgeliefert habe.[39]

Herr Löw beschreibt den Kontakt mit den etwas verschrobenen älteren Leuten sehr detailreich, empathisch und teilweise stark wertend.[40] Dass das ehrenamtliche Engagement seine sozialen Kompetenzen herausfordert, liegt auf der Hand. In der Interaktion mit den beiden Personen und ihren terminlichen Vereinbarungen liegt gleichzeitig ein gewisses *kognitives* Anreizpotenzial, das ihn fordert, ohne ihn zu überfordern. Der Umgang mit den beiden Senioren ist letztlich auf mehreren Ebenen sinnvoll und sinnstiftend.

Die stigmatisierende Wirkung der Arbeitslosigkeit kann dank dieser geschilderten Umdeutungsprozesse ein wenig von ihrer Schärfe verlieren. Die Erwerbsorientierung ist jedoch ungebrochen groß bei den erwähnten Betroffenen. Herr Löw und Herr Lang haben beide ausführlich über ihre verschiedenen Versuche, Arbeit zu finden, und ihre Wünsche für einen neuen Arbeitsplatz gesprochen. Das heißt, dass Umdeutungsprozesse zwar kurzfristig dem Wohlbefinden zuträglich sind, langfristig jedoch an die Grenzen der dominanten Leistungskultur stoßen.

---

39 Ebd.

40 Um ein Beispiel für die stark wertenden Aussagen von Herrn Löw zu geben: »Also das ist bei denen so, die haben so nach fünfzig Jahren Ehe gemerkt, dass sie doch nicht so ganz füreinander bestimmt sind – und machen sich gegenseitig fertig. […] Äh, man kann dadurch, dass beide nicht mehr so deutlich sprechen, ist das ganz gut, dass ich nicht alles verstehe. Also, sie ist noch relativ fit, kann auch noch und sie will auch aktiv bleiben, aber traut sich nicht mehr so ganz. Und er ist depressiv und verlässt das Haus nicht mehr. Wegen seiner [verunstalteten] Nase. So, dass es dann früher oder später knallt, ist klar, ne?« (Abs. 115 u. 117). Am Leben dieses Ehepaares so teilnehmen zu dürfen, dass Herr Löw zu diesen Einschätzungen gelangen kann, ist an sich bereichernd.

Sinnvolles Leben in der Langzeitarbeitslosigkeit

Anders verhält es sich bei den langzeitarbeitslosen Forschungsteilnehmern, die ihre Erwerbsorientierung aus verschiedenen Gründen aufgegeben haben. Frau Schmidt beispielsweise, die 62 Jahre alt ist, engagiert sich in einer Tafel und kümmert sich viel um ihre Enkeltochter. Damit ist ihr Tag komplett ausgefüllt. So kennt sie es auch von ihrer besten Freundin, die auch langzeitarbeitslos ist und sich um ihr Enkelkind kümmert. Die beiden Frauen können sich kaum noch treffen, denn »keiner hat Zeit«[41]. Sie fährt fort:

Ich nehme mein Enkelkind viel, sie hat ein Enkelkind. Ab und an sieht man sich mal auf der Straße, dann wird ein bisschen geschwätzt, sie muss los, ich muss los. […] Wenn ich mein Enkelkind habe, dann habe ich eh keine Zeit. Wenn ich da nach Hause komme, dann hoch, Tasche hinstellen, Handtasche nehmen, wieder los. Dann sitze ich da bis die Nacht um eins, zwei. (ABG: Bei der Tochter?) Ja, mit dem Enkelkind.[42]

Angesichts des nahenden Rentenbeginns und ihrer guten zeitlichen Auslastung tagsüber besteht für Frau Schmidt kein Anlass mehr, auf die Aufnahme einer Stelle im ersten Arbeitsmarkt zu hoffen. Stattdessen hofft sie, weiterhin bei der Tafel helfen zu dürfen. Denn das Miteinander dort hat ihr durch einige Lebenskrisen geholfen und ist für sie enorm wichtig.[43] Ihre Fallmanagerin unterstützt sie in diesem Wunsch; »versuchen Sie, solange wie es geht, dort zu bleiben«[44], hat sie zu Frau Schmidt gesagt.

Die Aufgabe des Kümmerns um andere Familienmitglieder stiftet auch bei anderen Teilnehmern der Studie viel Bedeutung

---

41 Frau Schmidt, Abs. 27, in: Bednarek-Gilland, Alltag (s. Anm. 7).

42 Ebd. und Abs. 31.

43 Ausführlicher dazu: Bednarek-Gilland, Alltag (s. Anm. 7), 65–67.

44 Frau Schmidt, Abs. 81, a.a.O.

im Alltag. In der Mehrzahl sind es Mütter, zumal alleinstehende, die in ihrer Sinnsuche die Rolle des »Kümmerers« übernehmen. Frau Auer, die seit 20 Jahren erwerbslos ist, erklärt das so: »Wenn du drei Kinder hast, ne, du hast ja zu tun. Die müssen ja zur Schule und zu dem Termin und dem Termin.«[45] Kinder strukturieren den Tag. So empfand es auch Herr Grün, als seine Kinder noch bei ihm wohnten:

Ja, mit den Kindern war da etwas Struktur da, das war ja, das war besser. Ich bin früher aufgestanden. Trotzdem ich Schlafschwierigkeiten habe – ich habe oft nur anderthalb Stunden geschlafen, bin ich immer aufgestanden, Frühstück vorbe… zuerst wecken, dann Frühstück vorbereiten, die Kinder fertig gemacht und in die Schule. Und dann Nachmittag, äh, die, äh, das Essen für die Kinder gemacht, dann gibt's Hausaufgaben und danach ein Brot. Also das war die Struktur des Tages.[46]

In dieser Konstellation wird der Tag in sinnvolle kleinere Einheiten zerteilt. Das ist bei Männern, die sich um ihre Familie kümmern, nicht anders als bei Frauen.

Die Gründe für das Sich-Kümmern um Familienmitglieder gehen über das Aufziehen von Kindern hinaus. Herr Esche kümmert sich beispielsweise um seine Eltern. Er wohnt mit der Schwester, ihrem Sohn und den Eltern im selben Haus. Alle fünf nehmen ihre Mahlzeiten in der Wohnung der Eltern gemeinsam ein, bevor die Schwester zur Arbeit und der Neffe zur Schule gehen. Das enge Miteinander der Familienmitglieder bei Herrn Esche ist einzigartig unter den Forschungsteilnehmern gewesen. Hinzu kommt, dass die Eltern pflegebedürftig sind und die Aufgabe, sich um sie zu kümmern, nicht zu gleichen Teilen von ihm und der Schwester getragen, sondern Herrn Esche allein zugeschrieben wird: »Meine Schwester meint auch: ›Du bist Hartz-IV-Empfänger, du hast den ganzen Tag nichts zu tun, du

---

45 Frau Auer, Abs. 164, a.a.O.

46 Herr Grün, Abs. 60, a.a.O.

kannst dich um die Mutter kümmern.‹ Was für mich auch selbstverständlich ist.«[47] Herr Esche verbringt die Vormittage mit den Eltern, vor allem der Mutter, »dann tue ich ihr regelmäßig die Waden einreiben mit so einem Gel, das ich gekriegt habe vom Physiotherapeut«[48]. Nicht erwerbstätig zu sein, wird aus dieser Sicht sogar zu einem Vorteil.

Das Interview mit Herrn Esche war sehr interessant. Für ihn ist das Leben in der Langzeitarbeitslosigkeit einerseits aufgrund der geschilderten Familiensituation sinnvoll. Seine Abwendung von der Erwerbstätigkeit zum Zeitpunkt des Interviews hängt aber auch mit seinem ehrenamtlichen Engagement in zwei Sportvereinen zusammen. Beim Fußball ist Herr Esche Assistenztrainer und beim Eishockey Mannschaftsbetreuer.[49] In der folgenden Passage erklärt er, dass der Sport seinem Leben einen neuen Sinn gibt:

Es gab Phasen, wo man eigentlich gesagt hat, ich hab kein' Bock mehr. Was mich halt immer wieder hochgeholt hat, muss ich ehrlich sagen, war der Sport. Ja. Also, wenn du da in der Mannschaft bist, das ist so, die kriegen mit, wenn's dir nicht gutgeht und dann bauen sie dich halt wieder auf. Das Glück hat halt nicht jeder, ja.[50]

Großen Platz in seiner Lebenserzählung nehmen Episoden ein, in denen Herr Esche von der unerwarteten Unterstützung durch Vereinskameraden erzählt. Es wird deutlich, dass es nicht der Sport allein ist, den Herr Esche aus gesundheitlichen Gründen[51]

---

47 Herr Esche, Abs. 199, a.a.O.

48 A.a.O., Abs. 38.

49 A.a.O., Abs. 42.

50 A.a.O., Abs. 116.

51 Herr Esche hat aufgrund von Diabetes schon einige Zehen verloren und befindet sich generell in einem schlechten Gesundheitszustand. Gearbeitet hat Herr Esche immer gern und viel, zunehmend haben ihm gesundheitliche Probleme beim Arbeiten jedoch Schmerzen bereitet.

nur eingeschränkt ausführen kann, sondern die Gemeinschaft im Sportverein, die ihm guttun.

Das Sich-Kümmern um Familienmitglieder ist auf der Ebene sozialer Kontakte, die in den beiden genannten Konstellationen – Alleinerziehende und Pflegeleistende – zum Wohlbefinden beitragen, angesiedelt. Soziale Aspekte sind in einer weiteren, dritten Weise von Bedeutung in den Passagen, in denen von Sinnfindungsprozessen die Rede ist. Verliebt sein und eine Beziehung zu führen, kann dem Leben neuen Sinn geben. Das mag banal erscheinen, aber das ist es aus der Innenansicht der Forschungsteilnehmer nicht. Frau Rapp und Herr Gems berichten beide von der großen Veränderung durch die Liebe. Frau Rapp hat einige Jahre nach einem Mann »gesucht«. Eines ihrer großen Probleme ist die Einsamkeit, die durch das Zusammensein gemildert ist:

Ich meine, wenn man zwar nicht jeden Tag hier zusammen ist, aber ich fühle mich dann schon wohler. Es ist schon besser, wenn man jetzt _ […] man fühlt sich eine Spur sicherer und willkommener, die Einsamkeit ist nicht mehr da. Wie eine Familie dann halt.[52]

Einsamkeit, die als bedrückend empfunden wird, so wie es diese Betroffene erzählt, macht es ungleich schwieriger, seinem Leben Sinn zu geben oder Sinn in ihm zu sehen. Sich »wie in einer Familie« aufgehoben zu fühlen hingegen, setzt wieder Kapazitäten für andere Dinge frei. Im kleinen Rahmen wird so der gesellschaftliche Anschluss gefunden. Die Rede von »wie eine Familie« ist dabei kein Einzelfall. Auch Herr Gems, der mehrere Male in der Woche in einem Tafel-Team aushilft, benutzte diesen Vergleich häufig: »da fühlt man sich wie in einer Familie«[53], »die Tafel ist für

52 Frau Rapp, Abs. 409, a.a.O.

53 Herr Gems, Abs. 21, a.a.O.

mich wie eine Familie«[54], »wie eine kleine Familie«[55]. Die Liebe ist es aber erst, die seinem Leben neuen Sinn gibt:

Naja, dann habe ich sie eingeladen zum Essen, das war Mai gewesen, und dann hat's geknistert. _ Und Erika ist eine ganz Liebe, das ist (sucht nach Worten) _ _ einwandfrei. Ich sage mal, der Topf passt zum Deckel, da wackelt nichts, wie ein Herz und eine Seele. (Int.: Das ist ja schön!) Ganz toll. (klopft dabei dreimal auf den Holztisch) Und das Leben hat wieder einen Sinn.[56]

Zusammenfassung

Die neun »Vitamine« aus Peter Warrs Modell lassen sich zwar in verschiedener Weise in den kurz angeschnittenen Lebensgeschichten finden – nicht immer alle gleichzeitig, und sicherlich liegen sie als Ressourcen nicht ständig vor, aber das tun sie bei Erwerbstätigen ja auch nicht. Die Statusgruppe der langzeitarbeitslosen Menschen ist insofern homogen, dass für alle die Erwerbsarbeit nicht mehr zum Alltag gehört. Was das im Einzelnen genau bedeutet und wie damit umgegangen wird, unterscheidet sich jedoch von Person zu Person.

Bei denjenigen, die ihr Leben phasenweise als sinnlos empfinden, wird in den Interviewauszügen implizit eine enorme Vereinsamung deutlich. Der gesellschaftliche Ausschluss der Betroffenen scheint hier durch und führt zu einem allgemeinen Stillstand. Handeln, das der Erhaltung des Wohlbefindens dient oder dienen könnte, unterbleibt. Wie kann das Leben eine Bedeutung haben, wenn man gänzlich allein und tatenlos ist? Dass zur Sinnlosigkeit über die Einsamkeit hinaus die große Gefahr, Opfer von

54 A.a.O., Abs. 131.

55 Ebd.

56 A.a.O., Abs. 31–33.

Suchtkrankheiten zu werden, dazugehört, wurde hier angedeutet. Suchtkrankheiten dominieren das Leben und zwingen ihm eine ganz eigene Logik auf. In dieser Hinsicht offerieren sie sich als scheinbare Antwort auf die Suche nach einem Sinn im Leben.

Der zweite Abschnitt zeigte, dass es den Betroffenen punktuell gelingt, ihr Leben durch Umwertungsstrategien als sinnvoll zu empfinden. In den kleinen Freizeitbetätigungen oder dem Ehrenamt von Herrn Löw und dem alternativen Lebensstil von Herrn Lang wird eine gewisse Resilienz gegen die Sinnlosigkeit ihres von Einschränkungen und Mängeln geprägten Daseins erkennbar. Diese Umdeutungsvorgänge haben einen antistigmatisierenden Effekt und ermöglichen daher ein positiveres Welt-Selbst-Verhältnis. Von Berufung zur Ausübung dieser Tätigkeiten war jedoch nicht die Rede. Das Potenzial dazu, gerade in Bezug zum ehrenamtlichen Engagement, besteht aber allemal, so viel ist bekannt.

Die Erkenntnisse des dritten Absatzes sind anderer Natur. Hier sind Individuen zu Wort gekommen, die tatsächlich eine neue Berufung und einen neuen Sinn im Leben gefunden haben. Dass dazu die Überwindung von Hürden notwendig war, lag in diesem Abschnitt nicht unbedingt auf der Hand, deswegen möchte ich es hier ansprechen.

Für *viele* Menschen ist es eine große Herausforderung, selbstbestimmt Entscheidungen zu fällen und zu handeln. Durch Zugehörigkeit zu bestimmten Vereinen, Firmen, Institutionen – »Feldern« im Bourdieu'schen Sinne – einem bestimmten Regelsystem verbunden zu sein und dessen Bestimmungen zu folgen, ist eine Grundtatsache in unserem Leben. Transferleistungsbezieher im Hartz-IV-Regime haben es noch schwerer als andere, sich von diesen Regeln freizumachen und selbstbestimmt zu handeln, denn die bestehende Sozialgesetzgebung gibt ihnen wenig Raum zur Umsetzung eigener Bedürfnisse. Im Gegenteil, sie prämiert einen hohen Grad an Passivität, insofern man darunter Folgsamkeit gegenüber den Anordnungen von Jobcentermitarbeitenden versteht.[57] Eigenmächtige Entscheidungen laufen Gefahr, sanktioniert zu werden.

Deswegen kann die eigensinnige Abkehr von dem Ziel, wieder erwerbstätig zu werden und einer Berufung zu folgen, die außerhalb der Erwerbsarbeit liegt, aus Sicht des Sozialgesetzgebers nur unter ganz bestimmten Vorraussetzungen unterstützt werden. Frau Schmidt wird in kurzer Zeit in Rente gehen. Sie lebt in einer enorm konjunkturschwachen Region, in der es auch für qualifizierte, junge Arbeitskräfte wenig Jobs gibt. Erst die Einschätzung der Fallmanagerin, dass Frau Schmidt geringe Aussichten auf Reintegration in den ersten Arbeitsmarkt hat, eröffnet für Frau Schmidt den politischen Möglichkeitsraum, ihrem Leben neuen Sinn durch die Mitarbeit an einer Tafel einerseits und beim Kümmern um die Enkeltochter andererseits zu geben. Auch bei Herrn Esche kommen mehrere Faktoren in für ihn günstiger Weise zusammen. Herr Esche kann sein ehrenamtliches Engagement im Vereinssport deswegen weiterhin fortsetzen, weil seine Chancen auf Arbeitsaufnahme in der absehbaren Zukunft enorm schlecht sind. Dasselbe gilt für Herrn Gems, der eine so schwere Hüfterkrankung hat, dass er zusammen mit dem Sozialarbeiter einen Antrag auf Berufsunfähigkeit und Frühverrentung gestellt hat.

Ironischerweise sind es die Faktoren, die die Erwerbsaufnahme sehr unwahrscheinlich machen, die dazu führen, dass alternativen Sinngebungen durch die Jobcentermitarbeitenden Raum gegeben wird. Das heißt, nur die wirklich »hoffnungslosen« Fälle aus Sicht von Fallmanagern dürfen Eigeninitiative ent-

---

57 MEHLICH, Langzeitarbeitslosigkeit (s. Anm. 16); BETTINA WYER, Der standardisierte Arbeitslose. Langzeitarbeitslose Klienten in der aktivierenden Sozialpolitik, Konstanz 2014.

wickeln. Das ermutigt ein Defizitdenken bei den Betroffenen, das in vielen Fällen sicherlich nicht der psychosozialen Gesundheit und vor allem nicht der sozialen Integration zuträglich ist. In sehr günstigen Fällen können die Betroffenen dann jedoch Gestaltungsmöglichkeiten identifizieren und nutzen, eigene Fähigkeiten einsetzen und soziale Kontakte, Abwechslung und Anerkennung genießen. Die sozial anerkannte Rolle des Kümmerers bündelt viele dieser Merkmale und erlaubt es, einige »Vitamine« zu sich zu nehmen. Wünschenswert wäre, dass eine gewisse Wahlmöglichkeit zwischen den Dingen, zu denen sich Langzeitarbeitlose berufen fühlen und die sie außerhalb der Erwerbstätigkeit ausüben dürfen, bestünde. Anerkennungskonflikte werden in Bezug darauf, ob langzeitarbeitslose Menschen ihr Leben überhaupt als sinnvoll empfinden *dürfen*, weiterhin herrschen. Aus der Sicht eines begründeten Interesses an der psychosozialen Gesundheit von langzeitarbeitslosen Menschen kann man nur jede Ressource, die das Wohlbefinden dieser Gruppe erhöht und dem Leben der Betroffenen Sinn gibt, für gut befinden und ihre Vermehrung herbeisehnen.

Leider rufen solche Positionen schnell die Assoziation des Baumelns in der sozialen Hängematte auf den Plan. Aber warum eigentlich nicht? Soll die Arbeit tatsächlich die maßgebliche sinnstiftende Komponente in unserem Leben sein? Oder dürfen sich einzelne Menschen oder gar ganze Gruppen unter Betonung des Wohlbefindens dagegen entscheiden? Wozu darf man sich außerhalb der Erwerbsarbeit überhaupt berufen fühlen? Schon 1880 stritt Karl Marx' Neffe Paul Lafargue für das Recht auf Faulheit.[58] Warum diese »Liebe zur Arbeit, die rasende, bis zur Erschöpfung der Individuen und ihrer Nachkommenschaft gehende Arbeitssucht«[59]? Warum nicht weniger arbeiten und

---

58 Paul Lafargue, Das Recht auf Faulheit, Hamburg 2001 [1880].

59 A.a.O., 14.

mehr Bildung genießen, häufiger in Nachbarschaftsinitiativen kreativ tätig werden, mehr Engagement in der Flüchtlingsarbeit zeigen? Warum nicht, wie in Schweden jüngst durchexerziert, die Arbeitszeit verringern? Der Möglichkeiten gibt es viele.

Die Suche nach Antworten wirft häufig mehr Fragen auf, als sie zu klären vermag. So ist es auch hier. Am Ende der Betrachtungen in diesem Beitrag stehen für mich folgende herausfordernden Fragen: Wozu dürfen sich diejenigen, die von Transferleistungen leben, berufen fühlen? Wie viel Sinn soll ihr Leben ohne Arbeit eigentlich haben? Welches Maß an Sinnlosigkeit scheint adäquat für arbeitslose Menschen? Und letztlich: Wie gut soll es ihnen überhaupt gehen? Wenn das Nachsinnen über diese Fragen anhand des hier vorgestellten Materials ein wenig besser vonstattengeht als vorher, dann ist es gut. Im Sinne derer, die aus den verschiedensten Gründen nicht in der Arbeitswelt Fuß fassen können, wäre zu wünschen, dass häufiger die Rolle von Wohlbefinden und Sinnerwerb in unserem Leben betont würde. Dann fiele es leichter, über Sinn und Berufung außerhalb der Erwerbsarbeit zu diskutieren. Die sozialpolitische Innovation des bedingungslosen Grundeinkommens hat in diesem Kontext übrigens ein hohes Potenzial, die Debatte fruchtbar voranzutreiben.

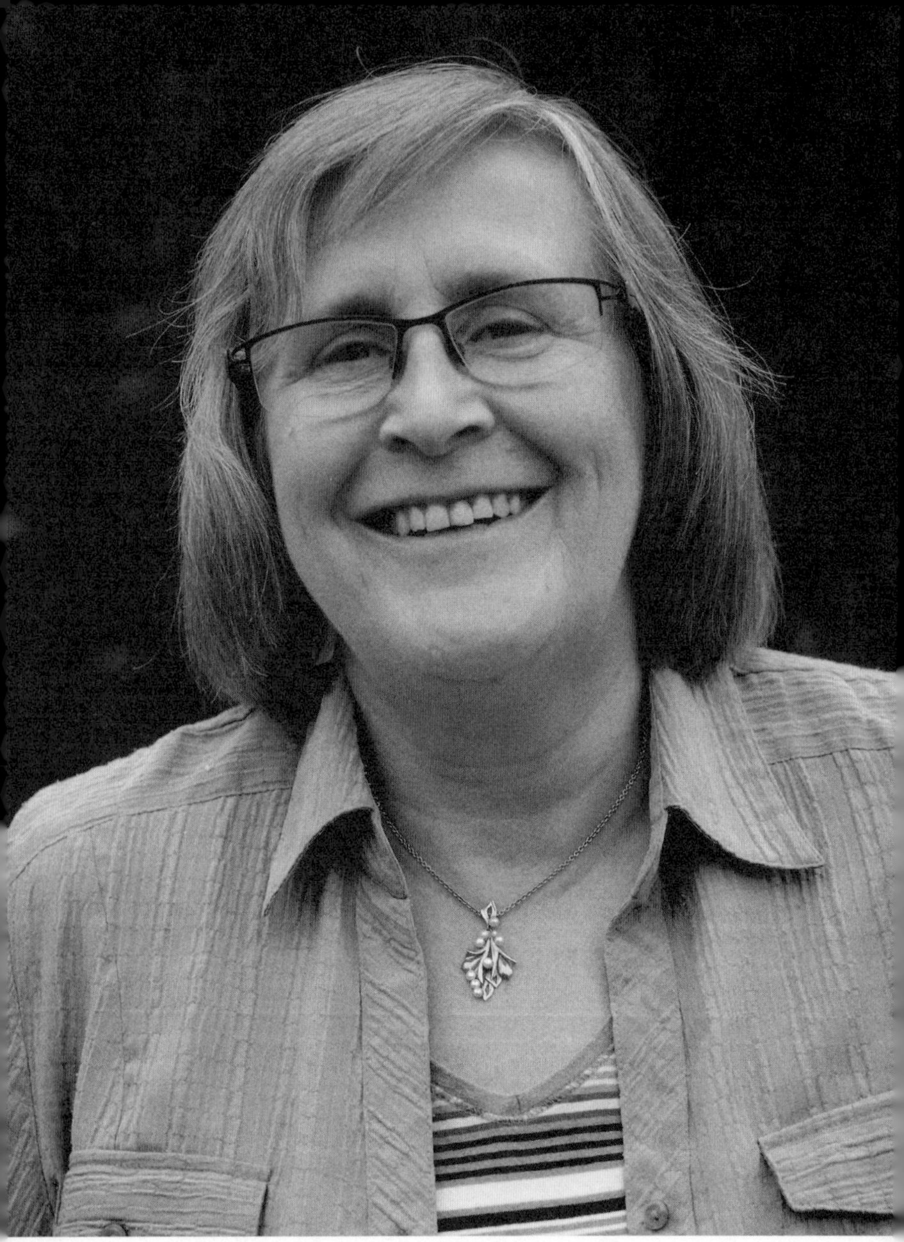

Ruth

gelernte Krankenschwester, arbeitet als Nachtwache in einem Seniorenheim und ehrenamtlich als Schwangerenberaterin

»Meine Arbeit ist für mich überwiegend Freude. Ich finde, ›Erfüllung‹ ist ein sehr großes Wort, aber so in die Richtung geht es. Es macht mich zufrieden, wenn die Menschen auch zufrieden sind.«

»Ich habe schon als Kind gesagt, ich will Krankenschwester werden. Ich glaube, das ist ein Stück Berufung, dass ich denke: Das ist meins. Ich sehe den Beruf nicht nur als Möglichkeit, Geld zu verdienen, sondern möchte darin den Leuten helfen. Ehrenamtlich bin ich aktiv, weil ich durch verschiedene Erlebnisse gesehen habe, dass Frauen teilweise zum Schwangerschaftsabbruch gedrängt werden. Sie sehen keine Möglichkeit für sich, das Kind zu bekommen, weil sie keine Hilfe erhalten. Diese Hilfe bieten wir an. Beides, Arbeit und Ehrenamt, ist für mich Berufung. Darunter verstehe ich, dass mir das, was ich tue, von Gott anvertraut ist. Und dass ich es deshalb umso lieber tue.«

»Meine Arbeit macht mir besonders viel Spaß, wenn ich merke, dass Menschen zu mir Vertrauen haben und mir Dinge anvertrauen.«

»Beruflich belastend ist es, wenn zwischen den Kollegen Zwiste entstehen, die man nicht lösen kann, oder wenn es im Kollegenkreis gegeneinander geht. Das kommt nicht so oft vor, aber ab und zu. Dann fühle ich mich hilflos.«

»Wenn Geld keine Rolle spielen würde, würde ich vielleicht meine Stunden reduzieren, aber ich möchte dabei bleiben.«

»Für meine berufliche Zukunft wünsche ich mir, dass die Arbeit so ist, dass man sie schaffen kann. Wenn es so viele Bewohner sind, dass man dem Einzelnen nicht mehr gerecht werden kann, dann finde ich das sehr kritisch, und davor habe ich ein bisschen Angst. Ein Traum, den ich mir aber aus privaten Gründen nicht erfüllen kann, wäre eine verantwortungsvolle Tätigkeit im organisatorischen Bereich, weil das meine Gabe ist.«

Berufung und Profession(alität) in der Erwachsenen- und Weiterbildung

Bildungsmanagement und Programmplanungshandeln im Fokus

Clinton Enoch/Steffi Robak

Die Geschichte der Erwachsenenbildung ist die Geschichte des Ringens einer pädagogischen Profession um gesellschaftliche Anerkennung in einem unübersichtlichen Terrain. Die Anerkennung ist perspektivisch ungleich verteilt, denn während die Erwachsenenbildung durch die Teilnehmenden sowohl im öffentlichen als auch im beruflichen Sektor stark nachgefragt und eingefordert wird, hat sie einen schweren Stand in der medialen Öffentlichkeit sowie dem politischen Alltagsgeschäft der Durchsetzung von Interessen. Die Konfliktlagen, in denen die Erwachsenenbildung in den letzten Jahren agieren und zurechtkommen musste, hatten Effekte auf den inneren Identitätskern der Profession der Erwachsenenbildung, wenngleich der tief verwurzelte Bildungsgedanke unbeschadet überlebt zu haben scheint.

Institutionen und Einrichtungen der Erwachsenenbildung müssen im täglichen Ringen um Teilnehmer, Fördergelder und existenzsichernde Maßnahmen ständig Anpassungen vornehmen, sodass man von einer permanenten Transformationsanforderung sprechen kann. Dieser Zwang, sich ständig neu erfinden zu müssen und trotzdem dabei seine professionelle Identität zu wahren, war auch das Ergebnis der Studie von Wiltrud Gieseke und Karin Opelt zur Geschichte der Volkshochschule Dresden.[1] Ausgehend von einer programmanalytischen Untersuchung, wurde das Verhältnis von Transformation der Institution einerseits und der Beibehaltung von professioneller Identität andererseits ausgeleuchtet. Deutlich wird in dieser Studie auch, dass das professionelle Grundverständnis von Erwachsenenbildung auf dem persönlichen Engagement Einzelner fußt, weshalb sich die Profession der Erwachsenenbildung auch unter dem Modus der Berufung beschreiben lassen kann.

Der Begriff der Berufung hat eine enorme Wandlung durchgemacht – von der gottgefälligen Berufung im Sinne Luthers hin zum selbst gewählten Beruf entsprechend seinen eigenen Neigungen und Fähigkeiten.[2] Heutzutage bedeutet Berufung, alltagssprachlich überspitzt formuliert, eine Sache aus Engagement zu verfolgen, die sich nicht unbedingt rechnet. Übertragen auf die Erwachsenenbildung heißt das, dass Professionelle oftmals andere denn monetäre Interessen haben, sich zu engagieren.

Die klassische Debatte der Erwachsenenbildung zu Profession, Professionalisierung und Professionalität[3] ist gekennzeichnet durch einen Prozess der Institutionalisierung und Verstetigung im 20. Jahrhundert, der zudem von engagierten Persönlichkeiten geprägt war und ist. Eine rein systemisch bedingte und historische Entwicklungslogik existiert nicht; im Gegenteil: die Erwachsenenbildung ist im subsidiären Gesellschaftssystem in

---

1 Wiltrud Gieseke/Karin Opelt, Erwachsenenbildung in politischen Umbrüchen. Programmforschung Volkshochschule Dresden 1945–1997, Opladen 2003.

2 Werner Conze, Beruf, in: Otto Brunner/Werner Conze/Reinhart Koselleck (Hrsg.), Geschichtliche Grundbegriffe. Historisches Lexikon zur politisch-sozialen Sprache in Deutschland. Bd. 1, Stuttgart 1972, 490–507.

3 Wiltrud Gieseke, Professionalisierung in der Erwachsenenbildung/Weiterbildung, in: Rudolf Tippelt/Aiga von Hippel, Handbuch Erwachsenenbildung/Weiterbildung, Opladen 2009, 385–426; Dieter Nittel, Von der Mission zur Profession? Stand und Perspektiven der Verberuflichung in der Erwachsenenbildung, Bielefeld 2000.

Deutschland gekoppelt an Verbände und Interessensgruppen, die nicht primär Bildungsaufgaben verpflichtet sind. Zu den professionellen Kernpraktiken der Erwachsenenbildner gehören unter anderem Lehren, Beratung, Bildungsmanagement und Programmplanung.

Gerade anhand des Themenkomplexes von Bildungsmanagement und Programmplanung lässt sich analysieren, inwieweit die Erwachsenenbildung für die Erwachsenenbildner zu einer Berufung geworden ist. Wir wollen diesen Aspekt der Leitung von Einrichtungen sowie Weiterbildungsabteilungen in diesem Beitrag besonders hervorheben, da er oftmals vernachlässigt wird, wenngleich sich gerade in diesem Praxissegment zeigt, wie stark professionelle Erwachsenenbildner sich ihrem Arbeitsfeld verpflichtet fühlen.

Zur Ausweitung von Bildungsmanagement zwischen Gestaltung und Steuerungsanforderungen

Fragestellungen von Bildungsmanagement sind besonders seit den 1990er Jahren ins Zentrum des Interesses gerückt. Es wurden verschiedene Auslegungen diskutiert, die nicht zuletzt im Horizont der Etablierung ökonomischer Funktionslogiken zu interpretieren sind. Wir gehen davon aus, dass es sich beim Bildungsmanagement um Leitungstätigkeiten handelt, die im Kern von den Leitenden, aber auch als Teilaufgaben von den hauptberuflich pädagogischen Mitarbeitenden durchgeführt werden. Als Grundlage kann die folgende Basisunterscheidung von Programmplanungs- und Bildungsmanagementaufgaben dienen, die Bildungsmanagement auch als Teil eines Kooperativen Managements vorsieht:

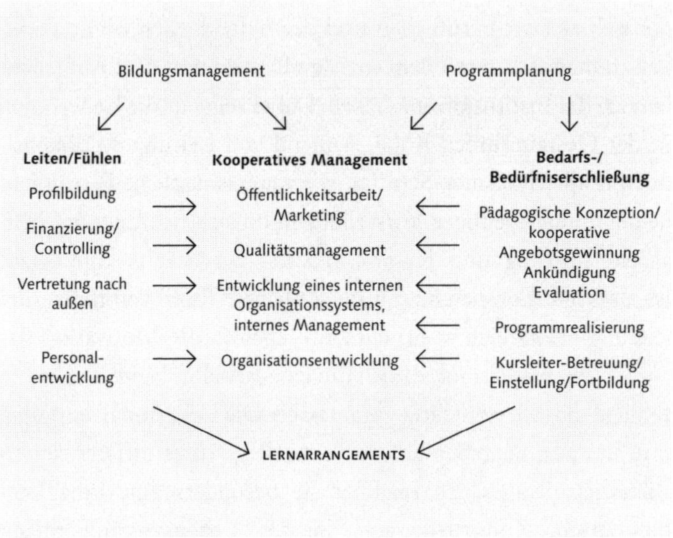

Abb.: Programmplanungs- und Bildungsmanagementaufgaben.[4]

Wir betrachten im Folgenden ausgewählte empirische Ergebnisse über Leitung, die Hinweise auf Veränderungen im Hinblick auf Berufung und Professionalität geben.

So gibt die Studie von Sauer-Schiffer Hinweise darauf, dass der Zusammenhang zwischen Berufung und Professionalität sehr eng ist, die Klammer bilden biografische Motive und Auslegungen der Relevanz von Bildung für die Gesellschaft.[5] Sie erfragt den Zusammenhang zwischen Biografie, Selbstbild und den Leitungsvorstellungen und Konzepten von Leiterinnen. Es

---

4 Wiltrud Gieseke, Programmplanungshandeln als Angleichungshandeln, in: Dies. (Hrsg.), Institutionelle Innensichten der Weiterbildung, Bielefeld 2003, 189–211, 194.

5 Ursula Sauer-Schiffer, Biographie und Management. Eine qualitative Studie zum Leitungshandeln von Frauen in der Erwachsenenbildung, Münster 2000.

wird die These entwickelt, dass Leitungshandeln ein Prozess ist, der sich aus der beruflichen und der individuellen Biografie im Zusammenwirken mit dem sozialen Umfeld und dem Aufgabenbereich der Institution entwickelt. Dabei zeigt sie die Leiterinnen in der Gestalterinnen-Rolle. Anhand von Leitungsstildimensionen ermittelte Sauer-Schiffer, wie unterschiedliche Persönlichkeiten unterschiedliche Vorstellungen hinsichtlich Leitung, Mitarbeiterführung und Kommunikation entwickeln. Interessant ist, dass alle Kompetenz mit persönlichem Profil verbinden und Leitung erfolgreich wahrnehmen – egal ob die Motivation das soziale Interesse ist, ob es sich um eine Rebellin handelt oder um Frauen, die sich vorsichtig vorantasten. Die Leiterinnen entfalten ihre Leitungsaufgaben auf der Grundlage eines differenzierten Bildungsauftrages. Es zeichnet sie besonders eine inhaltlich-biografische Kongruenz aus, die den Lebenszusammenhang in besonderer Weise mit dem Fach der Erwachsenenbildung verbindet. Es konnten fünf Typen von Leitungsverhalten festgestellt werden. Die Typenbezeichnungen richten sich nach den biografisch entwickelten Leitungsmotiven und den daraus resultierenden persönlichen Leitungsstrategien: Leiten als Ausdruck sozialen Interesses, Leiten als Rebellion, Leiten, um Initiative zu ergreifen, Leiten, um im Mittelpunkt zu stehen, und Leiten als Ausdruck vorsichtiger Suchbewegungen. Interessant ist, systematisch betrachtet, dass die Leiterinnen für sich einen Bildungsbegriff entwickeln, wie zum Beispiel ein ganzheitlicher oder umfassender Bildungsanspruch als Metapher für sinngebende, präsente, leistungsorientierte Leitungsarbeit oder die Wahrnehmung von Erwachsenenbildung als einer gesellschaftspolitischen Aufgabe. Das faktische Leitungshandeln schließt daran an.

Eine andere empirische Studie zum Thema, angelegt als Arbeitsplatzanalyse von Leitenden bei verschiedenen Trägern und Institutionen der Erwachsenen- und Weiterbildung, zeigt das komplexe Anforderungsspektrum von Leitung und Bildungsmanagementhandeln – sowohl quantitativ als auch qualitativ – und legte folgendes Aufgabenspektrum offen:[6]

- organisationsstrukturelles Management und Organisationsentwicklung
- überinstitutionelles Vernetzungsmanagement
- Marketing/Öffentlichkeitsarbeit
- die Schaffung von Rahmenbedingungen für die Programmplanung
- Personalentwicklung/Personalführung
- finanzielles Management
- Selbstmanagement
- Qualitätssicherung

In klassischen öffentlichen Einrichtungen liegen die Schwerpunkte der Konstellationsanforderungen, also des Agierens in komplexen Situationen, auf der Sicherung der Binnenfunktionalität (organisationsstrukturelles Management), der Entwicklung eines Profils (Rahmenbedingungen für Programmplanung) sowie der Einbindung und Positionierung in der Umwelt (überinstitutionelles Vernetzungsmanagement). Konstellationsanforderungen sind im überinstitutionellen Vernetzungsmanagement am komplexesten. Dabei ist im Hinblick auf das Leitungshandeln von einer relativen Autonomie auszugehen, und dies scheint relevant für Professionalität und Berufung, denn damit verbinden sich Gestaltungsspielräume und Kreativität: Unter relativer Autonomie für Leitungshandeln wird das Wahrnehmen verantwortlichen professionellen erwachsenenpädagogischen Handelns verstanden. Die Leitenden haben die Aufgabe, einen Bildungsbegriff gesellschaftlicher und trägerspezifischer Relevanz zu entwickeln und zu interpretieren, daran orientiert ein Profil zu entfalten, eine profilauslegende Programmentwicklung zu unter-

---

6 Steffi Robak, Management in Weiterbildungsinstitutionen. Eine empirische Studie zum Leitungshandeln in differenten Konstellationen, Hamburg 2004.

stützen und die Gestaltung institutioneller Bedingungen daran auszurichten. Diese Autonomievorstellung beschreibt den Kern dessen, was Leitung leisten muss.[7] Kennzeichen von Autonomie für Leitungshandeln sind darüber hinaus die Fähigkeit, Entscheidungen treffen zu können, zu delegieren und die Fähigkeit, eigene pädagogische Standards institutionell zu platzieren. Als übergreifende Handlungsfiguren konnten das bündelnde Gestalten nach innen und überinstitutionelles Vernetzen nach außen identifiziert werden.[8] Es ist davon auszugehen, dass diese Wahrnehmung von Autonomie sowohl Ausdruck von Professionalität ist als auch in der Motivation Ausdruck für Berufung ist.

Seit Abschluss dieser Studie in 2003 befindet sich die Erwachsenen- bzw. Weiterbildung in einem dynamischen Prozess der Veränderung. Steuerungsimpulse von außen nehmen zu: Dazu gehört nicht nur, dass sich Qualitätssicherungssysteme durchgesetzt haben, sondern der Anteil öffentlicher Finanzierung stagniert, was de facto eine Verringerung der Zuschüsse bedeutet. Daraus resultiert, dass Drittmittelförderungen zunehmen und damit der Anteil projektförmigen Arbeitens zunimmt. Welche Folgewirkungen dies für Profilentwicklungen hat, muss erst beforscht werden. Die bildungspolitischen Aufforderungen vernetzten Arbeitens haben diese Anforderungen ebenfalls befördert und führen zu Fragen der Funktionalität und Sinnhaftigkeit. Veränderungen, die mit der Ausdifferenzierung einer Migrationsgesellschaft und mit dem hohen Zustrom von Geflüchteten zusammenhängen, können jetzt erst antizipiert und systematisiert werden. Es deutet sich an, dass die gesamte Verwaltung und damit das gesamte organisationsstrukturelle Management bis hin

---

7 Steffi Robak, Modernes Management, Weiterbildung und organisatorischer Wandel. In: Hessische Blätter für Volksbildung Heft 3/2006. Bielefeld 2006, 206–214.

8 Ebd.

zur Personalentwicklung unter interkulturellen Gesichtspunkten völlig neu gedacht werden müssen. Leitende und auch Planende stehen hier vor komplexen analytischen und gestalterischen Herausforderungen; dabei sollten sie sich nicht von politischen Interessen steuern lassen.

Jüngste empirische Ergebnisse zeigen für Niedersachsen, dass und wie sich das Anforderungsspektrum für die Leitenden ausdifferenziert hat. Im Rahmen einer Studie im Auftrag des Deutschen Instituts für Erwachsenenbildung (DIE) und in Kooperation mit der Agentur für Erwachsenen- und Weiterbildung (AEWB) wurden im Rahmen einer Befragung des Personals der öffentlichen Erwachsenenbildung in Niedersachsen Tätigkeitsprofile analysiert. Für die Leitenden zeigt sich folgender Zuschnitt:

Zentrale Tätigkeiten	Organisation/Leitung (99 %)
(in Klammern: Anteile der Fälle innerhalb der Gruppe, die diese Tätigkeit angeben; Mehrfachnennungen möglich	Programmplanung (48 %)
	Ressourcenbeschaffung (43 %)
	Marketing (42 %)
	Qualitätsmanagement (39 %)
	Controlling (36 %)
	Koop. Management (35 %)
	Personalentwicklung (35 %)

Abb.: Aufgabenspektrum der Leitenden.[9]

9 Christian Kühn/Peter Brandt/Steffi Robak/Claudia Pohlmann/Martin Dust, Funktionsprofile, Weiterbildungsverhalten und Zertifizierungsinteressen des niedersächsischen Weiterbildungspersonals, 2015, online: https://www.die-bonn.de/doks/2015-weiterbildungsverhalten-01.pdf (Stand 04.12.2016), 5.

Befragte, die angeben, zur Einrichtungsleitung zu gehören, befassen sich zentral mit Aufgaben der Organisation und Leitung einer Einrichtung, aber auch mit Programmplanung, Ressourcenbeschaffung und Marketing sowie Qualitätsentwicklung. Das Aufgabenprofil umfasst somit vor allem nach innen und außen gerichtete Tätigkeiten des Bildungsmanagements, das heißt der binnenstrukturellen Gestaltung, der Schaffung von Rahmenbedingungen für die Programmplanung und der vieldimensionalen Vernetzung nach außen zur Absicherung der Einrichtung.[10] Auffällig ist, dass fast die Hälfte der Einrichtungsleitenden angibt, auch in der Programmplanung tätig zu sein. Neben der übergreifenden strategischen und strukturellen Perspektive ist mit der Programmplanung auch der Kern der Bildungsarbeit im Blick. Hingegen ist die Personalentwicklung, die ein genuiner Bestandteil des Bildungsmanagements ist, noch nicht ausreichend als Tätigkeitsfeld angekommen; sie wird nur von etwa jedem dritten Befragten in der Gruppe der Einrichtungsleitenden als Tätigkeitsfeld genannt. Für diesen Bereich müsste deutlich mehr Aufmerksamkeit entwickelt werden. Damit stellt sich die Frage neu, wie vor dem Hintergrund der jetzigen Entwicklungen und Erweiterungen sowohl Professionalität als auch Berufung von den Leitenden interpretiert werden. Sieht man sich nun mehr als »Manager« im ökonomischen Sinne oder als »Bildungs«manager mit einem gesellschaftlichen und individuell motivierten Auftrag?

10 Robak, Management (s. Anm. 6); Klaus Meisel, Weiterbildungsmanagement, in: Tippelt/von Hippel, Handbuch (s. Anm. 3), 427–436.

Zur Erweiterung der Programmplanungsforderungen: Komplexitätssteigerung durch Wissensgenerierung und Wissensmodellierung

Programmplanungshandeln kann als systematisches Herzstück der pädagogischen Tätigkeit zur Erstellung von Angeboten und Programmen bezeichnet werden. Es realisiert sich als Angleichungshandeln. Was meint das? Da in der Erwachsenenbildung/Weiterbildung keine Lehrpläne vorhanden sind und gesellschaftliche, institutionelle und individuelle Bedarfe und Bedürfnisse beantwortet werden müssen, werden Angebote in einem vernetzten Gefüge abgestimmt zwischen nachfragenden Organisationen, Zielgruppen und potenziellen Adressaten, Kooperations- und Vernetzungspartnern und den Dozierenden. Für die Planenden bedeutet dies, dass sie sich in einem breiten Spektrum zwischen wissenschaftsähnlichen Tätigkeitsanforderungen einerseits und vernetzenden sowie organisatorischen Tätigkeiten andererseits bewegen müssen. Dieses Spektrum ist vor dem Hintergrund der Anforderung einer trägerspezifischen Interessenauslegung als Teil von Berufung zu begreifen und zu hinterfragen, denn: Bildungsbegriffe sind nicht freischwebend und können nicht unabhängig von institutionellen Anforderungen interpretiert werden. Auslegungen über den Bildungsbegriff sind mit den Trägerinteressen abzugleichen. Dies zeigt sich u.a. besonders in der Evangelischen Erwachsenenbildung. Sie ist ein Hybrid, der sich zwischen einem kirchlichen Auftrag und – aufgrund öffentlicher Förderung und gewachsener Historie – einem aufklärerischen emanzipativen Bildungsbegriff bewegt.[11] Diese verschiedenen Auslegungen und Interessen werden in den

11 Marion Fleige, Lernkulturen in der öffentlichen Erwachsenenbildung. Theorieentwickelnde und empirische Betrachtungen am Beispiel evangelischer Träger, Münster 2011.

institutionellen Programmprofilen und Lernkulturen sichtbar. Was bedeutet das jedoch für die Auslegungen von Professionalität und Berufung? Existiert Berufung noch und falls ja, woraus speist sie sich?

Es ist unklar, wie die Planenden dies derzeitig für sich auslegen und als Teil von Identität interpretieren. Es wäre weiter zu erforschen.

In Bezug auf Berufung hat insbesondere die Studie von Wiltrud Gieseke Aufschluss darüber gegeben, welche Habitualisierungen sich bei den hauptberuflich pädagogischen Mitarbeiterinnen im Zuge der Einarbeitung in die professionellen Anforderungen der Erwachsenenbildung und Weiterbildung in den ersten drei Jahren der Berufstätigkeit in der öffentlichen Erwachsenenbildung ausformen.[12] Das wissenschaftsnahe Arbeiten war dabei mit einer besonderen Wertschätzung belegt. Daran könnte eine Studie jetzt anknüpfen. Betrachten wir weitere empirische Ergebnisse.

Die Planenden greifen für die Programmplanung im Modus des Angleichungshandelns[13] auf komplexe disziplinäre und interdisziplinäre Wissensinseln zurück, um sukzessive Angebots- und Programmentscheidungen zu treffen. Dabei transformieren sie Wissen, Bedarfe, Bedürfnisse und Interessen und schaffen auch Optionen und Spielräume für knapper werdende experimentelle Angebote. Zentrale Wissensinseln sind dabei die Bedarfs- und Bedürfniserschließung – daran ist derzeit ein besonders hohes Interesse von Unternehmen, Bildungseinrichtungen und auch Bildungspolitik zu beobachten – sowie die pädagogische Kon-

---

12 Wiltrud Gieseke, Habitus von Erwachsenenbildnern. Eine qualitative Studie zur beruflichen Sozialisation, Oldenburg 1989.

13 Gieseke, Programmplanungshandeln (s. Anm. 4); dies., Forschungsbefunde zum Planungshandeln in der Weiterbildung. Programm und Wissenserschließung, Handlungsmodellierung, in: Hessische Blätter für Volksbildung 2 (2008), 126–135.

zeptionserarbeitung, Ankündigungserstellung, Programmrealisierung und die Betreuung der Kursleitenden. Es braucht eine kontinuierliche Professionalität, um schnell, flexibel, aber auch ausbalanciert und zentrale Entwicklungen antizipierend, in verschiedenen Zeithorizonten zu planen. Eine Herausforderung wird insgesamt in der Ausdehnung des Wissensbegriffs gesehen. Einerseits sind die Innovationsanforderungen in den beruflichen Feldern zu analysieren und andererseits die Interessensausdifferenzierung der gesamten Bevölkerung im Blick zu behalten,[14] einschließlich der Absicherung von Grundbildung unter Berücksichtigung vielschichtiger gesellschaftlicher Kohäsionsfunktionen, die ihrerseits kritisch zu beleuchten sind.

Dafür braucht es Autonomie und stützende Strukturen, die das Bildungsmanagement ermöglichen sollte. Es wäre wünschenswert, dass die Wahrnehmung von Autonomie Teil von Berufung für diese Tätigkeit ist. Was würde das bedeuten?

Die Wahrnehmung einer relativen Autonomie in der Programmplanung ist unter den jetzigen Bedingungen zunehmend schwierig.[15] Relative Autonomie bedeutet, dass die Individuen in ihren Diversitätsaspekten, mit ihren Bildungs-, Entwicklungswünschen und Potenzialitäten der Selbstentwicklung ins Zentrum der Planungsprozesse gestellt werden und die Planenden dies als Primärinteressen in ihre Programmplanungsaktivitäten einbinden. Faktisch bewegen sich die Planenden in einer Konstellation von Interessen und auch Zwängen, die nicht nur mit Trägerinteressen verbunden sind. Zuletzt zeigte die Bertelsmann-Studie öffentlichkeitswirksam, wie die öffentliche Finan-

---

14 Gieseke, Forschungsbefunde (s. Anm. 13).

15 Wiltrud Gieseke, Programs, program research, program-planning activities. Rhizome-like developments, erscheint in: Bernd Käpplinger/Steffi Robak (Eds.), Bridging the Atlantic and beyond – Comparative perspectives on Program (Planning) Research, Frankfurt a. M., i.V.

zierung kontinuierlich gesunken ist.[16] Programmentwicklung ist zunehmend stärker an Projektförderung als Motor für Planungsprozesse gekoppelt, und es sind Determinierungseffekte durch Projektförderungen zu erwarten. Die hohe situative flexible Planungskompetenz zeigt sich trotzdem jüngst besonders in den vielfältigen Angebotsformaten, die für die Geflüchteten realisiert werden konnten.[17] Für die Integration beruflicher Bildungsinhalte wurde intensiv auf EU-Fördergelder zurückgegriffen, um fehlende Förderstrukturen in Deutschland und den Bundesländern zu kompensieren.[18]

Aiga von Hippel analysiert die Herausforderungen der Herstellung von Balancen im Planungsprozess anhand von Antinomien und Widerspruchskonstellationen.[19] Sie unterscheidet zwei Ebenen: Auf der ersten Ebene, die die stellvertretende Deutung ermöglichen soll, sind etwa die Begründungsantinomie, Ungewissheitsantinomie, Machtantinomie und Vertrauensantinomie zu unterscheiden. Auf der zweiten Ebene unterscheidet sie zum Beispiel die Differenzierungs- und Selektionsantinomie und die Autonomieantinomie etc. Diese sind eingebettet in Widerspruchskonstellationen, welche über das professionelle Planungshandeln balanciert und in Planungsentscheidungen eingegeben werden. Antinomien und Widerspruchskonstellationen sind zu

---

16 Marcel Walter, Weiterbildungsfinanzierung in Deutschland. Aktueller Stand, Entwicklung, Problemlagen und Perspektiven, Gütersloh 2015, online: https://www.bertelsmann-stiftung.de/de/publikationen/publikation/did/weiterbildungsfinanzierung-in-deutschland/ (Stand: 04.02.2017), 13.

17 Steffi Robak, Angebotsentwicklung für Flüchtlinge. Rahmenbedingungen und Strukturen der Bildungsarbeit mit Asylsuchenden, in: EB. Erwachsenenbildung. Vierteljahresschrift für Theorie und Praxis, 4/2015, 10–13.

18 Ebd.

19 Aiga von Hippel, Programmplanungshandeln im Spannungsfeld heterogener Erwartungen. Ein Ansatz zur Differenzierung von Widerspruchskonstellationen und professionellen Antinomien, in: Report. Zeitschrift für Weiterbildungsforschung 34 (2011) 1, 45–57.

jeder Zeit neu auszuloten. So sind derzeit besondere Anforderungen an die Begründungs- und Entscheidungsantinomie beobachtbar, etwa im Bereich der politischen Bildung.

Neben den oben dargestellten Veränderungen lassen sich Ausweitungen des Tätigkeitsprofils der Planenden beobachten, die wir für Niedersachsen empirisch zeigen können.

Der deutlichste Schwerpunkt liegt zwar nach wie vor in der Programmplanung, es sind aber auch mehrere Bildungsmanagementtätigkeiten stark vertreten – Marketing (36 %), Projektmanagement (34 %), Projektarbeit (32 %), Qualitätsmanagement (33 %) sowie Organisation/Leitung (30 %). Als sich durchsetzende neue Tätigkeit tritt neben die Programmplanung die Beratung, diese geben 56 % als zentrale Tätigkeit an. 36 % geben an, auch in der Lehre tätig zu sein.[20] Diese Ergebnisse geben Hinweise, dass sich neue Herausforderungen für das Kooperative Management stellen, das heißt, Managementtätigkeiten müssen auch vom Planungspersonal übernommen und in der Funktion für die Planung und das interne Management jeweils zugeordnet werden. Auch hier ist wiederum zu fragen: Was bedeutet dies für die Wahrnehmung von Professionalität, von Berufung und inwiefern hat dies Auswirkungen auf Autonomievorstellungen und -spielräume?

Abschließende Bemerkungen zur Berufung und Profession in der Erwachsenenbildung

Die Erwachsenenbildung hat, wie neuere Studien zeigen, eine Verbindung zur Berufung, die sich insbesondere beim Thema Bildungsmanagement und Programmplanung zeigt. Gerade im Leitungshandeln wird deutlich, wie sehr die Erwachsenenbildner

---

20 Kühn u. a., Funktionsprofile (s. Anm. 9), 5.

selbst mit ihrer Persönlichkeit das Arbeitsfeld mitbestimmen und -gestalten. Insofern bedeutet Berufung nicht eine Sonderform pädagogischer Professionalität, sondern eine Notwendigkeit, die sich auch aus den Anforderungen und Konstellationen des Arbeitsumfeldes selbst ergeben.

In Zukunft wird es notwendig sein, neue Gestaltungsspielräume wiederzugewinnen und gegebenenfalls zurückzuerobern, denn diese sind offensichtlich notwendig zur kreativen Ausgestaltung von Bildungsaufgaben. Dort, wo keine Spielräume mehr vorhanden sind, wo ein Durchregieren und enge definierte Kompetenzanforderungen das Lehr- und Lerngeschehen bestimmen, haben weder Berufung noch Professionalität Platz zur Entfaltung.

Berufsethische Bildung

Eine reformatorische Spurensuche

Jürgen Schönwitz

Die hier vorliegende Darstellung der reformatorischen Berufsethik versucht, die Dimensionen der Religion (Was soll ich glauben?), der Bildung (Was soll ich wissen?), der Ethik (Was soll ich tun?) und der Arbeit (Was ist mir aufgetragen?) ins Verhältnis zu bringen, und stellt die Leitfrage: Was macht eine berufsethische Bildung aus, die sich ihrer reformatorischen Wurzeln bewusst ist und bemüht ist, den *Gehalt* dieser spezifischen Bildung in der säkularen Gesellschaft zu kommunizieren?

Luthers Berufsethik: Von Gott berufen sein und berufstätig sein

Luthers reformatorische Lehre ist komplex – und doch zugleich plausibel, weil sie im Rückgang auf die Bibel immer wieder zu der unhintergehbaren Erkenntnis führt: »So halten wir nun dafür, dass der Mensch gerecht wird ohne des Gesetzes Werke, allein durch den Glauben« (Röm 3,28). Der Mensch wird ohne jede von ihm zu erbringende Vorleistung von Gott geliebt und angenommen – das ist das Herzstück von Luthers Theologie, die in der Rechtfertigung des Sünders immer wieder ihr Zentrum findet.

Luthers Neuentdeckung der paulinischen Rechtfertigungslehre führt ihn zu einer Neubewertung der Arbeit. Mit ihr überwindet er das mittelalterliche Arbeitsverständnis, nach dem die menschliche Arbeit als lästige Pflicht oder gar göttliche Strafe angesehen wurde. Auf der Arbeit liegt kein Fluch (siehe Gen 3,17), sondern Gottes Segen, denn: »Warte nicht, bis dir ein gebratenes Huhn ins Maul fliege. Gott will keine faulen Müßiggänger haben, sondern man soll treulich und fleißig arbeiten, ein jeglicher nach seinem Beruf und Amt, so will er den Segen und das Gedeihen dazu geben.«[1] Damit ist keine fromme Leistungsethik verordnet. Luther geht es vielmehr darum, dass der Christ sich seiner Berufung als Gerechtfertigter bewusst ist und als solcher in seinem Beruf – Luther spricht eher vom »Amt« oder »Stand« – handelt.

Ist jeder Christ von Gott berufen, dann ist die Trennung zwischen geistlichem und weltlichem Stand aufgehoben. Die ehemals als exklusives Privileg dem Klerus zugeeignete *Vocatio spiritualis*, die nun auf alle Christen bezogen wird (»interne Berufung«), äußert sich im allgemeinen Priestertum aller Gläubigen. Dagegen konkretisiert sich die »externe Berufung« darin, dass der Christ seinen individuellen von Gott zugewiesenen Platz einnimmt.[2]

Weil Gottes Berufung *allen* Menschen gilt, kann es zwischen den verschiedenen Beruf(ung)en keine Rangunterschiede geben. Luther verdeutlicht dies am Beispiel einer Hausmagd: »Wenn du eine geringe Hausmagd fragst, warum sie das Haus kehre, die Schüsseln wasche, die Kühe melke, so kann sie sagen: Ich weiß, daß meine Arbeit Gott gefällt, sintemal ich sein Wort und Befehl für mich habe.«[3] Wer seine alltägliche Arbeit verrichtet, dient seinem Nächsten und Gott. So wird der weltliche Beruf, sofern er aus gutem Glauben heraus ausgeübt wird, zum »Gottesdienst in der Welt«. Für Luther gibt es demnach – streng genommen – keine »profanen« Berufe.

---

1 Martin Luther, Auslegung Psalm 147, WA 31 I, Weimar 1913, 430–456, 437.

2 1Kor 7,24: »Brüder und Schwestern, bleibt alle vor Gott, worin ihr berufen seid.«

3 Martin Luther, Epistel S. Petri gepredigt und ausgelegt (1523), WA 12, Weimar 1891, 259–366, 337.

Damit wird die paulinische Berufungstheologie zu einer neuen, befreienden Berufsethik erweitert und die Arbeitswelt zu einem Ort, an dem sich das Priestertum aller Gläubigen realisiert. Diese Ethik[4] hat ihren Bezugspunkt allein (*sola*) im christlichen Glauben (*fide*), sodass die menschliche Freiheit immer die »Freiheit eines *Christen*menschen« ist, die an Gottes Gnade (*sola gratia*) rückgebunden ist.[5] Der weltliche Beruf wird dabei zum Handlungsprinzip christlicher Freiheit, mit der der Christ im Alltag der Welt Gott ehrt und seinem Nächsten dient. Dieser zur Freiheit berufene Christ steht nicht mehr unter dem Zwang, Werke des Gesetzes tun zu *müssen*, sondern er vollbringt aus gutem Glauben heraus mit seiner Arbeit Werke der Nächstenliebe und der Barmherzigkeit »frei, fröhlich und umsonst«[6].[7]

Kritische Anfragen an Luthers Berufsverständnis

Luthers Berufsverständnis wurde zu seiner Zeit als Aufbruch und Befreiung wahrgenommen. Es war lebensnah und innovativ und gab sowohl dem Einzelnen als auch der Gesellschaft jene

---

4 Luther selbst spricht nicht von Ethik oder gar Berufsethik, sondern »von den guten Werken«.

5 Immanuel Kant wird mehr als 250 Jahre später den Menschen als autonomes, selbstbestimmtes Subjekt beschreiben, dass seine Freiheit noch erringen muss, um sich darin ethisch zu bewähren. Bezugspunkt dieser Freiheit ist allein die menschliche Vernunft (»Kritik der praktischen Vernunft« 1788).

6 Martin Luther, Von der Freiheit eines Christenmenschen (1520); WA 7, Weimar 1897, 20–38, 20.

7 Es ist kein Zufall, dass Luther 1520 neben seiner Freiheitsschrift auch den »(Sermon) von den guten Werken« veröffentlicht. In dieser Schrift verdichtet er seine Überlegungen zur christlichen Ethik, indem er entlang seiner Auslegung der Zehn Gebote den scharfen Unterschied zwischen den Werken des Gesetzes und des Glaubens benennt. Programmatisch setzt er mit der ersten These ein: »Das erste und höchste, alleredelste gute Werk ist der Glaube an Christus« (Martin Luther, Sermon von den guten Werken (1520), WA 6, Weimar 1888, 202–276, 206).

Impulse, mit denen das christliche Handeln auf eine ethische, das heißt eine dem Evangelium gemäße Grundlage gestellt wurde. Aber ebenso unübersehbar ist Luthers theologische Deutung des Verhältnisses von Berufung und Beruf an etlichen Stellen aus der Zeit gefallen.

a) Luthers Konzept war von Anfang an statisch, weil es sich an den Bedingungen der mittelalterlichen Gesellschaft orientierte – und dabei blieb. Schon sehr früh konnte es mit der Dynamik der fortschreitenden ökonomischen Entwicklungen der frühen Neuzeit nicht Schritt halten.
b) Humanismus und Reformation haben dazu beigetragen, dass sich ein neues Menschenbild entwickeln konnte. Der aufgeklärte Mensch wird zunehmend zum Operator in eigener Sache. Er bedarf keiner göttlichen Berufung mehr.
c) Die neuzeitliche Trennung von Berufung und Beruf hat je länger, je mehr zu einer Ausdifferenzierung der Arbeitswelt geführt. Erwerbstätigkeit, ehrenamtliche Arbeit und Familienarbeit verwirklichen sich in verschiedenen Kontexten und werden von der Gesellschaft qualitativ verschieden wahrgenommen und bewertet.
d) In der Arbeitswelt gibt es immer weniger Gewinner und immer mehr Verlierer. Allgemein sozial Benachteiligte, sogenannte »Berufsunfähige«, Sozialhilfeempfänger, Hartz-IV-Bezieher, Aufstocker, Freigesetzte und auch Alleinerziehende fallen aus dem Raster des Arbeitsmarktes heraus. Angesichts der heutigen Wirklichkeit ist Luthers berufsethisches Konzept überfordert.
e) In dem Maße, wie in der säkularisierten Gesellschaft die geistliche Berufung verweltlicht wird, kommt es seit der Industrialisierung zu einer *Verabsolutierung* des Berufs. Eine Entwicklung, die so bei Luther nie angelegt war.

Ist die Zeit also über Luthers Beruf(ung)skonzept hinweggegangen – oder lässt sich dieses Konzept in eine theologische Theorie überführen, die lebensweltlich anschlussfähig ist?

Das »protestantische Prinzip« als ethische »Arbeitsgrundlage«?

Paul Tillich hat bei seiner Darstellung von Luthers Rechtfertigungslehre auf die semantische Schwierigkeit hingewiesen, dass der Gebrauch des Begriffs »Rechtfertigung« in einer säkularen Gesellschaft problematisch ist. »Da ›Rechtfertigung‹ ein biblischer Ausdruck ist, kann er auch heute in den christlichen Kirchen nicht vermieden werden. Aber in der Praxis des Unterrichts und der Predigt sollte er durch das Wort ›Annahme‹ ersetzt werden. [...] Wir sind aufgefordert anzunehmen, daß wir angenommen sind. Diese Terminologie wäre selbst für solche Menschen annehmbar, für die die alttestamentlichen und neutestamentlichen Worte jeden Sinn verloren haben, obwohl die Sache selbst, auf die diese Worte hinweisen, auch für sie von größter existentieller Bedeutung ist.«[8]

Hier stellt sich die Frage: Ist die Rechtfertigungslehre in der modernen Arbeitswelt überhaupt noch kommunizierbar oder ist die Kluft zwischen der biblischen Botschaft und ihrer Vermittlung in neuzeitlichen Verkündigungs- und Bildungsprozessen mittlerweile so unüberbrückbar, dass der Gehalt der Rechtfertigungslehre ins Leere läuft?

Es ist an dieser Stelle weiterführend, einen Begriff aufzunehmen, den Tillich wohl nicht geprägt[9], aber theologisch so weiter-

---

8 Paul Tillich, Systematische Theologie, Bd. III, Stuttgart 1981, 258f.

9 Johann Hinrich Wichern, Sämtliche Werke (SW) I; herausgegeben von Peter Meinhold/Günter Brakelmann, Berlin/Hamburg/Hannover 1958–1988 (SW I–X), 114.

entwickelt hat, dass mit ihm die Rechtfertigungslehre terminologisch neu zum Ausdruck gebracht werden konnte: den Begriff des »protestantischen Prinzips«. »Das protestantische Prinzip besagt, daß in der Beziehung zu Gott Gott allein handelt und daß kein menschlicher Anspruch, besonders kein religiöser Anspruch, aber auch kein intellektuelles, moralisches oder religiöses ›Werk‹ uns wieder mit ihm vereinigen kann. In diesem Sinne ist die Rechtfertigungslehre der Ausdruck des protestantischen Prinzips.«[10]

Das protestantische Prinzip kann und will also weder die paulinische noch die lutherische Rechtfertigungslehre ersetzen, aber als dessen Reformulierung soll es den theologischen Gehalt dieser Lehre so zur Sprache bringen, dass der Aspekt der christlichen Freiheit auch in den Bedingungen der modernen Lebenswelt unüberhörbar ist. »Wir sind aufgefordert anzunehmen, daß wir angenommen sind«[11] – das ist die Quintessenz in Tillichs protestantischem Prinzip. Aber wenn auch dieser Satz theologisch plausibel ist, so ist er noch lange nicht selbstverständlich. Damit das protestantische Prinzip als »Arbeitsgrundlage« wahrgenommen werden kann, muss es hermeneutisch entschlüsselt werden. So tritt neben die Dimensionen der Religion, der Ethik und der Arbeit die Dimension der Bildung: Berufsethisches Handeln in christlicher Verantwortung wird zu einer Bildungsaufgabe.

Protestantische Berufsethik »herausbilden«

Das reformatorische Kirchenverständnis geht von einer Gemeinschaft mündiger Christen aus, die ihren Glauben verstehen und in ihm gesprächsfähig sind. Dies erfordert jedoch die Aneignung einer Kompetenz, mit der das biblische Zeugnis gelesen und

10 Tillich, Theologie (s. Anm. 8), 257.

11 Ebd.

eigenständig erschlossen werden kann. Bildung wird damit zur unbedingten Voraussetzung, um das protestantische Leitbild eines Priestertums aller Gläubigen zu verwirklichen. So ist die Reformation von Anfang an nicht nur eine theologische Erneuerung, sondern auch Bildungsbewegung, die tief in die Gesellschaft hineinwirkt. Schon Luthers Übersetzung des Neuen und Alten Testaments (1522/1534) belegt die Bildungsoffenheit der Reformation. Der Kleine und Große Katechismus (1529) werden zur Grundlage eines geregelten kirchlichen Unterrichtes. Aber Luther als der Impulsgeber und Melanchthon als der geniale Organisator des protestantischen Bildungswesens gehen noch weiter: Sie fordern die Städte auf, ein zeitgemäßes, öffentlich verantwortetes Bildungswesen aufzubauen. Was Luther in seinen Schriften anregt[12], ist nicht weniger als eine Demokratisierung der Bildung und bildet im Kern die spätere Volksschule ab.[13]

Doch trotz aller Reformfreudigkeit und Innovationskraft: Luthers christliches Bildungsideal kann nicht darüber hinwegtäuschen, dass seine Gedanken voraufklärerisch sind. Als Mensch seiner Zeit und Theologe bleibt er in den Grenzen dessen, was eine christliche Lehre leisten kann: die Übertragung von Glaubenssätzen linear vom Lehrenden zum Lernenden. Das ist keine Überraschung. Die Pädagogik ist noch weit davon entfernt, eine eigenständige wissenschaftliche Disziplin zu sein (dies wird sie erst ab der zweiten Hälfte des 18. Jahrhunderts), und noch länger dauert es, bis der lernende Mensch als Bildungs*partner* in den Blick kommt. Was Luther aber nicht abgesprochen werden darf, ist Folgendes: In seinem Bildungsbemühen klingt ein unhörbarer emanzipatorischer Grundton mit: die »Mündigkeit im Glauben«.

---

12 Martin Luther, An die Ratsherrn aller Städte deutschen Landes, daß sie Schulen aufrichten und halten sollen (1524), WA 15, Weimar 1899, 9–26, 26.

13 Im Sinne von: Schule in kommunaler Trägerschaft, allgemeine Schulpflicht – auch für Mädchen, Aufhebung des Ständedenkens, Gliederung der Schule in aufeinander aufbauende Klassen, Ausdifferenzierung der Lehrpläne.

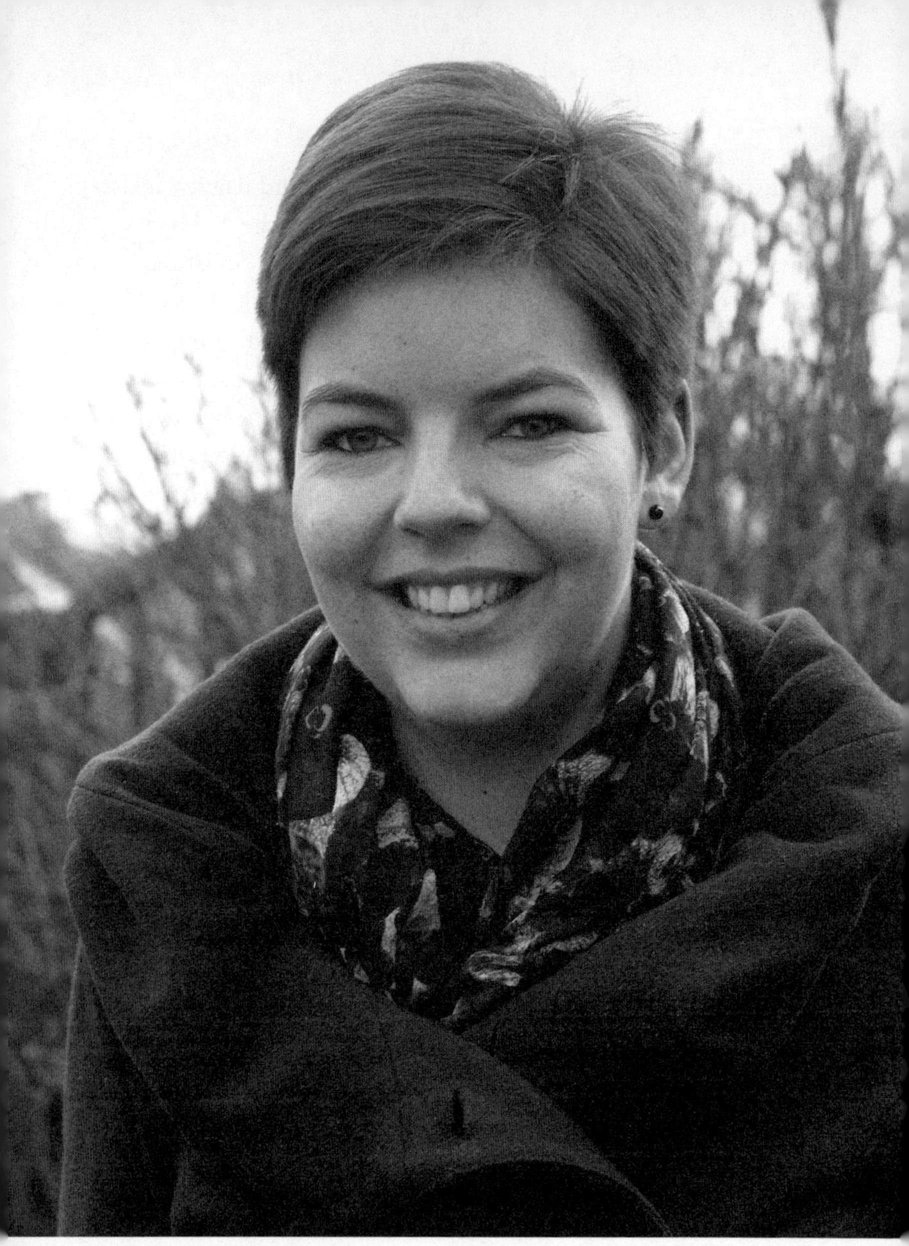

Christine

Chemikerin, arbeitet als Prüfleiterassistentin in einem rückstandsanalytischen Labor

»Meine Arbeit ist für mich ein sehr wichtiger Bestandteil meines Lebens, denn man muss ja arbeiten, um seinen Lebensunterhalt zu verdienen. Weil man dort einen sehr großen Teil seines Lebens verbringt, sollte sie mir aber auch Spaß machen.«

»Dass ich Chemie studiert habe, war eine Bauchentscheidung. In der Schule hat mir Chemie am meisten Spaß gemacht – ich konnte das gut und es fiel mir leicht. Irgendwann habe ich die Analytik und vor allem die Umweltanalytik für mich entdeckt. Das macht mir Spaß, das kann ich und das finde ich viel sinnvoller als die klassischen Schwerpunkte organische und anorganische Chemie.«

»Besonders viel Spaß macht mir die Arbeit, wenn ich bei einem Problem den Fehler gefunden habe und beheben kann. Das geht mal sehr schnell und mal dauert es länger, aber irgendwann macht es Pling und man weiß, wie es geht. Und dann macht es auch Spaß, das nochmal vorzubereiten und dem Laboranten zu sagen, wie er es probieren soll. Und wenn es dann klappt, dann freut man sich total.«

»Belastend finde ich, wenn ich zu wenig zu tun habe. Wenn ich Däumchen drehen muss, dann vergeht die Zeit im Schneckentempo. Ich mag es lieber, wenn ich nach Hause gehe und weiß, was ich am nächsten Tag mache. Und nicht, wenn ich mir etwas suchen oder Leute bitten muss, mir Aufgaben zu delegieren.«

»Wenn Geld keine Rolle spielen würde, wäre ich vielleicht auch in dem Bereich gelandet, weil ich ja einfach das studiert hab, was ich gut konnte und was mir Spaß gemacht hat. Ich habe mir die Arbeit wirklich nicht wegen des Geldes ausgesucht.«

»Für meine berufliche Zukunft wünsche ich mir, dass ich nicht mehr Assistentin, sondern Prüfleiterin bin, weil ich dann eigenständiger arbeiten kann, und dass es mir weiterhin Spaß macht.«

So findet die reformatorische Bildung in der Bibel ihren zentralen Begründungszusammenhang: Was der Mensch ist, ist er durch Gott, von Gott her und auf Gott hin.

Das Arrangement berufsethischer Ermöglichungsräume

Aus der Perspektive einer säkularen Pädagogik, die Bildung als innengeleiteten Prozess der Selbstentfaltung und Selbstverwirklichung versteht, ist der Rückbezug auf normative religiöse Vorstellungen gleichbedeutend mit einem Rückschritt auf eine überwundene Erkenntnisstufe. Jürgen Habermas hat immerhin der Religion angesichts »der schleichenden Entropie der knappen Ressource Sinn«[14] die Rolle der »Sinnressource« zugewiesen.

Die säkulare Gesellschaft als Nachlassverwalter der Religion? Von dieser These haben sich sowohl Theologen als auch Erziehungswissenschaftler kritisch abgesetzt: Religion und Bildung haben im Individuum ihren gemeinsamen Bezugspunkt. Sie stehen in einem Begründungszusammenhang, der sich herleitet von dem um Gewinnung, Sicherung und Fortschreibung seiner Identität bemühten Menschen. Der Bildungswissenschaftler Jürgen Oelkers stellt hierzu fest: »Religion in pädagogischen Theorien ist offenbar kein unbedachter Rest, keine marginale und irgendwie übersehene Irrationalität, sondern eine Notwendigkeit, die die Pädagogik nur zum eigenen Schaden übersehen kann.«[15] Die Pädagogik teilt also mit der Religion den Gegenstand ihrer Reflexion, die Dimensionen der Zukunft und der Hoffnung. Bildung

---

14 Jürgen Habermas, Glauben und Wissen, Frankfurt a. M. 2001, 29.

15 Jürgen Oelkers, Religiöse Sprachen in pädagogischen Theorien, in: Engelbert Gross (Hrsg.), Erziehungswissenschaft, Religion und Religionspädagogik, Münster 2004, 93–124, 98.

ist daher »ein Existential, das im Modus religiöser Erwartungen beschrieben wird. Sie bindet Hoffnung, aber nicht vage, sondern an Entwürfe gebunden.«[16] Auf den Punkt gebracht: Säkulare Bildung ist auf eine notwendige Weise religiös.

Damit stellt sich die Frage: Wie lassen sich Bildungsprozesse, in denen sich die Dimensionen der Religion, Ethik und Bildung wechselseitig reflektieren und kontrollieren, so anstoßen und begleiten, dass deren Teilnehmer sich nicht als »Belehrte« vorkommen? Neuere Bildungskonzepte, die die Mündigkeit und Souveränität des Lerners ins Zentrum stellen, können an dieser Stelle weiterführen. Es ist vor allem die sogenannte »Ermöglichungsdidaktik«[17], die auf eine angemessene Weise Teilnehmer und Thema ins Verhältnis bringt. Diese Angemessenheit realisiert sich da, wo ein didaktischer Rahmen aufgezogen wird, in dem der lebensweltliche Anschluss von Bildungsgehalten möglich wird. Dem Erwachsenenbildner kommt hierbei die wichtige Aufgabe zu, als »Lernhelfer« die Teilnehmer auf ihrem Weg unaufdringlich zu begleiten. Das heißt: Er stärkt ihre Aneignungskräfte, indem er sie animiert, ihre Lebensfragen einmal anders zu stellen, ihre Identität in einer gewissen Weise »aufs Spiel« zu setzen und dabei versuchsweise in eine fremde Identität zu schlüpfen, die es ihnen erlaubt, die eigenen Deutungsmuster auf ihre Tauglichkeit zu befragen. In diesen Bildungsprozessen wird nichts »erzeugt«, sondern »ermöglicht«. Es sind Ermöglichungsräume teilnehmerorientierter Bildung.

Die folgenden Beispiele versuchen, das Setting von berufsethischen Ermöglichungsräumen an zwei sehr unterschiedlichen

---

16 Jürgen Oelkers, Ist säkulare Bildung möglich? In: Der Evangelische Erzieher 42/1990, 23–31, 26.

17 Rolf Arnold, Ermöglichungsdidaktik, in Rolf Arnold/Sigrid Nolda/Ekkehard Nuissl (Hrsg.), Wörterbuch Erwachsenenbildung, Bad Heilbrunn 2010, 71–72; Jürgen Schönwitz, Ermöglichungsdidaktische Prozesse in erzeugungsdidaktischen Strukturen, Marburg 2007, 143–213.

Bildungsprozessen zu verdeutlichen. Es ist zunächst der sogenannte »Lebenskundliche Unterricht«, wie er in der Bundeswehr von Militärgeistlichen durchgeführt wird. Das zweite Beispiel beschreibt, wie sich im Kontext ökonomischer Strukturen eine humanistische Bildung realisieren kann, die christliche Spurenelemente in sich trägt: Eine christliche Wirtschaftsethik, mit der sich *arbeiten* lässt.

Militärethik: Das »Handwerk« des Soldaten

In der Bundeswehr wird gelehrt und gelernt. Neben der reinen Ausbildung an Waffensystemen umfasst die Aus- und Fortbildung der Soldaten auch Themen der Berufsethik, der politischen Bildung und der Menschenführung. Im Zuge der vermehrten Auslandseinsätze hat die Anzahl jener Bildungsprozesse stark zugenommen, die die Persönlichkeit des Soldaten zum Thema haben (zum Beispiel zu Stress, Angst, Beziehungskrisen, Heimweh). Die Aus- und Fortbildung wird von militärischen Vorgesetzten durchgeführt. Zusammengefasst lässt sich festhalten: Erstens: Im Zentrum militärischer Bildungsprozesse steht nicht der *gebildete* Mensch, sondern der *auszubildende* Soldat. Zweitens: Die Inhalte dieser Ausbildung orientieren sich nicht an menschlichen *Bildungsbedürfnissen*, sondern an militärischen *Ausbildungserfordernissen*.

Neben dieser militärischen Ausbildung gibt es in der Bundeswehr noch eine weitere Form der Bildungsarbeit: den »Lebenskundlichen Unterricht« (LKU). Er ist Bestandteil des militärischen Dienstes und wird erteilt von Militärgeistlichen, die in Ausübung ihres kirchlichen Dienstes frei von dienstlichen Anweisungen sind. Im Allgemeinen wird der LKU monatlich in Seminarform (90 Minuten) durchgeführt. Seine Themen werden zwischen Staat und Kirche vereinbart, wobei die Möglichkeit besteht, aktuelle Themen einzubringen. Rechtsgrundlage ist die Zentrale Dienstvorschrift (ZDv) 10/1 vom November 2011: »Der Lebenskundliche Unterricht ist ein Ort freier und vertrauensvoller Aussprache und lebt von der engagierten Mitarbeit der Soldatinnen und Soldaten. Er ist kein Religionsunterricht und auch keine Form der Religionsausübung im Sinne des Soldatengesetzes § 3, sondern eine berufsethische Qualifizierungsmaßnahme und damit verpflichtend.«[18]

Der hier vorgestellte Unterricht fand 2004 mit 17 Offizieren statt (Einheitsführerausbildung Heeresfliegerschule/Bückeburg) und stand unter dem Thema »Der Soldat in Gewissensnöten«. An dieser Stelle eine ausführliche Analyse dieses Seminars zu präsentieren, würde den Rahmen sprengen. Stattdessen soll sein Ablauf in nur groben Zügen skizziert werden, um seine kommunikative Struktur zu verdeutlichen. Zum Verlauf:

> *Einstieg*: In der Nähe des bosnischen Ortes Srebrenica wurden im Juli 1995 ca. 8.000 Männer und Jungen von bosnischen Serben getötet. Dieses Massaker wurde trotz Anwesenheit von UN-Blauhelmsoldaten durchgeführt. Die ca. 200 niederländischen Soldaten wurden von den serbischen Truppen gefangengesetzt. *Diskussion.*
>
> *Weiterführung I:* Martin Luther: »Ob Kriegsleute auch in seligem Stande sein können«[19]. *Kernsatz*: »[…] daß Kriegführen

18 Bundesverteidigungsministerium, Zentrale Dienstvorschrift (ZDV) 10/1 vom November 11. Zum Vergleich die ZDv 66/2 von 1959, die nicht nur eindeutig religiöse Züge trägt, sondern auch explizit den geistesgeschichtlichen Hintergrund des Christentums als Leitbild benennt: »Der Lebenskundliche Unterricht […] hat die Aufgabe, dem Soldaten Hilfe für sein tägliches Leben zu geben und damit einen Beitrag zur Förderung der sittlichen, geistlichen und seelischen Kräfte zu leisten, die mehr noch als fachliches Können den Wert des Soldaten bestimmen. […] Er fußt auf der Grundlage des christlichen Glaubens.«

19 Martin Luther, Ob Kriegsleute auch in seligem Stande sein können (1526), WA 19, Weimar 1897, 623–662.

und Töten und was Kriegszeiten und -recht mitbringen, von Gott eingesetzt ist.« *Anfragen:* Was ist ein »Notkrieg« und wie legitim ist er? Gibt es überhaupt ein sittliches Gebot des Tötens? *Diskussion.*

Weiterführung II: Luthers Erklärung zum 5. Gebot (»Du sollst nicht töten«): »Zum andern übertritt auch dieses Gebot nicht allein, der da Böses tut, sondern auch wer dem Nächsten Gutes tun, zuvorkommend wehren, schützen und retten kann, dass ihm kein Leid noch Schaden am Leibe widerfahre, und tut es nicht. […] Darum heißet auch Gott billig die alle Mörder, so in Nöten und Gefahr des Leibes und Lebens nicht raten noch helfen.«[20] *Anfrage:* Kann Luthers Erklärung zum 5. Gebot uns heute eine Hilfe sein, mit der wir die Grenze zwischen »wehren, schützen und retten« und »[…] und tut es nicht« erkennen und danach handeln? *Diskussion.*

Abschließende These: Aus der Tatsache, dass wir durch aktives Handeln häufig schuldig werden, folgt nicht, dass wir durch Unterlassen unsere Unschuld bewahren. Ist das nur ein »frommer« Wunsch? *Diskussion.*

Keine Überraschung war es, dass die Teilnehmer sich geradezu hochemotional an den Diskussionsrunden beteiligten. Alle hatten Einsatzerfahrung gesammelt – beispielsweise im ehemaligen Jugoslawien und Afghanistan – und waren kompetent und bereit, sich auf das Thema aus dem Bereich der soldatischen Berufsethik einzulassen. Mehr noch: Als Führungskräfte (Hauptmann – Oberst) steuerten sie weithin den Ablauf der Diskussion selbst. Eine wichtige Beobachtung: Soldaten, auch jene, die nicht religiös sozialisiert sind, sind durchaus bereit, sich auf Antworten

---

20 Martin Luther, Großer Katechismus (1529).

einzulassen, die in irgendeiner Weise religiös fundiert sind, wie zum Beispiel Luthers Erklärung zum 5. Gebot – sofern sie ihnen Denkanstöße geben, die sie weiterführen. Ein Beispiel: »Ich erlebe mich häufig so, dass ich hin- und hergerissen bin zwischen humanitärer Hilfe und militärischer Gewalt. Was ist dann mein ›innerer Kompass‹? Wer hilft mir? Der ›Nato-Einsatzbefehl‹ kann es jedenfalls nicht sein.«[21]

Ist damit eine Möglichkeit gegeben, das »protestantische Prinzip« in diese sehr spezielle berufsethische Bildung einzubringen? Anders gefragt: Können die Aspekte der Vergebung und Annahme offen ins Spiel gebracht werden? Wenn in Ermöglichungsräumen teilnehmerorientierter Erwachsenenbildung auch das Undenkbare denkbar ist und mitgeteilt wird, dann ist schon diese offene Frage Teil des Bildungsprozesses. Dann ist eine unaufdringliche und nicht belehrende Bildung, die auch mit religiösen Gehalten arbeitet, weit davon entfernt, zu einer »missionarischen Gelegenheit« zu geraten.

Bildung im Kontext reformatorischer Wirtschaftsethik

Martin Luthers Aussagen zur Wirtschaft sind nicht von dem Hintergrund des aufkommenden Frühkapitalismus zu lösen. Das traditionelle Feudalsystem löst sich mehr und mehr auf, mit der Folge, dass der Adel gegenüber dem Bürgertum ökonomisch ins Hintertreffen gerät. Die Stadt wird zum ökonomischen Gravitationszentrum, das mit seinen Märkten und Messen die Gewerbetreibenden anzieht bzw. in die Welt entlässt. Die Wirtschaft wird »global«, und der aufblühende Fernhandel expandiert. Zugleich differenziert sich die gewerbliche Tätigkeit und neue Berufe ent-

21 Gedächtnisprotokoll des Autors.

stehen. Auch das traditionelle Bankenwesen muss sich neu erfinden. Neben dem Wechsel und dem Kredit auf Zinsbasis etabliert sich das bargeldlose Bezahlen. Mit der »Überweisung« kann der Handel flexibel auf neue Marktlagen reagieren, weil er nun seine Geldflüsse dorthin lenken kann, wo sich neue Märkte ergeben.

Diese Dynamik des frühen 16. Jahrhunderts mit ihrem Gewinnstreben führt einerseits zu einer positiven Entwicklung des Wirtschaftswesens, andererseits auch zu erheblichen Verwerfungen. Luther benennt scharf die Missstände. In seiner Schrift »Von Kaufshandlung und Wucher« wendet er sich gegen den Zinswucher, gegen die Spekulation mit Nahrungsmitteln, um sie in Notzeiten zu Höchstpreisen zu verkaufen, und gegen Hungerlöhne, die der geleisteten Arbeit nicht gerecht werden.[22] Ein Wirtschaftswesen, bei dem die Armen immer ärmer und die Reichen immer reicher werden, ignoriert nicht nur den Willen Gottes, es führt am Ende auch zu einer Entsolidarisierung innerhalb der Gesellschaft. Entsprechend hart ist sein Urteil über Kaufleute, die keinen Blick für die Bedürfnisse des Nächsten haben.[23]

Luther hat in dieser Schrift die Problematik des Wuchers, des Leihens, des Bürgens und des Zinses am Berufsstand der Kaufleute in sehr grundsätzlicher Weise dargestellt. Gleichwohl ist »Von Kaufshandlung und Wucher« keine reformatorische Wirtschaftsethik. Weil Luther Theologe ist und bleibt, sind auch seine Schriften, die die Ökonomie zum Thema machen, vor allem

---

22 Martin Luther, Von Kaufshandlung und Wucher (1524), WA 15, Weimar 1888, 293–318, 294f.

23 »Erstens haben die Kaufleute unter sich eine allgemeine Regel, das ist ihr Hauptspruch und Grund aller Wucherkniffe, daß sie sagen: Ich darf meine Ware so teuer geben, wie ich kann. […] Was ist das denn anders gesagt als soviel: Ich frage nicht nach meinem Nächsten? Hätte ich nur meinen Gewinn und Geiz voll, was geht michs an, daß es meinem Nächsten zehn Schaden auf einmal täte? […] Es kann damit der Kaufhandel nichts anderes sein als der anderen ihr Gut rauben und stehlen« (ebd.).

anderen eine christlich-reformatorische, das heißt dem Evangelium verpflichtete Form der Verkündigung. Und noch etwas anderes fällt auf: Wenn man Luthers Schriften durch die pädagogische Brille betrachtet, ist man immer wieder überrascht, wie es ihm gelingt, christliche Bildungsprozesse zu inszenieren und mit dem Leser in einen Dialog zu treten. Luther versteht sich dabei nicht nur als Theologe, sondern auch als Erzieher im Sinne des *educo* (lat., hervorbringen, wachsen lassen). Das unterscheidet ihn von Melanchthon, der als Bildungstheoretiker auch den wissenschaftlichen Aspekt der Pädagogik herausstellt.

Was bedeutet das für eine berufsethische Bildung, die ihrem Selbstverständnis nach »evangelisch« ist? Dazu eine notwendige Vorbemerkung: Im Zuge der Aufklärung ist der christliche Glaube von der Hauptsache zur Nebensache geworden – und mit ihm die Dimension des Religiösen. Die Konsequenzen sind gravierend: Im öffentlichen Bereich ist das säkulare Bildungswesen mit seiner neuzeitlichen Pädagogik zum Hauptakteur geworden, während sich die kirchlichen Bildungsträger auf den Bereich der christlich-religiösen Erziehung konzentrieren. So stehen zwei Systeme nebeneinander, die eigene Zuständigkeiten entwickelt haben und dabei lernen mussten, miteinander zu agieren. Immer wieder müssen Grenzen neu gezogen, Schnittmengen verhandelt und strukturelle Kopplungen hergestellt werden. In diesem gemeinsamen Bemühen um den mündigen Teilnehmer gehen sie von der grundlegenden Erkenntnis aus: Wie ist eine *glaubensoffene Bildung* mit einem *bildungsoffenen Glauben* ins Verhältnis zu bringen »über das Subjekt, das von beiden innerlich betroffen ist«[24]?

Lässt sich also ein Bildungsauftrag zum ökonomischen Selbstverständnis formulieren, der die Begriffe Beruf und Beru-

---

24 Dietrich Korsch, Bildung und Glaube. Ist das Christentum eine Bildungsreligion? In: Neue Zeitschrift für systematische Theologie und Religionsphilosophie (NZSTh), Bd. 36, Berlin 1994, 190–214, 206.

fung ins Zentrum stellt und der in der Lage ist, das reformatorische Verständnis der Arbeit zu kommunizieren und ethisch zu reflektieren?

Eine Antwort auf diese Frage könnte so lauten: Bildung, die den Menschen in der Ganzheit seiner Lebensbezüge zum Thema macht, hat sich auch den *Transzendenzen* ihrer Teilnehmer zu stellen und in ihnen das zu sehen, was sie sind: Lebenswirklichkeit, die mitgeteilt und gedeutet werden will. In solchen offenen und nicht-determinierten Bildungsprozessen können auch jene Deutungen zur Sprache gebracht werden, die sich von einem spezifischen christlichen Hintergrund ableiten. Eine solche Deutung hat Paul Tillich vorlegt: »Wir sind aufgefordert anzunehmen, daß wir angenommen sind.«

Von hier ausgehend kann der Blick auf den Markt der beruflichen Weiterbildung gerichtet werden. Hier geht es um jene Akteure, die mit einer spezifisch *christlichen* Bildungsarbeit Menschen erreichen wollen, die in einer bestimmten Weise ansprechbar auf das Dreiecksverhältnis Religion, Bildung und Identität sind. Dazu drei Beispiele:

a) Die Berliner »Führungsakademie für Kirche und Diakonie« lädt »Menschen in Leitungs- und Führungsverantwortung« zu Seminaren ein, in denen sie ihre Identität reflektieren und ihre Spiritualität »erproben« können.[25]
b) »Spiritual Consulting« ist ein Angebot der Hannoverschen Landeskirche speziell für Führungskräfte. Es reicht »von seelsorgerlicher Begleitung über Coaching und Klosterseminare bis zu Pilgertouren und Retraiten in Klöstern«.[26]

---

25 »SINN-volles Selbstmanagement«, in: fakd-Jahresprogramm 2017, 34.

26 http://www.spiritual-consulting.de (Stand: 09.02.2017).

c) Der »Arbeitskreis Evangelischer Unternehmer« versteht sich als Brücke zwischen Wirtschaft und Evangelischer Kirche und bietet seinen Mitgliedern Seminare, Vorträge, Rüstzeiten und Pilgertouren an.[27]

Die hier genannten Beispiele weisen eine Reihe von Gemeinsamkeiten auf: Die durchgeführten Bildungsveranstaltungen sind institutionell gebunden und weisen einen hohen Organisationsgrad auf. Die Zielgruppe der Führungskräfte aus dem Bereich der Wirtschaft ist homogen und hoch motiviert. Wie auch beim Lebenskundlichen Unterricht in der Bundeswehr müssen bei der Planung und Durchführung solch aufwendiger Bildungsprozesse von Anfang an die Bereichsebenen der Makro- (Institution), der Meso- (Veranstaltung) und der Mikrodidaktik (Teilnehmer) im Blick gehalten werden.

In dieser Aufzählung nimmt der »Arbeitskreis Evangelischer Unternehmer« eine Sonderstellung ein. Seine Veranstaltungen sind selbstorganisiert und werden auch inhaltlich vom Träger verantwortet. Was dort geschieht, ist keine *kirchliche* Bildung, sondern eine von Kirchenmitgliedern arrangierte evangelische Bildung, die ein zentrales reformatorisches Bildungsanliegen aufnimmt: Menschen müssen ihren Glauben verstehen, um in ihm gesprächsfähig zu bleiben. Unter dem Leitwort »protestantisch verantwortlich handeln« heißt es im Leitbild:[28]

a) »Wir rüsten uns geistig und geistlich zu, um uns in unserem Glauben zu vergewissern.«
b) »Wir suchen ethische Orientierung und fachlichen Austausch, um uns in unserem unternehmerischen Entscheiden und Handeln zu bestärken.«

---

27 http://www.aeu-online.de (Stand: 09.02.2017).

28 http://www.aeu-online.de/selbstverstaendnis/ (Stand: 09.02.2017).

c) »Wir beteiligen uns an der kirchlichen Meinungsbildung zu wirtschafts- und sozialethischen Fragen, um Kirche und Soziale Marktwirtschaft verantwortlich mitzugestalten.«

Christliche Unternehmenskultur und kirchliches Selbstverständnis haben hier zu einer Synthese gefunden, die dem Anspruch einer berufsethischen Bildung evangelischer Prägung sehr nahe kommt.

Selbstbildung: »Ich arbeite – also bin ich«

Neben den klassischen Bildungsprozessen mit ihrer didaktisch gut begründeten Methodenvielfalt gibt es eine Bildung, die sich jenseits aller didaktischen Konzepte gleichsam im »Vorhof« der Pädagogik ereignet. Hier bringt sie jene Fragestellungen zur Sprache, die das Verhältnis zwischen Identität, Selbstbewusstsein und Selbstverwirklichung betreffen und die im tiefsten Sinne grundlegend sind. Eine so verstandene Bildung, die sich nicht nur *am* Subjekt orientiert, sondern auch *vom* Subjekt hervorgebracht wird, kann zu Recht als »Selbstbildung« bezeichnet werden. Sie ist jene Bildung, in der der Mensch sich selbst reflektiert und mit der er seine Identität durch den Modus der Selbstbildung entfaltet, sichert und erweitert. In diesem Sinne lässt sich Descartes' Erkenntnis »Ich denke, also bin ich« erweitern: »Ich *arbeite* an mir und meiner Lebenswelt – also *bin* ich«.

Wie lässt sich diese so verstandene Selbstbildung ins Verhältnis setzen mit einer beruflichen, ehrenamtlichen, häuslichen und pflegenden Tätigkeit? In dieser Frage kommen die Erziehungs- respektive Bildungswissenschaft, die Philosophie und nicht zuletzt auch die Theologie zusammen. Ausgangspunkt ist das anthropologische Axiom: Der Mensch bildet sich, nicht um einem Menschenbild zu entsprechen, sondern weil es seinem Wesen entspricht. Ungeachtet aller von außen an das Individuum herangetragenen Ansprüche, sich in der einen oder anderen Weise zu entwickeln, ist Bildung immer schon das innengeleitete Bemühen um Identität.

Wilhelm von Humboldt hat dieses Axiom zeitlos definiert. »Der wahre Zweck des Menschen – nicht der, welchen die wechselnde Neigung, sondern welchen die ewig unveränderliche Vernunft ihm vorschreibt – ist die höchste und proportionierlichste Bildung seiner Kräfte zu einem Ganzen.«[29] Die »Bestimmung des Menschen« – auf diese kurze Formel wird man das Anliegen Humboldts bringen dürfen. Bildung ist die jedem Menschen innewohnende Kraft, eine unhintergehbare Potenzialität, die das Individuum treibt, seine Bestimmung zu erreichen: die innere Ganzheit seiner Identität.

Dass das anthropologische Axiom der Bildung ein spezifisch an das Humanum gebundenes Existenzial ist, machte auch das »Gutachten des Deutschen Ausschusses für das Erziehungs- und Bildungswesen«[30] deutlich: »Gebildet im Sinne der Erwachsenenbildung wird jeder, der in der ständigen Bemühung lebt, sich selbst, die Gesellschaft und die Welt zu verstehen und diesem Verständnis gemäß zu handeln. [...] Gebildet ist nicht der Kopf, sondern der Mensch. Obwohl Bildung der Bücher bedarf und nicht ohne Anstrengung des Denkens entsteht, beruht sie doch wesentlich auf den unvertauschbaren eigenen Erfahrungen.«[31] Auch dieses einflussreiche Dokument knüpfte an Humboldt an

---

29 Wilhelm von Humboldt, Ideen zu einem Versuch, die Grenzen der Wirksamkeit des Staats zu bestimmen, Stuttgart 2006, 22.

30 Deutscher Ausschuss für das Erziehungs- und Bildungswesen (Hrsg.), Empfehlungen und Gutachten des Deutschen Ausschusses für das Erziehungs- und Bildungswesen, Stuttgart 1960.

31 Volker Otto, Zur Situation und Aufgabe der deutschen Erwachsenenbildung (1960), in: Deutscher Ausschuss für das Erziehungs- und Bildungswesen (Hrsg.), Empfehlungen (s. Anm. 30). Zitat in: Joachim Knoll/Horst Siebert (Hrsg.), Erwachsenenbildung in der Bundesrepublik Deutschland, Heidelberg 1967, 28f.

und war bemüht, das Ideal der neu-humanistischen Bildung in die Gegenwart zu überführen.

Ab Mitte der 1960er Jahre rückte die Frage nach der Berufsorientiertheit der Bildung in den Vordergrund. Diese »realistische Wende« wurde ausgelöst durch das Aufeinanderprallen einer expandierenden Nachkriegswirtschaft auf ein eher restaurativ-philosophisch ausgerichtetes Bildungsverständnis. Die grundsätzliche Frage nach der Verwertung der Bildung und ihrer Anpassung an die gesellschaftsökonomischen Anforderungen wurde vor allem der Erwachsenenbildung gestellt. Sie wurde gewissermaßen zum Instrument der Arbeitsmarktpolitik und zur Qualifizierungsinstanz.[32]

In den frühen 1980er Jahren wurde schließlich die sogenannte »reflexive Wende«[33] zum Umlenkpunkt dieser Fehlentwicklung. Rolf Arnold formulierte deren Ziele wie folgt: »Die Erwachsenenbildung benötigt eine Theorie, die vom Individuum bzw. Subjekt und seinem Bildungs-, Reflexions- und Lebenshilfebedarf ausgeht, will sie sich nicht allzu bereitwillig an ›fremde Mächte‹, wie Arbeitsmarkt, Beruf, technologische Entwicklung etc. ausliefern. Diese Rückbindung an das Subjekt entspringt dem Selbstverständnis der Erwachsenenbildung, Aufklärung und Bildung, Selbsthilfe und Emanzipation zu fördern.«[34]

Blickt man auf das hier skizzierte Verhältnis zwischen Selbstbildung und beruflicher Tätigkeit, so zeigt sich: Das von Humboldt postulierte Ideal des sich selbstbildenden Menschen ist kein

32 Das Selbstverständnis der realistischen Wende drückte sich nicht zuletzt darin aus, dass der Begriff der »Erwachsenenbildung« durch den Oberbegriff der »Weiterbildung« abgelöst wurde (s. Rolf Arnold, Lebensweltbezogene Erwachsenenbildung – Zu den Implikationen eines didaktischen Anspruchs, in: Zeitschrift für internationale erziehungs- und sozialwissenschaftliche Forschung 1/1989, 29–51, 29).

33 Erhard Schlutz, Die Hinwendung zum Teilnehmer. Signal einer ›reflexiven Wende‹ in der Erwachsenenbildung?, Bremen 1982.

34 Arnold, Erwachsenenbildung (s. Anm. 32), 39.

bildungstheoretisches »Antiquariat«. Die Selbstbestimmung des Menschen ist und bleibt das Leitmotiv jeder Bildung, die den Menschen darin unterstützt, dass er *wird*, was er potenziell schon ist. Wo aber dieser »innere Maassstab« (Humboldt) aus dem Blick gerät, wenn berufspragmatische und bildungsökonomische Bildungskonzepte sich selbst zum Maßstab ihres Handelns machen, wird der Mensch sich selbst fremd. Er wird zum Objekt einer Bildung, die vor allem nach dem Zweck und dem Nutzen seiner Potenziale fragt und ihn daraufhin konditioniert. In dieser inhumanen Bildung steht nicht das sich selbstbildende Individuum im Zentrum, sondern die fremdbestimmte Arbeitskraft, das heißt der Mensch, dem seine Bestimmung genommen wurde.

Resümee

Wie lässt sich »gut evangelisch arbeiten«? Martin Luther hat seine Antwort in die Worte gefasst: »Der Mensch ist zur Arbeit geboren wie ein Vogel zum Fliegen.«[35] Mit ihnen wird zum Ausdruck gebracht, dass der Mensch eine Bestimmung hat, sich als arbeitendes Wesen – im Sinne des Wortes – zu »identifizieren«. Diese Identifikation ereignet sich als geistliche Berufung und zugleich als weltlicher Beruf. Sie drückt sich in Dimensionen aus, die sowohl christlich-theologisch als auch säkular gefüllt sind. So korrespondiert Luthers Leitprinzip von der Freiheit eines Christenmenschen mit jener inneren Freiheit, die Humboldt als oberstes Kriterium (»innerer Maassstab«) benannt hat. Mit diesem Kriterium kann das Individuum – frei von Fremd- und Selbstentfremdung – seine Identität entfalten, sichern und erweitern.

35 Martin Luther, Eine Predigt vom Ehestand (1523), WA 17 I, Weimar 1907, 12–29, 23.

Noch weitere Elemente der berufsethischen Bildung sind ebenso in Luthers Berufungs- und Berufskonzept grundgelegt: Selbstbewusstsein, Selbstverwirklichung, Erfüllung, Emanzipation etc. – man denke nur an die viel zitierte Magd, die als Schnittpunkt der geistlichen und weltlichen Berufung ihr Vertrauen auf Gott legt und gerade so in der Lage ist, ihren Dienst zu versehen.[36]

So ist das Fazit zu ziehen: Wir sind »evangelischer«, als uns dies als arbeitende Menschen bewusst ist. Das protestantische Prinzip ist so offen, dass es zur Selbstreflexion einlädt, ohne den christlichen Boden unter den Füßen zu verlieren. Wo es aber in offenen Bildungsprozessen zu dieser Selbstreflexion kommt, wird die reformatorische Berufsethik gleichsam *von innen herausgebildet*. Es ist eine Bildung, die weit davon entfernt ist, nur eine Kompetenzerweiterung oder Professionalisierung zu sein. Es ist eine berufsethische Bildung, die dem arbeitenden Menschen zuspricht: »Wir sind aufgefordert anzunehmen, daß wir angenommen sind.«

---

36 Martin Luther, Epistel S. Petri gepredigt und ausgelegt (1523), WA 12, Weimar 1891, 259–399, 337.

4. Zur Aktualität des reformatorischen Berufsverständnisses

Resümee

Anika Füser, Gunther Schendel, Jürgen Schönwitz

Beschäftigt man sich nun abschließend mit der Frage nach der Aktualität des reformatorischen Berufsverständnisses, lässt sich die Antwort gleich vorwegschicken: Das Thema Beruf und Berufung ist heutzutage in höchstem Maße aktuell. Diese Aussage soll im Folgenden durch einige Thesen untermauert werden. Sie orientieren sich an der Frage: Wo ist die Berufung für den heutigen Menschen bedeutungsvoll und wo ergeben sich in der alltäglichen Lebenswelt Anknüpfungspunkte, die der Berufung von Individuen eine Gestalt geben?

These 1: Berufung ist immer noch ein relevantes Thema

Auch 500 Jahre nach Luthers Thesenanschlag ist der Begriff »Berufung« in unserer Gesellschaft immer noch in Benutzung, auch wenn es keinen Zweifel daran geben kann, dass der ursprüngliche religiöse Impuls nur noch – wenn überhaupt – als schwaches Hintergrundrauschen vernehmbar ist. Vielmehr hat der Begriff in der säkularen Lebenswelt des Alltags eine ganz neue Bedeutungszuschreibung erfahren.

Ein Schlaglicht auf den Markt der Berufungen hat im Jahr 2011 eine empirische Untersuchung von aktuellen Ratgebern zum Thema »Berufung« geworfen, die von der Soziologin Verena Köck durchgeführt wurde. Dazu wurde im Online-Verkaufsportal *amazon.de* der Suchbegriff »Berufung« eingegeben. »Daraufhin erschienen 28.606 Treffer. Da es vor allem um Berufung im Sinne von ›beruflicher Berufung‹ geht, wurde die Rubrik ›Business & Karriere‹ gewählt. Infrage kamen also alle Bücher, die ›Berufung‹ bereits im Titel trugen oder bei denen es in der Kurzbeschreibung um das Thema ›Berufung‹ ging. Alle Bücher, die von Berufung in juristischem Verständnis oder von Berufung auf eine Professur handelten, wurden ausgeklammert.«[1] Es verblieben ca. 2.000 Bücher, die sich in drei große Gruppen einteilen ließen: »Erstens allgemeine Lebensratgeber, die oft einen esoterischen Hintergrund haben, zweitens psychologische Literatur und drittens Bücher, die sich aus einer konventionell religiösen Perspektive dem Thema ›Berufung‹ nähern.«[2]

Dabei ist das Thema »Berufung« nicht frei von Emotionen. Menschen sprechen über ihre Berufung, mehr noch: Sie *suchen* ihre Berufung. Sie ist für den einen ein unverzichtbares persönliches Identitätsmerkmal, für den anderen eine schmerzlich wahrgenommene Defiziterfahrung, die sein gesamtes Lebenskonzept infrage stellt (siehe den Beitrag von Bednarek-Gilland in diesem Buch). Ganz offensichtlich ist Berufung ein Thema, das ein großes Spektrum von biografischen Sinnerfahrungen und Sinnzuschreibungen umfasst. Berufung beinhaltet Dimensionen von Erfüllung, Erfolg, Glücksversprechen und gelingendem Leben, aber auch von Unerfülltheit, Krisen und Scheitern. Auf einer Metaebene sind Prozesse der Persönlichkeitsentwicklung und der persönlichen Lebensführung verortet. In jedem Fall zielt Berufung auf das ab, was, soziologisch betrachtet, Identitätsarbeit

---

1 Dirk Kaesler, Wie finde ich meine Berufung? Warum es immer noch besser ist, Max Weber zu lesen als Tarot-Karten zu legen. In: Literaturkritik.de, 09.11.2011, online: http://literaturkritik.de/id/15890 (Stand: 07.02.2017).

2 Ebd.

genannt werden kann – nicht selten mit einer mehr oder weniger ausgeprägten spirituellen Komponente.

Jedenfalls ist festzuhalten: Berufung ist eine subjektiv wahrgenommene Sinnressource, die den Alltag transzendiert und zugleich mit ihrem Deutungsüberschuss lebenspraktische Wirkungen auslöst. Oder an Paul Tillich angelehnt: Berufung ist »das, was uns unbedingt angeht«[3].

Was aber ist damit gemeint, von »lebenspraktischen Wirkungen« zu sprechen? Eine erste Antwort lautet: Wenn es für den Menschen darum geht, in seiner Lebenswelt das Außergewöhnliche im Gewöhnlichen zu entdecken, zum Beispiel die Berufung im Beruf, dann muss auch nach der Qualität in der Quantität gefragt werden. Was also ist der *eine* Treffer, der mich unbedingt angeht, angesichts der 28.606 Optionen? Was führt dazu, dass ich mit meiner Arbeit mehr als nur meinen Lebensunterhalt verdiene? Was treibt mich an und setzt mich in Bewegung – auch jenseits der Berufsarbeit, im freiwilligen Engagement, in sportlicher Betätigung, im kulturellen Schaffen, in der Familienarbeit? Was ist es, das mich erfüllt?

These 2: Berufung heißt, sich auf die Suche nach seiner Identität zu begeben

Martin Luther hatte keinen Zweifel an seiner Berufung durch Gott. Er *glaubte* seine Berufung, er *lebte* sie aus und bewegte sich als Berufener im Raum der christlichen Freiheit. Die Frage, ob sein alltägliches Leben durch seine Berufung *sinnvoll* sei oder reich an Bedeutung, stellte sich für ihn nicht. Der Sinn seiner

3 Paul Tillich, Die verlorene Dimension. Stuttgart 1962, 27. So bezeichnete Tillich mit dem Begriff »ultimate concern« Anliegen, die die Spannung von Konkretion und Transzendenz in sich bergen (Paul Tillich, Systematische Theologie I/II. Berlin, New York 1987).

Berufung war einfach dadurch gegeben, dass sie da war. Und die in seinem Glauben tief verwurzelte Überzeugung, dass er vor Gott – »ohn' all mein Verdienst und Würdigkeit« (so Luther in seiner Erklärung zum 1. Glaubensartikel) – längst Bedeutung als Mensch erlangt hatte, war ohnehin eine Erkenntnis, die nicht hinterfragbar war.

Heutzutage wird die Frage nach dem Sinn und der Bedeutung der Berufung lauter gestellt als zu Luthers Zeiten. Tatsächlich war die Idee der Berufung nie fort, aber sie wurde auf ihrem langen Weg in die Moderne mehr und mehr säkularisiert (siehe die Beiträge von Jähnichen und Kurtz in diesem Band). Im Zentrum steht nun nicht mehr Gott, sondern der aufgeklärte Mensch als selbstbestimmtes Wesen – und zwar in seinem Verhältnis zu dem, »was ihn unbedingt angeht«. Berufstätige, Menschen in Ausbildung, Langzeitarbeitslose oder Menschen im (Un-)Ruhestand – sie alle suchen heutzutage nach ihrer Berufung als sinnstiftendes Existenzial. Oder sie leben diese Berufung einfach.

Wobei, so einfach ist das mit dem Ausleben der Berufung nicht. Denn die Erfahrungen mit Berufung bewegen sich zwischen Suchen und Finden, zwischen Sinnerfahrung und Sinnsehnsucht.

These 3: Berufung bewegt sich zwischen Identität und Sozialität

Eine der wesentlichen Ressourcen der Sinnerfahrung ist die Sozialität. Das Ich entsteht »aus der Beziehung zum Du«, wusste schon der jüdische Philosoph Martin Buber.[4] Nach den Reformatoren Luther und Calvin besteht der Sinn des Berufs und der

---

4 Wolfhart Pannenberg, Anthropologie in theologischer Perspektive, Göttingen 1983, 173.

Berufung gerade im Dienst für den Nächsten und hat damit bei aller theologischen, auf Gott bezogenen Dimension also auch eine dezidiert soziale Ausrichtung. Im Fokus steht die von der Sorge um sich selbst befreite Person, die offen ist für Gott und die Menschen. Das war die Erfahrung, die die reformatorische Rechtfertigungslehre zusprechen und ermöglichen sollte.

Wie lässt sich diese Erfahrung auch für säkularisierte Ohren plausibel formulieren? Vielleicht hilft das Konzept des Sozialphilosophen Hans Joas, den sozialen Sinngehalt von Berufung neu zu plausibilisieren. Joas knüpft an Erfahrungen des »Ergriffenseins« und des »Ich kann nicht anders« an.[5] Solche Erfahrungen von »Selbsttranszendenz«, von Mitleid, von Erschütterung stehen nach Joas am Anfang der Wertebildung.[6] Es sind aber auch Erfahrungen, die eine Berufung ausmachen oder die dafür sorgen können, dass ein Beruf sinnvoll ist: wenn ich den Eindruck habe, mit meinen Kräften und Fähigkeiten am richtigen Ort zu sein und auch für andere und mit anderen etwas Sinnvolles tun zu können.[7] Solche Erfahrungen von Sinn und sozialer Verpflichtung können Menschen einen langen Atem sowie eine erhebliche Resilienz vermitteln. Allerdings müssen wir auch den Blick auf Ambivalenzen und Probleme richten, die aktuell mit der Rede von der Berufung verbunden sind – oder zumindest sein können.

---

5 Hans Joas, Gute Werte, schlechte Werte. Gesellschaftliche Ethik und die Rolle der Medien, Nachschrift eines Vortrags vor der Freiwilligen Selbstkontrolle Fernsehen vom 15.09.2006, online: http://fsf.de/veranstaltungen/veranstaltungs-archiv/werte/ (Stand: 22.12.2016), 2.

6 A.a.O., 7.

7 Die aktuelle Arbeitsdenkschrift der EKD »Solidarität und Selbstbestimmung« betont eindrucksvoll den Wert der Kooperation, damit der Sozialität: »Arbeit kann sinnvoll nur als Gemeinschaftswerk verstanden werden, in das alle ihre Begabungen und Berufungen einbringen. Deshalb ist Arbeit auf Kooperation und Solidarität angewiesen« (Kirchenamt der EKD (Hrsg.), Solidarität und Selbstbestimmung im Wandel der Arbeitswelt. Eine Denkschrift des Rates der Evangelischen Kirche in Deutschland zu Arbeit, Sozialpartnern und Gewerkschaften, Gütersloh 2015, 19).

These 4: Für Berufung in Zeiten der Selbstoptimierung sind neue Passungen nötig

Selbst wenn Menschen ihre Berufung gefunden haben, bewahrt sie das nicht vor den Herausforderungen des Arbeitsalltags. Stehen auf der einen Seite die Chancen der Erfahrung beruflicher Erfüllung, der Selbstverantwortung und des Auslebens persönlicher Freiheit, so stehen auf der anderen Seite die Gefahren des persönlichen Scheiterns, der Selbstüberforderung und des selbstauferlegten Leistungsdrucks. Die Lebensform »Erfüllung durch den Beruf« steht immer in der Gefahr, dass sie *deformiert* wird. Die Vorstellung vom gelungenen Leben kann zur Selbst-Tyrannei werden und die berufliche Karriere zur Sackgasse, wenn sie Ziele aufbaut, die so unrealistisch sind, dass sie unerreichbar sind. Das sind Gefahren, die mit aktuellen Tendenzen der Selbstoptimierung bzw. eines »Identitätszwangs« verbunden sind (siehe die Beiträge von Wegner und Schendel in diesem Band).

Man muss kein Psychotherapeut sein, um die im schönsten Luther-Deutsch (revidierte Fassung von 1912) formulierte Erkenntnis zu erfassen: »Was hülfe es dem Menschen, so er die ganze Welt gewönne und nähme Schaden an seiner Seele?« (Mt 16,23). Hier geht es um nicht weniger als um das Gelingen jener Lebensform, die die Dimension der Erwerbstätigkeit, des freiwilligen Engagements und der Familienarbeit so umfasst, dass es zwischen Sinnzuschreibungen einerseits und Sinnerfahrungen anderseits zu Passungen kommt.

Die Berufsarbeit ist in unserer Gesellschaft sowohl für die Biografie und als auch für die Identität der Menschen eine eminent wichtige Größe. Doch es wäre eine gesellschaftliche Verarmung und eine biografische Überforderung, wenn die Erwerbsarbeit nicht nur als zentraler, sondern auch als einziger anerkannter und Anerkennung verschaffender Raum übrig bliebe – die aktuelle

Entgrenzung der Erwerbsarbeit (siehe unsere Einleitung) wirft hier Probleme auf.

Damit sinnvolle Tätigkeit – und zwar in mehr als einem Lebensbereich – zu einem identitätsstiftenden Merkmal werden kann, sind neue Arbeitsformen notwendig. Sie können hier wieder zu einer Passung führen, in denen sich das Individuum als Berufener *und* Berufstätiger wiederfindet. Es sind Passungen, die unter den Bedingungen der Lebenswelt möglich sind und zum Teil auch schon realisiert sind. Sie verwirklichen sich zum Beispiel in persönlich zugeschnittenen Lebenszeitmodellen, im sogenannten »Sabbatical«, in der Elternzeit, in Form des Homeoffices und auch im Bildungsurlaub (der nicht als betriebliche Fortbildung gedacht ist, sondern der persönlichen inneren Standortbestimmung dient). Alle diese Arbeitsformen und weitere mehr sind ausbaufähig. Sie sind sinnstiftend, insofern sie die Selbstentfaltung von Menschen unterstützen.

Zugleich ist es nötig, auch die Sinnerfahrungen von Menschen zu sehen und diejenigen zu respektieren, für die die Erwerbsarbeit aus vielerlei Gründen nicht die zentrale Mitte ihres Lebens darstellt bzw. darstellen kann (der Beitrag von Bednarek-Gilland zu den Erfahrungen von Langzeitarbeitslosen ist hier sehr instruktiv).

These 5: Mobilität ist zugleich Chance und Risiko für Berufung

Luthers Berufsverständnis orientierte sich weitgehend an den Bedingungen der mittelalterlichen Gesellschaft. Bei aller Aufgeschlossenheit für die Dynamik des 16. Jahrhunderts mit seiner »Marktorientierung« war seine Sicht der Dinge eher traditionell, wenn nicht gar »statisch« bezüglich der ökonomischen Entwicklungen seiner Zeit. Luther macht sich hier an Paulus fest, der im

Kontext seiner Berufungstheologie die Mahnung ausgesprochen hat: »Ein jeder bleibe in der Berufung, in der er berufen wurde. [...] Ihr seid teuer erkauft; werdet nicht der Menschen Knechte« (1Kor 7,20–23).

Anders Johannes Calvin: Seine christlich-reformierte Leistungsethik forderte dem Christen eine innere und äußere Mobilität ab. Während Luther Paulus darin nachfolgte, dass der Christ in seinem Beruf *verbleiben* solle (1Kor 7,20), war Calvin flexibler: Wenn der Beruf, in den man wechselt, mehr Einkommen verspricht, ist der Berufswechsel nicht nur erlaubt, sondern geboten. Schließlich trägt man so zur Mehrung von Gottes Ruhm bei.

Für den heutigen Menschen ist die berufliche Flexibilität und Mobilität Grundvoraussetzung seiner Tätigkeit, die vom Arbeitgeber an Arbeitnehmer gefordert wird.[8] An dieser Stelle hat sich nicht Luthers Erbe durchgesetzt, sondern das reformierte Berufsverständnis. Diese Mobilität ermöglicht Individualität, Selbstentfaltung, durchaus auch im Sinn der Berufung. Aber sie setzt die arbeitenden Menschen heute auch unter einen erheblichen Druck, sich als »Arbeitskraftunternehmer«[9] immer wieder neu zu positionieren und gegebenenfalls auch Tätigkeiten anzunehmen, die aus vielerlei Gründen ein Erleben von Berufung schwermachen.

---

8 Zygmunt Bauman, Flüchtige Moderne, Frankfurt a. M. 2003, 174.

9 Günter G. Voss/Hans J. Pongratz, Der Arbeitskraftunternehmer. Eine neue Grundform der Ware Arbeitskraft? In: Kölner Zeitschrift für Soziologie und Sozialpsychologie, 1/1998, 131–158.

These 6: Das Reden von Berufung muss auch die im Blick haben, die nicht auf der Gewinnerseite der aktuellen Arbeitswirklichkeit stehen

Der Abschied vom Normalarbeitsverhältnis hat viele Gesichter, aber er hat auch Folgen für die Erfahrung von Berufung. Mit Gerhard Wegner lässt sich von einem »Formwandel der Entfremdung« sprechen (siehe das Vorwort zu diesem Band). Leiharbeit, Arbeit auf Abruf, befristete Arbeitsverträge und ähnliche Konstruktionen, die den Arbeitsmarkt regulieren, fördern oft weder die berufliche noch die persönliche Weiterentwicklung von Arbeitnehmern. Es fällt schwer, sich mit der konkreten Arbeit zu identifizieren oder in ihr gar »Berufung« zu erleben. Das betrifft gerade Menschen auf prekären oder schlecht bezahlten Arbeitsplätzen oder in Arbeitsverhältnissen mit hoher Arbeitsverdichtung. Auch hoch motivierte Mitarbeitende in der stationären Pflege, die sich mit dem diakonischen Anliegen voll identifizieren, erleben die Arbeitsverdichtung oft schließlich nur noch als »diakonischen Druck«, wenn die Führung nicht entsprechende Freiräume (zum Beispiel für sinnvolle Begegnungen mit den Patienten oder im Team) ermöglicht.[10]

Der Blick auf aktuelle Berufungskonzepte hat gezeigt, dass hier *durchgängig* nur die gut ausgebildeten und perspektivreichen Gewinner der aktuellen Arbeitswirklichkeit im Blick sind – diejenigen, die auf dem Arbeitsmarkt die Qual der Wahl haben oder über ausreichend Freiraum verfügen, um aus ihrem Beruf eine Berufung zu formen (siehe die Einleitung und den Beitrag von Schendel in diesem Band). Aber was ist mit den anderen? Mit

---

10 Heike Lubatsch, Aus der Kraft des Glaubens pflegen? oder Wie geht's Pflegenden in diakonischen Krankenhäusern? Präsentation im Juni 2012, online: http://docplayer.org/30950937-Aus-der-kraft-des-glaubens-pflegen-oder-wie-geht-s-pflegenden-in-diakonischen-krankenhaeusern-heike-lubatsch-dipl-pflege-wirtin-fh-juni-2012.html (Stand: 22.12.2016).

denen, die »von Berufs wegen« zu den Verlierern der aktuellen Wirtschaftsentwicklung zählen? Allgemein sozial Benachteiligte, so beispielsweise sogenannte »Berufsunfähige«, Sozialhilfeempfänger, Hartz-IV-Bezieher, Aufstocker, Freigesetzte, aber auch Alleinerziehende können aus dem Raster des Arbeitsmarktes herausfallen, fühlen sich oftmals als »Abgehängte«. Aber wie lässt sich von Arbeit als Gabe und Aufgabe, von Beruf und Berufung sprechen, wenn einige derjenigen, die den täglichen Kampf um die persönliche Existenz zu bestehen haben, aufgrund ihrer finanziellen und sozialen Verhältnisse keinen Zugang mehr zur Teilhabe am gesellschaftlichen Leben haben?

Der Soziologe Dirk Kaesler hat die These formuliert, dass man sich seine Berufung leisten können muss.[11] Aus evangelischer Perspektive ist das jedoch keine Entwicklung, mit der man sich zufriedengeben könnte.

These 7: Berufung ist von der Würde des Menschen nicht zu trennen – und fordert Konsequenzen in Arbeitswelt und Gesellschaft

Mag Luthers Berufsverständnis an einigen Stellen auch sehr zeitbedingt erscheinen – das Herzstück seiner reformatorischen Theologie, die Rechtfertigungslehre, ist unverändert aktuell, weil es eine radikale Vorstellung von der Würde des Menschen impliziert.

Jeder Mensch hat als Geschöpf Gottes per se eine unverlierbare Würde. Es ist allein (Luther: *solus*) die unverfügbare Zuwendung Gottes, mit der der eigentliche Wert des Menschen festgestellt wird – das ist der Kern des lutherischen Berufungskonzeptes, mithin der Rechtfertigungslehre. Ohne jede von ihm zu

---

11 Kaesler, Berufung (s. Anm. 2).

erbringende Vorleistung wird der Mensch von Gott geliebt und angenommen.

Diese Erkenntnis – evangelisch gedacht: dieser »Glaube« – führt aber zugleich zu einer praktischen Konsequenz: Die Würde des Menschen[12] drückt sich auch in seiner Arbeit aus, mit der er Gott die Ehre gibt und seinem Nächsten dient. Die Frage nach dem Sinn und dem Wert der Arbeit ist deshalb unter keinen Umständen von der Würde des Menschen zu trennen, der sie leistet.

Diese Einsicht hat auf mehreren Ebenen Konsequenzen; das hat die aktuelle Denkschrift der EKD zur Arbeitswelt deutlich herausgearbeitet. Für die Gestaltung guter Arbeit(splätze) nennt sie die »Entfaltung eigener Fähigkeiten und die Entwicklung von Kreativität« als wesentlichen Maßstab und erinnert dabei auch an die Bedeutung beruflicher Bildung[13] (siehe auch die Beiträge von Enoch/Robak und Schönwitz in diesem Band). Voraussetzung dafür sind verlässliche »Regelungen für abhängige Beschäftigte, die in asymmetrischen Machtverhältnissen tätig sind«[14], also ein Ausbau und kein Abbau von Tarifbindung und geregelter Mitbestimmung. »Gute Arbeit«, so erinnert die Denkschrift auf der Linie der Erkenntnisse dieses Buches, impliziert nicht nur die Forderung nach »›gerechtem‹ Lohn«[15] und nach einer Perspektive, die »die Arbeitskraft […] stets untrennbar mit ihrem Träger«[16] zusammensieht. Ein Konzept guter Arbeit blickt dabei nicht nur auf das Feld der Berufsarbeit, sondern »bleibt [auch] bezogen auf Arbeits- und Lebensbereiche

12 Art. 1 GG: »Die Würde des Menschen in unantastbar. Sie zu achten und zu schützen ist Verpflichtung aller staatlichen Gewalt.«

13 EKD, Solidarität (s. Anm. 7), 97.

14 Ebd.

15 A.a.O., 100.

16 A.a.O., 98.

außerhalb der Erwerbsarbeit, ermöglicht auch Sorgearbeit in der Familie und zivilgesellschaftliches Engagement«[17]. Nach unserer Analyse sind das – neben der Berufstätigkeit – zentrale Bereiche, in denen Berufung im Sinne von Identität und Sozialität gelebt werden kann und wird (siehe auch den Beitrag von Füser in diesem Band).

Aus einer christlichen Perspektive, die sich vom Würdekonzept leiten lässt, ist der Blick auf Arbeitslose (besonders Langzeitarbeitslose) eine Nagelprobe für die Rede von Berufung. Die zitierte EKD-Denkschrift schlägt neben einer Qualifizierung und »pädagogische[n] Begleitung [..] mit langem Atem« auch »eine gesetzlich verankerte, ausreichend finanzierte öffentliche Förderung sozialversicherungspflichtiger Beschäftigung [vor], die nicht auf kurzfristige Übergänge in ungeförderte Arbeit zielt, sondern Menschen mittel- und längerfristig Perspektiven auf Teilhabe an Arbeit ermöglicht«[18]. Welche Bedeutung ein solcher »langer Atem« für Langzeitarbeitslose haben kann, zeigt der Beitrag von Bednarek-Gilland in diesem Band mit seinem Hinweis auf die »Sinninseln« im ehrenamtlichen Engagement oder als »Kümmerer« in Familienkreis und Umfeld. Auch das lässt sich als Ausleben der Berufung sehen und würdigen.

Fazit

Arbeit ist ein Existenzial, das den Menschen in Bewegung setzt. Dieses schöpferische Potenzial, mit dem der tätige Mensch seine Lebenswelt gestaltet, kann aber auch in sein Gegenteil umschlagen. Fremd- und Selbstüberforderung können dazu führen, dass der Mensch seine Identität als fremdbestimmt wahrnimmt. In

---

17 Ebd.

18 A.a.O., 117.

diesem Zustand der Selbstentfremdung muss die Passung zwischen dem persönlichen Lebenskonzept und der beruflichen Tätigkeit wiederhergestellt werden. Hier handelt es sich um eine gemeinsame Aufgabe, die von Arbeitnehmern *und* Arbeitgebern mit unterstützenden Maßnahmen zu leisten ist.

Arbeit ist nicht nur eine ökonomische Notwendigkeit. Sie ist auch und gerade eine sinnstiftende Lebensform, die dem Menschen Optionen eröffnet, die weiterführend sind. Menschen können wohl ihren Beruf verlieren, aber nicht ihre Berufung als arbeitendes Wesen, das seine Energie, Kreativität und Fantasie einsetzt, um seine Lebenswelt zu gestalten. Das ist gemeint, wenn von der prinzipiellen Gleichwertigkeit gesprochen wird, die zwischen der Erwerbstätigkeit als solcher, dem freiwilligen Engagement und der Familien- und Pflegearbeit besteht.

Die Vielschichtigkeit der vom Menschen erbrachten Arbeit, die sich an Kategorien wie zum Beispiel Lebensunterhalt, Status und Karriere festmacht, aber auch an Erfüllung, Freiheit und Emanzipation, ist ohne die Dimension der Berufung kaum zu verstehen. Berufung einerseits als unverzichtbares Identitätsmerkmal und andererseits als schmerzlich wahrgenommene Defiziterfahrung – zwischen diesen Polen realisiert sich die Identität des Menschen, der im Alltag sein Lebenskonzept umsetzen möchte.

Verzeichnis der Autorinnen und Autoren

Antje Bednarek-Gilland, Ph.D., ist Soziologin und arbeitet als wissenschaftliche Mitarbeiterin am Max-Planck-Institut für Bildungsforschung in Berlin.

Martin Eberle, Dr. theol., ist geschäftsführender Pfarrer in einer ostdeutschen Mittelstadtgemeinde.

Clinton Enoch, Prof. Dr., ist Professor für Beratungswissenschaften an der Hochschule der Bundesagentur für Arbeit (HdBA) auf dem Campus Schwerin.

Anika Füser, M.A. (Soziologie, Pädagogische Psychologie), arbeitet als wissenschaftliche Mitarbeiterin am Sozialwissenschaftlichen Institut der EKD in Hannover.

Traugott Jähnichen, Prof. Dr. theol., ist Professor für Christliche Gesellschaftslehre an der Evangelisch-Theologischen Fakultät der Ruhr-Universität Bochum.

Thomas Kurtz, Prof. Dr. phil. habil., ist Professor für Soziologie und Soziale Arbeit an der Dualen Hochschule Gera-Eisenach.

Hans Otte, Prof. Dr. theol., ist Professor a.D. an der Theologischen Fakultät in Göttingen.

Steffi Robak, Prof. Dr. phil., ist Professorin am Institut für Berufspädagogik und Erwachsenenbildung der Leibniz Universität Hannover.

Gunther Schendel, Dr. theol., ist Pastor und arbeitet als wissenschaftlicher Mitarbeiter am Sozialwissenschaftlichen Institut der EKD in Hannover.

Jürgen Schönwitz, Dr. phil., Dr. theol., M.A. (Erwachsenenbildung), ist Erwachsenenbildner und Pastor und arbeitet als wissenschaftlicher Mitarbeiter am Sozialwissenschaftlichen Institut der EKD in Hannover.

Kathrin Speckenheuer, M.A. (Katholische Theologie, Germanistik), arbeitet als wissenschaftliche Mitarbeiterin am Zentrum für angewandte Pastoralforschung der Ruhr-Universität Bochum sowie als Gemeindereferentin im Erzbistum Paderborn.

Gerhard Wegner, Prof. Dr. theol., ist Direktor des Sozialwissenschaftlichen Instituts der EKD in Hannover.